ベトナムに生きる
ハンセン病の人々と
自立への支援

People with leprosy
in Vietnam

Addressing the concept
of social rehabilitation
for leprosy patients

（元）患者の社会復帰支援の意味を問い直す

渡辺弘之

明石書店

目　次

はじめに　11
　本研究および各章の目的　11
　ハンセン病に関する呼称について——患者、元患者、回復者など　12
　ベトナム社会主義共和国の概要　14
　地名・人名等の表記について　15

第1章　問題の背景　17
　第1節　ハンセン病とはどのような病気か　17
　　病理学的側面　17
　第2節　ハンセン病の治療方法　20
　第3節　世界のハンセン病の状況　21
　　1970年代におけるハンセン病の流行状況　21
　　1980年代におけるハンセン病の流行状況と対策——リハビリテーション概念の登場　22
　　1990年代におけるハンセン病の流行状況——「ハンセン病患者」への関心　24
　　ハンセン病制圧に向けての取り組み　24
　第4節　ハンセン病によるスティグマの問題　27

第2章　ベトナムのハンセン病患者をめぐる状況　31
　第1節　はじめに　31
　第2節　第二次世界大戦前後の治療手段と患者数の実勢　32
　第3節　民間慈善団体の活動　33
　第4節　宗教関係者による患者の収容保護　34
　　ハンセン病村の開設　34
　　ベンサン病院の開設　41

受け入れ患者数の増加　42
　第5節　ベトナム戦争の終結と新体制への移行　43
　第6節　ベトナム戦争終結後のハンセン病患者──1970年代のタンビン村にみる患者の窮状　44
　第7節　ベトナムにおけるハンセン病対策　46
　　ベトナムにおけるMDTの導入と登録有病率の推移　46
　　ハンセン病対策を担う機関とその役割　49
　　新規患者の発見と治療　50
　第8節　問題の所在　52
　　今日のベトナムにおけるハンセン病のイメージ　52
　　ベトナム社会におけるハンセン病患者の存在　53
　　ハンセン病問題に対する視点　55
　　ダナンのハンセン病村移転問題　56
　　移転先住民の反対　58
　　ハンセン病（元）患者が抱える問題　62

第3章　ハンセン病（元）患者の実態調査　65
　第1節　問題の背景と調査の目的　65
　第2節　ベトナムのハンセン病についての先行研究　66
　　WHOの報告資料およびBangらによる論文　67
　　患者の身体障害発生状況についての研究　67
　　身体障害発生状況についての調査　70
　　先行研究の限界　70
　　先行研究の総括　73
　第3節　調査の方法　74
　　パイロットスタディの実施　74
　　調査対象者への倫理的配慮　75
　　調査項目の設定について　79
　　調査エリアについて　87
　　調査対象となった機関とハンセン病村について　88

第 4 節　結　　果　90
　　調査結果の概要　90
　　平均年齢　90
　　出身地域　91
　　民　族　91
　　宗　教　92
　　きょうだい数と婚姻状況　93
　　学　歴　93
　　生活の場所　96
　　発症した年齢　97
　　ハンセン病専門治療機関で治療を受けるきっかけ　97
　　身体障害程度と治療履歴　97
　　社会経済状況　106

第 4 章　ハンセン病（元）患者のライフヒストリー　111

第 1 節　本章の目的　111
第 2 節　研究の方法と調査における制約　111
　　調査の方法　111
　　データ化における制約　112
　　ライフヒストリーデータの表記について　113
第 3 節　結　　果　113
　　主なライフヒストリーのパターン　113
　　長期間にわたる入退院　114
　　誤診・発見が遅れたケース　118
　　家族関係の疎遠化　121
　　ハンセン病による離婚・婚約破棄　126
　　患者同士の結婚　133
　　自分から家族と距離を置くケース　135
　　家族から支援を受けていたケース　140
　　物乞いとなったケース　141
　　ハンセン病による差別　150
　　孤児だったケース　151

社会復帰ができなかったケース　154
         従軍・戦争経験者　158
         戦争の影響を受けた人々　163
         患者を支援する側に回った人々　167
         その他のライフヒストリー　170
     第4節　（元）患者のライフヒストリーにみられる特徴　182
         戦争に関わるライフヒストリー　183

第5章　ハンセン病（元）患者を親に持つ子どもたちの被差別経験
　　　と葛藤　185

    第1節　本章における関心と目的　185
    第2節　問題の背景　185
    第3節　ハンセン病（元）患者の親を持つ子どもたちに焦点を当てた
        　先行研究　186
    第4節　研究方法　187
        調査対象者と場所　187
        調査方法および質問項目　188
        倫理的配慮　189
    第5節　結　果　189
        調査対象者の性別および年齢層別割合　189
        同居家族における（元）患者　190
        婚姻の状況　191
        子どもたちの教育と学歴　192
        子どもたちの現況と職業　192
        自己の情報開示について　193
        被差別経験の有無とその内容　194
        周囲の人間の理解　196
        子どもたちの恋愛と結婚　198
        被差別経験の有無と自己の情報開示　200
        将来の生活の場所について　201
        被差別経験の有無と将来の生活の場所について　202

被差別経験と自己の情報開示　203
10歳代グループにおける定住／転出希望の割合　204
他者との関係における困難性　205
子どもたちに対する周囲の理解　207
ハンセン病村に住むということ　209
10歳代グループの特徴　210

第6章　ハンセン病（元）患者のQOL　213

第1節　本章の目的　213
第2節　ハンセン病患者のQOLについての先行研究　213
第3節　方　　法　215
第4節　倫理的配慮　219
第5節　結　　果　220
　対象者の基本的属性　220
　患者群の身体障害程度　220
　患者群と一般群の下位尺度スコア比較　220
　身体機能　221
　日常役割機能（身体）　224
　身体の痛み　225
　全体的健康感　225
　活　力　226
　社会生活機能　227
　日常役割機能（精神）　227
　心の健康　228
　全体平均の比較　228
　病院間の比較結果　229
　自立支援プログラムへの参加状況　232
　自由回答として挙げられたもの　232
　一般群のQOL結果について　233

第7章　ハンセン病(元)患者に対する自立支援　237

第1節　本章の目的　237
第2節　(元)患者の社会経済的状況と自立支援の必要性　237
第3節　自立支援の諸概念——IBRおよびCBRの概念　239
- 障害者支援のアプローチ——IBR、アウトリーチ活動、CBR　239
- CBR登場の背景　241
- CBRの定義と目的　242
- CBRの実践方法　244
- 現状におけるCBRの問題点　245
- CBRの現状を踏まえた課題　247

第4節　ハンセン病(元)患者に対する自立支援をめぐる議論　248
- Nichollsによる社会経済的リハビリテーション(SER)のガイドライン　248
- SERの目的と原則　249
- 全体的原則　250
- 参加型原則　250
- 継続性　251
- 社会的統合　251
- 性別に対する配慮　252
- 固有のニーズへの配慮　252

第5節　SERの具体的な実践　253
- 具体的な実践段階　253
- 固有のニーズへの対応　253
- 職業訓練の提供　254
- ローンの提供　254
- SERにおけるニーズ評価　255
- SERにおけるマンパワーと資金　256
- ニーズの多様性と支援のあり方　257
- NichollsのSER概念の総括　257
- 「社会復帰を望まない」というニーズに対して　258

第6節　その他のSERの議論　259
- Withingtonらのバングラデシュにおける研究　259

Devadasによる SER の議論　261
　　先行研究における SER 概念の志向性　261
　第7節　ハンセン病（元）患者への自立支援に関する先行研究　262
　　ミャンマーのハンセン病対策におけるリハビリテーション　262
　　ミャンマーにおける職業訓練のニーズアセスメント　263
　　職業訓練に対するニーズ　263
　　スティグマの感覚　264
　　職業訓練のニーズアセスメント　265
　第8節　ベトナムにおける自立支援の事例　266
　　病院Bにおける自立支援プログラムの概要　266
　第9節　自立支援プログラム参加者によるニーズアセスメント調査　272
　　目　的　272
　　方　法　273
　第10節　結　果　274

第8章　ハンセン病（元）患者にとって社会復帰とは何か　289
　第1節　本章の目的　289
　第2節　身体障害および後遺症の問題　290
　　MDT 導入以前のグループの問題　290
　　G2 グループにおける少数民族出身者　291
　　身体障害・後遺症とスティグマの問題　292
　第3節　（元）患者のライフヒストリーにみられる特徴　294
　　患者を支援する側に回った人々　294
　　ライフヒストリーにみられる（元）患者同士の結婚　296
　　子どもたちにとっての被差別経験と必要な支援　297
　第4節　偏見解消に向けた取り組みの必要性　298
　第5節　ハンセン病（元）患者の処遇は改善されたのか　300
　　（元）患者の QOL の状況　300
　　若年患者群の QOL　300
　　高齢患者群の QOL　301

ハンセン病(元)患者の心の健康　302
　　高齢患者群のニーズとQOL　303
　　自立支援プログラムの有無と(元)患者のQOL　304
　　中間集団の存在とQOL　306
　　現在のハンセン病(元)患者の処遇に対する考察　308

第6節　(元)患者のニーズに即した支援のあり方　310
　　IBRに基づいたSERの可能性　314

第7節　(元)患者が「社会復帰」すべき場所とは――日本とベトナムの比較　317
　　日本における社会復帰の事例　318
　　ベトナムと日本の比較　319

第8節　次世代のハンセン病対策における課題　322
　　現行のハンセン病対策の継続　322
　　社会経済的リハビリテーション(SER)の実施　322
　　逆統合による一般社会との融合　323
　　ハンセン病(元)患者を親に持つ子どもたちへの支援　323
　　ハンセン病に対する偏見解消の取り組み　324

第9節　本研究の限界と課題　324

おわりに　329

参考資料　332
　英語文献　332
　日本語文献　337
　ベトナム語文献　340
　その他文献(フランス語)　341

附録　342
　附録1　インタビューガイド――ハンセン病(元)患者実態調査　342
　附録2　インタビューガイド――ハンセン病村の子どもたちへのインタビュー(被差別経験)　343
　附録3　インタビューガイド――ハンセン病(元)患者のQOL調査　345
　附録4　インタビューガイド――自立支援プログラム参加者へのフォーカスグループインタビュー　352

はじめに

本研究および各章の目的

　本研究は、ベトナムにおける社会復帰が困難となったハンセン病（元）患者を対象とし、（元）患者の社会復帰を困難とさせている要因および具体的な支援のあり方について明らかにしながら、（元）患者に対する社会復帰支援理論の再構築を目的としている。
　本研究は2003年から2013年にかけてベトナムのハンセン病（元）患者を対象に行った各調査の結果から成り立っている。
　第3章「ハンセン病（元）の実態調査」では、社会復帰が困難となった（元）患者の生活実態、身体障害の発生状況、社会経済状況の具体的な把握を目的として行った調査結果について紹介する。調査は、2003年から2009年にかけてベトナム国内のハンセン病専門治療施設2ヵ所とハンセン病村4ヵ所にて行い、質問紙を用いた半構成インタビュー法によって調査を実施した。
　第4章「ハンセン病（元）患者のライフヒストリー」では、実態調査の際に収集された患者の語りからそのライフヒストリーを再構成し、ハンセン病に罹患することで生じた生活上の変化について分類を行った。
　第5章「ハンセン病（元）患者を親に持つ子どもたちの被差別経験」では、ハンセン病（元）患者の親を持つことによって子どもたちが受けた偏見や被差別経験の具体的な内容を抽出し、ベトナム社会に残存するハンセン病へのスティグマの実態について明らかにする。調査は2006年から2009年にかけてベトナム南部のハンセン病村4ヵ所にて行い、両親・祖父母のいずれかがハンセン病（元）患者であり、ハンセン病村に在住している子どもたちを対象に半構成インタビュー法によって実施した。

第6章「ハンセン病（元）患者のQOL」では、社会復帰が困難となった（元）患者のQOL（Quality of life 生活の質）の状態を明らかにすることを目的として実施した調査結果について述べている。この調査は2010年から2012年にかけてハンセン病治療施設2ヵ所において行った。QOLを測定する尺度として包括的健康尺度であるSF-36v2を用い、（元）患者以外に比較対照群としてベトナムの一般市民に対しても同様の調査を実施した。一般群への調査は2011年から2012年にかけてホーチミン市およびベトナム南部のL省にて実施した。

　第7章「ハンセン病（元）患者に対する自立支援」では、ハンセン病（元）患者を対象とした自立支援プログラムの有効性について実施した調査結果を紹介する。この調査は、自立支援プログラムが（元）患者の社会経済状況およびQOLの改善にどれほど有効であるかという点を検証するために行った。この調査では、ベトナム南部のハンセン病専門治療施設（病院B）で実施されている自立支援プログラムに参加している（元）患者を対象とし、自立支援プログラムに参加しようと思ったきっかけ、プログラムのメリット、問題点などについてフォーカスグループインタビュー形式によって回答を依頼した。調査は2013年8月に実施した。

　第8章「ハンセン病（元）患者にとって社会復帰とは何か」では、第3章から第7章までの調査結果を踏まえ、ベトナムのハンセン病（元）患者が置かれている社会経済状況改善のための方策と社会復帰支援の方向性についての考察を行っている。

ハンセン病に関する呼称について──患者、元患者、回復者など

　かつてわが国においてハンセン病は「癩病」と呼ばれ、患者は「癩患者」と呼ばれた。時代とともに呼称の見直しが図られ、1996年のらい予防法廃止後は官民ともに「ハンセン病」が正式な用語として用いられることとなった。

　一般的に、何らかの疾病にかかり、現在何らかの治療を受けている個人を「患者」と呼ぶ。これに習えば、現在ハンセン病の治療を受けている個

人を「ハンセン病患者」と呼ぶことについて特に問題はないと思われる。しかし、ハンセン病の治療が終了した個人をどのように呼び習わすかについては特に決まった表記は存在せず、論ずる者によって呼称は様々である。

たとえば石田・疋田（石田・疋田 2005）の論文では「回復者」という呼称が使われ[1]、石田ら（石田他 2010）の論文では在宅で生活する個人を「在宅回復者」と呼んでいる[2]。それ以外にも「ハンセン病快復者」（新井 2010）[3] という呼称や、「ハンセン病後遺症者」（松山・川本 2011、妹尾 2006）[4],[5]、「ハンセン病恢復者」（天田 2003）[6] とする研究もある。

これらの呼称の違いは、患者の治癒後における社会的状況をどう捉えるかという認識が異なるということを示している。西多・中村ら（西多・中村他 2007）は日本のハンセン病療養所を対象とした研究を発表しているが、その中であえて「ハンセン病回復者」という呼称を使用しており、その理由としてほとんどの人々のハンセン病が治癒していること、ハンセン病だけを「元患者」と呼ぶ差別性を指摘している[7]。

安易な「元〇〇患者」という呼称を用いることによって社会的偏見を導き、当該個人に精神的負担感を与える可能性については慎重に排除しなければならない。しかし、ハンセン病からの回復といった場合、「回復」とはどのような状態を指すのかということがもっと議論されるべきではないだろうか。

現在ハンセン病の治療方法は確立され、世界中をみても大部分の国において流行が制圧された状態となっている。そうした状況から考え、ハンセン病の治療を受けた上で病気が治癒し、社会復帰を果たした状態、あるいは治療を受ける以前の状態が完全に回復された状態にあるならばその個人を「回復者」と呼ぶことができると考えられる。

一方で、ハンセン病によって生の尊厳を奪われたにもかかわらず、その尊厳が回復されない状態にある人々や、ハンセン病によって隔離され通常の社会生活を営むことさえ困難な状況に置かれた人々が世界各地に多数存在している。では、こうした人々を「回復者」と呼ぶことができるだろうか。

「元患者」が「回復者」となるためにはどのような社会的条件が必要となるのか。臨床的な意味として病気が軽快した個人を回復者とすることについて異論はないものの、ハンセン病の場合、スティグマによって社会的な困難性が患者にしばしばもたらされ、そうした困難性をどのように解消するかという課題が残されている。そうした状況を踏まえ、ハンセン病によってその人生が大きく侵害され、生の尊厳が回復されていない状態にある人々を本研究ではあえて「元患者」と呼ぶこととする。また臨床的な意味においてハンセン病そのものは治癒したものの、後遺症などの治療の必要性が発生している個人を「元患者」に含めることとする。

また本研究においては、現在ハンセン病の治療を継続している個人を「患者」とし、調査において患者と元患者を共通に扱う場面においては「(元)患者」という呼称を用いることとする。

ベトナム社会主義共和国の概要

ベトナム社会主義共和国（Socialist Republic of Viet Nam, 以下ベトナム）は、中国、ラオス、カンボジアと国境を接し、東シナ海に面したインドシナ半島部に位置する国家である（図1）。

国連人口基金（UNFPA）作成の世界人口白書によると、ベトナムの人口は約 9,370 万人（2017）[8]、国土面積は約 32.9km^2 である。

ベトナムの主要民族はキン族で人口の約 86% を占めているが、チャム族、ジャライ族、エデ族といった少数民族もおり、キン族を合わせると 54 の民族を含む多民族国家でもある。公用語はベトナム語が使用されているが、プレイク、コントゥムなどの中部エリアではジャライ語などの言語も用いられている。

ベトナムはいくどにもわたる植民地支配を経験したばかりでなく、内戦（ベトナム戦争）によって北部と南部が分断されたが、1975 年のベトナム戦争終結によって南北が統一された。政治体制はベトナム共産党による一党独裁制であるが、ドイモイ政策以降実験的に市場経済が導入され、近年においては著しい経済発展を遂げている。

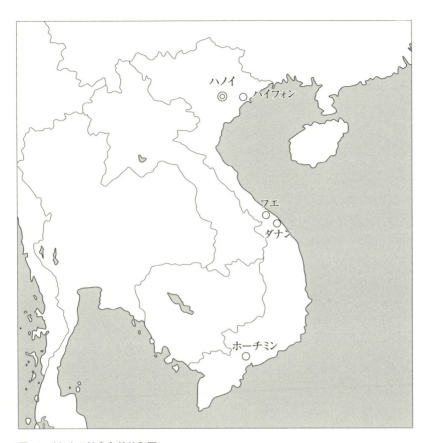

図1　ベトナム社会主義共和国
出典）http://www.sekaichizu.jp/atlas/eastern_asia/country/img/map500n/a_17_vietnam_500n.gif

地名・人名等の表記について

　ベトナム語の発音は複雑で、日本語で用いられるカタカナにその発音を置き換える際、特に決まった表記のスタイルが存在しない。

　また、ベトナム語では北部地方と南部地方とでは発音が異なるため、日本語のカタカナにベトナム語の発音を置き換える際、どちらの発音に基づくかということを決めておく必要がある。

　"D"で始まる単語の発音を例に取ると、北部ではザ・ジ・ズと発音する

のに対し、南部ではヤ・ユ・ヨと発音される。「人民」を表す "nhân dân" という単語の場合、北部は「ニャンザン」と発音されるのに対し、南部では「ニャンヤン」と発音される。"Bình Dương" という地名の場合でも、北部では「ヴィンズーン」と発音され、南部では「ヴィンユーン」と発音される。

　そのため本書では、ベトナム語の地名・人名等をカタカナに置き換える際、データを採取した地域の発音に基づくこととし、可能な限りベトナム語の発音に近い形での表記に努めた。

[参考文献]
1) 石田裕，疋田和生「ミャンマーにおける「JICA ハンセン病対策・基礎保健サービス改善プロジェクト」」日本ハンセン病学会雑誌　2005; 74 (3): 185-190.
2) 石田裕，井上太郎，土屋一郎，他「在宅回復者に発症したハンセン病関連疾患2症例とこれらに関連した医療の課題」日本ハンセン病学会雑誌　2010; 79 (1): 3-10.
3) 新井美帆「中国のハンセン病に対するNGOの国際協力」日本ハンセン病学会誌 2010; 79 (3): 269-272.
4) 松山光生，川本さやこ「ハンセン病後遺症者に対する偏見に関与する要因」福祉心理学研究　2011; 8 (1): 45-53.
5) 妹尾忍「ハンセン病後遺症者へのソーシャルワーク実践」関西福祉科学大学紀要 2006; 9: 193-203.
6) 天田城介「沖縄におけるハンセン病恢復者の〈老い〉と〈記憶〉(1) ─辺境におけるアイデンティティの政治学─」熊本学園大学社会福祉研究所　社会福祉研究所報　2003; 31: 163-194.
7) 西多昌規，中村ゆかり，青崎登「高齢化の進むハンセン病療養施設におけるうつ病の臨床的特徴について」日本ハンセン病学会雑誌　2007; 76 (1): 3-9.
8) 世界人口基金．世界人口白書2013［ウェブページ］．世界人口基金 ホームページ．Available at http://www.unfpa.or.jp/cmsdesigner/data/entry/publications/publications.00036.00000007.pdf. Accessed 13 March 2013.

第1章　問題の背景

第1節　ハンセン病とはどのような病気か

病理学的側面

　ハンセン病がどのようなメカニズムによって発症するのかという点については長い間解明されず、遺伝説や感染説などさまざまな諸説が唱えられていた。また民間においては、洋の東西を問わず神仏によってもたらされた厄災・業罰と受け止められることもしばしばであった。

　1873年にノルウェーのアルマウェル・ハンセン（Gerhard Henrick Armauer Hansen 1841-1912）が発表した論文によって、ハンセン病は抗酸菌の一種であるらい菌（Mycobacterium leprae: M.leprae）による感染症であるということが発見された。サルやアルマジロなどの自然感染例も報告されており、ハンセン病は人獣共通伝染病（zoonosis）であると考えられている[1]。Bergey（Bergey 1984）の細菌分類によるとらい菌は"Genus Mycobacterium"として記載されていることから、らい菌は結核菌と近縁の抗酸菌であると位置付けられている[2]。

　らい菌の毒性は極めて低いとされているが、発症が確認されると菌に対する免疫反応によってさまざまな症状が引き起こされる。ハンセン病の病変の特徴として、らい菌の増殖による直接の組織破壊と、らい菌に対する免疫反応に伴う組織破壊がみられるという点が挙げられる。末梢神経と皮膚の疾患を発生させる他、眼や上気道、精巣（Ebenezer 1998）[3]などにも障害が発生する場合もある。ハンセン病は多様な病型スペクトラムがみられ、皮膚スメア検査によって少菌型と多菌型に分類される。皮膚スメア

が陰性もしくは皮疹が1〜5個の場合は少菌型、皮膚スメア陽性もしくは皮疹が6個以上の場合は多菌型と分類される。

　RidleyとJoplingはらい菌に対する免疫応答能の差による病型分類を作成し、ハンセン病の診断治療に広く用いられている。RidleyとJoplingの病型分類においてハンセン病はLL型とTT型、さらにその中間類型であるB群・I群に大別される。LL型の場合、らい菌に対する宿主の抵抗力が弱く、病巣組織内で多数のらい菌がみられるのが特徴で、顔面や上下肢に褐色の結節が発生する。結節が崩れると容姿に著しい変形が生じるほか、眉毛や頭髪などの脱落がみられる。

表1-1　ハンセン病の病型分類

菌数による分類	少菌数 (paucibacillary: PB)	多菌数 (mutibacillary: MB)
免疫学的分類 (Ridley-Jopling分類)	I　TT	B ／＼　　　　LL BT BB BL
細胞性免疫能	良好	低下／なし
局所の免疫	Th1、IL-2、IFNγ、IL-2	Th2、CD8 T細胞、IL-4、IL-5、IL-5、IL-10
皮膚スメア検査	陰性	陽性
らい菌	少数／発見しがたい	多数
皮疹の数	少数	多数
皮疹の分布	左右非対称性	左右対称性
皮疹の性状	班（環状班）、境界明瞭	班（環状班）、丘疹、結節
皮疹の表面	乾燥性、無毛	光沢、平滑
皮疹部の知覚異常	高度（触覚、痛覚、温度覚）	軽度／正常
病理所見	類上皮細胞性肉芽腫	組織球性肉芽腫
	巨細胞、神経への細胞浸潤	組織球の泡沫状変化
病理でのらい菌	陰性	陽性
主たる診断根拠	皮疹部の知覚異常	皮膚スメア検査等でのらい菌の証明
感染性	なし	感染源になる

出典）国立感染症研究所感染症情報センターHPより（http://idsc.nih.go.jp/disease/leprosy/page03.html）

TT 型の場合、らい菌の増殖は末梢神経組織内だけに限られ、皮膚上に乾燥した紅斑が発生するが、紅斑の部分には知覚麻痺が伴う。LL 型と TT 型の中間の免疫応答を示す境界群が B 群であり、その特徴により BL 型、BT 型、BB 型に分類される。また I 群は未分類群として位置付けられている（表 1-1）。

現在の研究においてらい菌の人体への感染ルートは、患者との濃厚接触による鼻粘膜からの体内侵入説が支持されている。しかし、ハンセン病がどのように発症するのかという点については未解明の部分が多い。たとえば北マラウィで行われた調査では接触者からの新規患者発生数は全体の 15% であったという報告[3]や、流行地の患者接触者と一般住民の陽性率との間には特に有意差が見られないといった疫学的な状況証拠が報告されており、患者以外の一般住民も広くらい菌の感染を受けていることが示唆されている。

らい菌の感染実態解明には、ポリメラーゼ連鎖反応（polymerase chain reaction: PCR）を用いた方法が大きく貢献している。らい菌を PCR によって検査すると、他の菌と異なる特異性と感度が示される。その結果を分析することにより、流行地域・非流行地域住民の鼻粘膜上におけるらい菌数の比較などが可能となった。たとえば佐伯ら（佐伯 2000）の研究では、PCR を用いて接触者、非接触者を含め患者以外の一般住民の鼻粘膜を検査したところ、らい菌遺伝子が検出されたとの報告がなされている[1]。

らい菌の感染力については、Abe ら（Abe et al. 1990）が沖縄県住民を対象に FLA-ABS 法（らい蛍光抗体吸収試験）を用いて血清抗体価の調査を行ったが、対象者の 22% が陽性であったとの報告がなされているほか[4]、インドネシアで実施された血清薬学の調査結果においても多数の住民がらい菌に感染している事実が明らかになった（Van Beers SM et al.）[5]。らい菌の抗体陽性率が高いというこれらの調査結果からみても、らい菌そのものの感染力は高いということがわかる。しかし、抗体陽性率と有病率は比例しないことから、らい菌そのもの病原性（毒性）は弱いとされている。

らい菌に対する免疫反応は自然免疫と獲得免疫に大別されるが、両者が有効に作用する限りにおいてらい菌は生体外に排出されるか、潜伏感染の

状態を維持する（牧野 2007)[6]。しかし、感染を受けた個体の一部がらい菌に対して何らかの免疫不全を起こすことにより発症に至るものと考えられている。つまり、らい菌の感染によりハンセン病がどのように発症するのかという点については、らい菌に対する免疫反応の程度に大きく左右されるということになる。

第2節　ハンセン病の治療方法

1940年代にハンセン病の治療としてプロミンが導入された。プロミンは静脈注射による投与でしか使用できないという制約があったため、プロミンを精製し錠剤化したダプソン（diamino-diphenyl sulfone: DDS）がその後世界的に普及していった。しかし、1953年には臨床的にダプソンに対する耐性が指摘され、1964年にはマウス足蹠法によって耐性が証明されることとなった（牧野 2007)[6]。

その後1970年には抗結核剤として使用されていたリファンピシンがらい菌に対しても殺菌力を発揮することが発見され、ハンセン病の治療として用いられることとなった。リファンピシンの導入により、治療期間が短縮され、再発率が減少するなどハンセン病治療に大きな前進をもたらすこととなった。しかし、1976年以降リファンピシンの二次耐性が指摘されるようになり、耐性菌の発生をどのように克服するかという点がハンセン病治療における最大の課題となっていた。

1980年代初頭、WHO（世界保健機構）が提唱した多剤併用療法（Multi-drug Therapy; MDT）は、ダプソン、リファンピシン、クロファジミンの3剤を組み合わせることで耐性菌出現の抑制に成功した。MDTの登場によって、人類史上初めてハンセン病の治療法が確立されたこととなる。MDT登場以降、世界のハンセン病有病率は大きく下がり、患者は早期に治療を開始すれば身体に障害を残すことなく治癒が可能となった。その点においてMDTはハンセン病患者に大きな光明をもたらしたものと言えるだろう。

第3節　世界のハンセン病の状況

　世界のハンセン病の流行状況の推移について、WHO が刊行している疫学週報（Weekly Epidemiological Record: WER 以下 WHO 疫学週報）のバックナンバーを参照し、以下整理を行う。WHO の疫学週報は国際保健規則に準ずる疾患の流行や事例について疫学情報を提供しており、WHO のホームページ上で参照可能である。なおオンラインでは 1926 年からのデータが掲載されている。
　WHO 疫学週報に掲載されているハンセン病の統計については年代によって集計項目の変更がみられるほか、推計患者数については報告がなされていない国も多い。そのため推計患者数については参考として把握するにとどめ、1970 年代からの登録患者数推移に着目し分析を行うこととしたい。

1970 年代におけるハンセン病の流行状況

　WHO 疫学週報（WHO 1979）によれば、1975 年時点での世界 110 ヵ国におけるハンセン病登録患者数は 359 万 9959 人と報告されている[7]。同週報で報告されている 1968 年の統計結果と比較すると登録患者数は 71 万人増加し、25％の上昇がみられた。
　1970 年代の WHO 疫学週報においては登録患者数と多菌型・少菌型患者数の報告にとどまり、身体障害の発生やその程度、また患者の社会経済的状況については触れられていない。その背景として、この時期におけるハンセン病問題への関心が耐性菌の発生を抑える治療手段の確立にあったことが挙げられる。治療法が確立されていない時代において患者の身体障害の発生は避けられないものであったが、ハンセン病患者のみならずこの時代の身体障害者は医学モデルの視点からその障害が類型化されていた。1980 年になって発表された WHO の国際障害分類（ICIDH）において身体障害は機能障害（Impairment）、能力障害（Disability）、社会的不利（Handicap）

と分類されたが、こうした分類そのものが医学モデルの強い影響を反映している。後にWHOはハンセン病によって発生した身体障害の分類方法について発表しているが、保健ワーカーによって発症の有無を識別する便宜的な方法として用いられることを想定しており、ハンセン病によってどのような社会的な不利益が患者にもたらされたかという点について踏み込んだものではない。

この時期においてハンセン病が社会的スティグマを伴う疾病であることは認識されていたものの、社会的偏見克服のための啓発活動や共生社会の創造を目指した活動が登場するにはまだ時間を必要としていた。

1980年代におけるハンセン病の流行状況と対策——リハビリテーション概念の登場

MDTの登場前夜である1980年代初頭、ハンセン病は"Leprosy"ではなく、"Hansen's Disease (Leprosy)"と記されている (WHO 1980)[8]。"Hansen's Disease (Leprosy)"という表記は1984年まで用いられ (WHO 1984)[9]、同年から"Leprosy"へと表記の転換・統一がなされた。

MDTが世界へと広められたのは1983年からであるが、その前年にいち早くトリニダッド・トバゴで行われたMDT治療例が紹介されている。トリニダッド・トバゴでは1982年1月時点で718名の登録患者が確認されていたが、MDTを導入することにより、同年6月には212名にまで登録患者数が減少している (WHO 1984)[9]。その他の流行国でもMDTが導入され、その効果が確認されたことにより、WHO研究班はハンセン病の治療としてMDTの使用を正式に推奨することとなった (WHO 1986)[10]。

しかし、流行国においてハンセン病対策を行う上で困難となったのは、基本的な医療サービスの不足というインフラ上の問題と、ハンセン病に対するスティグマの感覚が強く残存しているという2点であった。それらの課題を克服するためには、ハンセン病対策を公衆衛生事業に統合し、ハンセン病が「治癒可能な病気である」ことを広くPRする必要があった。

またハンセン病対策を公衆衛生事業に統合するという点においても

MDTは大きな役割を果たした。MDTが登場する以前、ハンセン病はダプソン（DDS）投与による単独治療が中心であった。ダプソン錠剤の投与により自宅でも治療は可能とされていたが、後遺症の発生や再発の事例も多く報告されていた。

MDTの治療効果が証明されたことにより、長年の悲願であったハンセン病の在宅治療がようやく実現するとともに、訓練された保健ワーカーの適切なフォローアップがあれば新規患者は現在の生活をほぼ変えることなく回復可能となった。その意味において治療効果の高いMDTはハンセン病対策における多くの困難を解消したと言えるだろう。

1980年代中葉は世界的なMDTの普及促進の時期と位置付けられ、MDTを行う上でのインフラ整備強化ならびに保健ワーカーのトレーニングが戦略的課題として挙げられた（WHO 1986）[10]。同時に、地域社会全体を巻き込んだリハビリテーション構想のアイディアが登場するのもこの時期からである。

1987年、身体障害の発生予防（prevention of disability）とリハビリテーション（rehabilitation）の概念が登場する。身体障害の発生予防の目的は、新たな障害の発生予防と現存する障害の悪化を防ぐことである。そしてリハビリテーションの目的は、ハンセン病によって発生した身体障害が及ぼし得る社会的な影響を軽減し、患者の経済的自立、社会への統合の実現を目指し、個人の尊厳を回復させることとされた（WHO 1987）[11]。

リハビリテーションの基本的な考え方とは、①外来治療を自由に受診できる、②自宅で治療が受けられる、③地域に根ざしたリハビリテーション（社会復帰支援）、の3点に集約される（WHO 1987）[11]。

ハンセン病対策におけるリハビリテーションの基本的な考え方および目標は、自宅や地域社会を基盤として、患者が家族や地域社会から完全に受け入れられるように導くことである。リハビリテーションにおいては保健ワーカーが重要な役割を果たすが、社会復帰支援が必要な患者の確認とカテゴリー分け、障害悪化予防のための初期的な活動が保健ワーカーの役割として明確化された。同時に、既存の社会資源を相互に結びつけること、家族や地域社会の支援を仰ぐこと、支援が必要な患者を適切なサービスに

結びつけることの重要性が強調されている（WHO 1987）[11]。

このように1980年代はハンセン病対策において大きな方向転換を伴う時期であり、ハンセン病患者の処遇も医療モデルから社会モデルへと転換する時期に相当する。

また1988年にはWHOは「ハンセン病による身体障害類型」を発表している。ハンセン病によって生じた身体障害をGrade 0（G0 知覚麻痺もなく目に見える変形や損傷がない状態）、Grade 1（G1 目に見える変形や損傷はないが知覚麻痺がある）、Grade 2（G2 目に見える変形や損傷がある）に分類したものであるが（WHO 1988）[12]、流行国においてハンセン病対策に従事する保健ワーカーが発見活動を行う際の利用を想定したものである。

1990年代におけるハンセン病の流行状況――「ハンセン病患者」への関心

1992年6月のWHO疫学週報では1991年の世界推計患者数が551万1,000人であることが触れられ、とりわけアフリカ、アジア、ラテンアメリカ諸国においてハンセン病は公衆衛生上の主要な問題となっている状況が報告されている（WHO 1988）[12]。また同号ではそれらの流行国において身体障害の発生した患者は社会経済的に困難な状況に陥っているという点についても指摘している（WHO 1992）[13]。1980年代のMDT普及期を経て、1990年代にはハンセン病患者をめぐる諸問題の関心がその社会経済的状況へと推移してきたことがわかる。

1990年代半ばとなるとMDTの治療効果およびハンセン病制圧計画の実行によりハンセン病の治療環境は劇的に改善されているとの報告がなされている一方、いくつかの流行国において未登録の患者や報告されていない患者の存在が指摘されており、情報のアップデートが必要であるとの提言がなされている（WHO 1994）[14]。

ハンセン病制圧に向けての取り組み

1991年に開催された第44回世界保健会議（World Health Assembly）におい

て世界のハンセン病の制圧計画についての決議が採択された。その内容には2000年末までに人口1万人あたりの有病率を1人以下にまで引き下げるという具体的な目標が決議文（WHA44.9）として公開された。WHOはこの有病率を制圧計画達成のための主要な尺度として位置付け（鈴木ら 2006）[15]、世界におけるハンセン病対策の指標となった。

1966年時点で世界のハンセン病登録有病率は人口1万人あたり8.4人と推計されていたが、有病率は上昇し続け1985年には人口1万人あたり10人を記録した（WHO 2002）[16]。しかし、1980年代に入ってMDTが普及し始めたこともあり、世界の有病率は下がり始めた（図1-1）。

ハンセン病対策の基本的な理念は早期発見とMDTの実施であるが、MDTの治療効果はめざましく、1985年から2000年の間に世界の有病率を89％減少させたばかりでなく、患者の治療負荷を大きく引き下げた。

その他の具体的な制圧活動として、診断、患者とその家族のカウンセリ

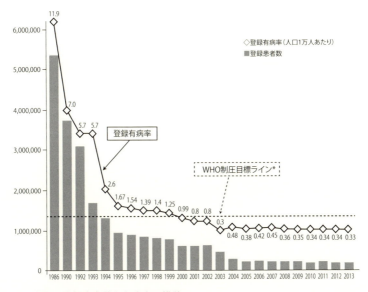

図1-1　世界の登録患者数と有病率の推移
＊WHO制圧目標ライン：人口1万人あたりの登録患者数を1人以下とする
WHO, Weekly Epidemiological Record バックナンバーより作成

ング、地域教育、障害の予防、合併症に対するリハビリテーションなどが行われた。1991年発表の制圧計画においては、それらの活動を必要とする人々に対し、それらのサービスが身近な保健施設で提供され、より利用しやすいものになるべきであるという考え方が採り入れられている（鈴木ら 2006）[15]。

その結果、大部分の国においてハンセン病治療は地域の保健サービスに統合され、患者はどの国にいてもMDTを受けることが可能となった。MDTは一般の医療従事者でも扱うことができ、ハンセン病治療と一般医療サービスとの統合は予想以上にスムーズに行われた。また地域の保健ワーカーでも容易に発症の有無を確認できる方法が確立され、患者の早期発見と治療において著しい進展がみられた。同時にハンセン病に対するネガティブなイメージを修正するためのさまざまな啓発活動が世界各地で実施されている。ハンセン病制圧においては世界各国の政府、WHO、ILEPなどの国際機関やNGOが関わり、多くの人々がハンセン病の征圧に取り組んだ。

こうした取り組みにより2000年には世界の登録有病率は世界人口1万人比で1人以下となり、世界的にハンセン病はほぼ制圧された状態となった。しかし、すべての国においてこの目標が達成されたわけではなく、WHOは積み残した課題の解消のために新たな戦略計画を作成、「ハンセン病制圧に向けた最終活動」（The Final Push Towards Elimination of Leprosy 2000-2005）として展開された。

2000年以降は「ハンセン病撲滅に向けた戦略計画」（WHO Strategic Plan for the Elimination of Leprosy 2000-2005）、「ハンセン病問題のさらなる減少と制圧活動維持のための世界戦略」（The Global Strategy for Further Reducing the leprosy Burden and Sustaining Leprosy Control Activities 2006-2010）、その後は「ハンセン病による負荷のさらなる軽減のため世界強化戦略」（The Enhanced global strategy for further reducing the disease burden due to leprosy 2011-2015）の行動計画が実施されている。

「ハンセン病撲滅に向けた戦略計画」の時期において、ハンセン病流行国への支援や各国間での委員会活動が促進され、すべてのハンセン病患者

が自分の生活圏にある医療機関での受診が実現した。また、世界でのハンセン病有病率を減少させるための取り組みとして大規模なキャンペーンが実施された。

「ハンセン病問題のさらなる減少と制圧活動維持のための世界戦略」はハンセン病治療における縦割り医療制度の解消およびハンセン病対策プログラムを持続的かつ確実なものにするという目的の元に実施され、期間中にはハンセン病医療の一般健康対策事業への統合が促進された。

「ハンセン病による負荷のさらなる軽減のための世界強化戦略」においてはハンセン病対策における協働活動の強化、世界におけるハンセン病対策の一層の拡大、ハンセン病患者およびその家族への病気負担の減少に向けた持続的活動が目的として掲げられている[17]。

第4節　ハンセン病によるスティグマの問題

ハンセン病が他の疾病と異なる点として、スティグマ（stigma）の感覚が付与されることである。ゴフマン（Goffman 1963）によるとスティグマとは、「他者から望ましくない、汚らわしいといった蔑視や不信を受けるような属性」[18]であると定義される。

Rafferty（Rafferty 2005）は、ハンセン病に対する否定的な態度は患者の精神的健康を損なうばかりでなく、身体的健康にも影響を与えうると指摘している[19]。患者たちはハンセン病の兆候が身体に表れていても、差別を怖れるが故に医療的な処置を回避し、病気を隠そうとする。そのため、かれらが治療を受ける時点では既に深刻な身体障害や変形が発生している状態となり、ハンセン病のスティグマの悪循環が発生する[19]。

スティグマはまた自己の存在を「恥ずべきもの」と捉え、他者から偏見のまなざしで見られるのではないかという恐怖感をもたらす。これを「自己スティグマ化」（self stigma, self stigmatization）と呼ぶ[20],[21]。スティグマはまた、個人から自己肯定感を奪うことで、個人のアイデンティティを破壊する[20]。

Bainson ら（Bainson et al. 1998）によると、ハンセン病に対するスティグマは、病気の隠匿、自己破壊的行動、諦めという認識的な段階、そして個人的な出来事において社会的な毀損感情がみられる段階を経過して発生していくとされる[22]。Heijnders（Heijnders 2004）がネパールで行った調査によれば、ハンセン病患者は病気の隠匿段階を経て、自らがハンセン病であるという開示段階を経るとされている。その理由として身体の変形など可視的な身体障害の発生によって何らかの被差別経験が生じ、ハンセン病患者であることを隠しきれなくなってしまうことが理由として挙げられている[23]。また Adhikari ら（Adhikari et al. 2014）がネパールで行った調査によれば、可視的な身体障害および潰瘍の発生がスティグマの意識と高く関連していると報告されている[24]。

　Link ら（Link et al. 2001）によれば、こうしたスティグマにより、ハンセン病患者はその社会的地位、雇用機会、結婚、家庭生活などに重大な影響を受けることが指摘されている[25]。そのため、ハンセン病患者に対する差別や社会的偏見の解消が現在進行形の課題として残されている。

［参考文献］
1) 佐伯 啓介, Budiawan T, 松岡 正典, 他「生活環境中に存在するらい菌の疫学的意義― Polymerase chain reaction を用いたハンセン病濃厚流行地住民の鼻腔表面付着らい菌の検出―」日本皮膚科学会雑誌　2000; 110 (2): 153-156.
2) Bergey D. H., Krieg Noel R., Holt John G. Bergey's manual of systematic bacteriology. Baltimore: Williams & Wilkins, 1984.
3) Ebenezer G. J., Gnanaraj L., Ebenezer M., et al. Lepromatous orchitis associated with seminoma. Int J Lepr Other Mycobact Dis 199; 66: 385-386.
4) Abe M, Ozawa T, Minagawa T, et al. Immunoepidemiological Studies on Subclinical Infection in Leprosy. Geographical distribution of seropositive responders with special reference to their possible source of infection. Jap J Lepr 1990; 59: 162-168.
5) Van Beers SM, Izumi S, Madjid B, et al. An epidemiological study of leprosy infection by serology and polymerase chain reaction. Int J Lepr Other Mycobact Dis. 1994; Mar 62: 1-9.
6) 牧野 正彦「生体防御機構」『総説　現代ハンセン病医学』東海大学出版会，2007; 92-104.

7) World Health Organization. Weekly Epidemiological Record 54. 105-112. Geneva; 1979.
8) World Health Organization. Weekly Epidemiological Record 55. 161-168. Geneva; 1980.
9) World Health Organization. Weekly Epidemiological Record 59. 13-20. Geneva; 1984.
10) World Health Organization. Weekly Epidemiological Record 61. 189-196. Geneva; 1986.
11) World Health Organization. Weekly Epidemiological Record 62. 369-376. Geneva; 1987.
12) World Health Organization Expert Committee on Leprosy. Disability grading system as proposedby WHO Expert Committee on Leprosy. In: WHO Technical Report Series 768. Geneva; 1988.
13) World Health Organization. Weekly Epidemiological Record 67. 153-160. Geneva; 1992.
14) World Health Organization. Weekly Epidemiological Record 69. 145-152. Geneva; 1994.
15) 鈴木幸一，森修一，石井則久「世界のハンセン病の将来戦略」日本ハンセン病学会雑誌 = Japanese journal of leprosy 2006; 75 (1): 23-39.
16) World Health Organization. Weekly Epidemiological Record 77. 1-8. Geneva; 2002.
17) 森修一，鈴木幸一，バルア スマナ，他「ハンセン病による負荷のさらなる軽減のための強化された世界戦略」日本ハンセン病学会雑誌 = Japanese journal of leprosy 2010; 79 (1): 53-73.
18) Goffman E. Stigma: Notes on the Management of Spoiled Identity. New York: Simon & Schuster, 1963.
19) Rafferty J. Curing the stigma of leprosy. Lepr Rev. 2005; 76: 119-126.
20) Van Brakel W. H. Measuring leprosy stigma--a preliminary review of the leprosy literature. Int J Lepr Other Mycobact Dis 2003; 71: 190-197.
21) Tsutsumi A., Izutsu T., Islam A. M., et al. The quality of life, mental health, and perceived stigma of leprosy patients in Bangladesh. Soc Sci Med. 2007; 64: 2443-2453.
22) Bainson K. A., Van den Borne B. Dimensions and process of stigmatization in leprosy. Lepr Rev 1998; 69: 341-350.
23) Heijnders M. L. The dynamics of stigma in leprosy. Int J Lepr Other Mycobact Dis 2004; 72: 437-447.
24) Adhikari B., Kaehler N., Chapman R. S., et al. Factors affecting perceived stigma in leprosy affected persons in western Nepal. PLoS Negl Trop Dis 2014; 8: e2940.
25) Link Bruce G., Phelan Jo C. Conceptualizing Stigma. Annual Review of Sociology 2001; 27: 363-385.

第2章　ベトナムのハンセン病患者をめぐる状況

第1節　はじめに

　ベトナムにおいてハンセン病は公衆衛生上における大きな問題とされてきた。病気によって身体や容貌が変形しうることや、人から人へ感染すると誤解されていたため多くの患者がコミュニティから排斥され、回復者であってもハンセン病村やハンセン病専門治療施設などでの生活を余儀なくされてきた（WHO 2008）[1]。

　ベトナムにおいてはハンセン病に対する強いスティグマが存在し、差別・偏見や迫害などの形に転じて患者を苦しめてきた。罹患により家族から関係を絶たれた患者、地域社会からの差別や迫害が家族の身に降りかかることを怖れた患者たちはサイゴンなどの都市へ移動し、放浪患者となっていった。Bang ら（Bang et al. 2008）によれば、ベトナムではわが国の「らい予防法」に相当するようなハンセン病患者の隔離法は存在しなかったにもかかわらず、患者たちは自らハンセン病村などに赴いていったとされているが[2]、そうしたエピソードは、過去のベトナム社会においてハンセン病患者に対する強固な偏見が存在していたことを物語っている。

　本章ではそうしたハンセン病患者に対してどのように救済の手が差し伸べられ、現在のハンセン病対策につながっていったのかという歴史的経緯について明らかにするとともに、ハンセン病患者を苦しめ続けてきたスティグマが現在のベトナム社会にどのように存在しているのかについて明らかにすることとしたい。

第2節　第二次世界大戦前後の治療手段と患者数の実勢

　ベトナムはフランスの植民地だったこともあり、ハンセン病の治療についてもフランス医学界からの影響が強くみられる。しかし、第一次インドシナ戦争による南北分裂後に成立したベトナム共和国（南ベトナム）時代ではアメリカの医学研究も広く紹介されている。

　ベトナム共和国時代（1945-1975）に発行されていた「ベトナム医学評論誌」(Bulletin du Syndicat des Médecins du Viet-Nam) の特別号として発行された「ベトナムにおけるハンセン病」(La Lèpre au Viet-Nam) では、ハンセン病の治療方法やベトナム南部における患者数の概要などが特集として取り上げられており、当時の状況を知る上で貴重な資料となっている[3]。

　「ベトナムにおけるハンセン病」によると、ベトナムでは1960年の時点で約5万人のハンセン病患者がいたと推計されている[3]。ハンセン病患者は病院や無料診断所、ハンセン病村などに収容されていたが、南ベトナムの場合、サイゴンのチョークワン病院、パストゥール研究所といった総合医療機関がハンセン病患者の治療を行っていたほか、9ヵ所のハンセン病村（療養所）、16ヵ所の病院がハンセン病患者の受け入れを行っていた[3]。1929年からはサイゴンのパストゥール研究所で大風子 (Hydnocarpus anthelmintica seed) による治療が開始されており、1930年代から1940年代にかけて年間300人ほどの患者に対して大風子注射が行われたとの記録が残っている[3]。

　1940年9月にフランス人医師のショシナン (R. Chaussinand) がパストゥール研究所の一角にハンセン病患者のための無料診療所を開設し、毎朝診療を行っていた。ショシナンの診療所には赤十字社から6名の看護師と准看護師、1名の看護助手が派遣され、患者に対して手厚い看護が行われていたようである。この間の記録をみると1940年9月から1944年6月までの間に671人の患者が受診し、そのうち544人が定期的に治療を受けていた[3]。この時期の治療手段は主に大風子が用いられており、大風子注射の際にはパストゥール研究所から医師が派遣されていた。ショシナンの診療

所を訪れる患者は年々増え続け、1944 年には 774 人の患者が受診している。

ショシナンの診療所は第二次世界大戦下においても活動を続けていたが、1945 年にベトナムが日本の占領下に置かれると診療所は解体されることとなった。しかし、1946 年 7 月にはショシナンは同じ場所で診療所を復活させ、同年の暮れまでには 588 人の患者が受診、そのうち 226 人が新規患者であった[3]。翌年の 1947 年には 1,004 名の受診者から 430 人の新規患者が発見されている。1940 年代後半から 1950 年代後半にかけての新規患者その他の状況については以下の通りである（表 2-1）。

表 2-1　1940-50 年代の南ベトナムにおけるハンセン病患者の発生状況

年	新規患者数	同年 12 月 31 日までの患者の合計	ハンセン病の診療件数	診療数の合計	ハンセン病以外の診療数
1948	225	1,406	—	—	—
1949	294	1,700	1,074	—	95
1950	277	1,977	1,325	—	32
1951	345	2,322	1,059	—	11
1952	298	2,620	1,103	10,416	28
1953	344	2,964	954	7,329	82
1954	431	3,395	1,151	8,110	100
1955	599	3,994	1,531	9,041	99
1956	646	4,640	2,034	10,756	136
1957	582	5,222	2,040	10,687	223
1958	554	5,776	2,474	10,248	219
1959	487*	6,263	—	8,309	171

Bulletin du Syndicat des Médecins du Viet-Nam, *La Lèpre au Viet-Nam*, 1960, P.14
＊9 ヵ月間のみの集計

第 3 節　民間慈善団体の活動

1953 年にはフランス人医師のユベール・マルネフ（Hubert Marneffe 1901 -1970）がサイゴンで患者救済のための団体 S. A. L.V. E.（Seour Aux Lépreux du

Viet Nam) を立ち上げ、活動を開始している[3]。翌年の1954年には中部高原地帯のコントゥムを始めとして、ジーリン（ラムドン省）、ニャチャン（カインホア省）でも救済活動を拡大していく。また1955年には、ショシナンが開設・運営していたサイゴン診療所の支援を受けてラムドン省のダラットにもハンセン病患者のための無料診療所を開設している。

　1953年にマドリッドで開かれた第6回国際らい会議では、感染の恐れのない患者の終生隔離を認めず、各国に対してハンセン病対策の現行法・規則の改正が求められたほか、ハンセン病患者の治療と社会復帰の重要性が世界に向けてアピールされた。マルネフはこうした国際会議の動向をいち早く取り入れ、S.A.L.V.E.の活動においてもハンセン病患者の社会復帰を念頭に置いた支援を行っていた。これらの取り組みをみるかぎり、マルネフ自身はハンセン病患者の絶対隔離に対して否定的であったことがうかがえる。また1950年代にはダプソン（DDS）投与による治療が主流となり、患者は在宅での治療が可能となっていた。しかし、ハンセン病に対する偏見は厳しく、放浪患者となったり、ハンセン病村などでの生活を余儀なくされるケースが少なくなかった。

　絶対隔離に対して否定的であったマルネフであったが、居場所を失った放浪患者の処遇については相対的隔離を選択せざるを得なかったようで、農業コロニー型のハンセン病村で患者を就労させ、患者の生活の自立と農業を通じた社会とのつながりを両立させるというアイディアを構想していた[3]。

第4節　宗教関係者による患者の収容保護

ハンセン病村の開設

　以上の資料分析によればベトナム南部において1940年代から1950年代にかけて年間約500人前後の新規患者が存在し、ハンセン病の流行率は高かったことが推測される。そうした状況下にあって、患者の収容保護・治

療といった活動は主に海外の篤志家や宗教関係者によって担われていた。

その代表的な実践例はハンセン病村の開設である。ハンセン病村はベトナム国外のキリスト教関係者によって開設され、差別・偏見などのために居場所を失った放浪患者を収容してきた。放浪患者は物乞いとなり、共同体の外へと押し出されることとなっていったが、こうした患者たちに救済の手をさしのべたのはベトナム国外の宗教関係者であった。ベトナムはフランスの植民地だったこともあり、ベトナム国内には多数のカトリック教会がつくられ、フランス本国から神父や修道女が派遣されていた。1920年代にはすでにベトナム中南部のラムドン省にフランス人宣教師のJean Cassaigneによってジーリン・ハンセン病治療所（1927年開設）、中部のビンディン省クイニョンにはフランス人宣教師のPaul Maheureによってクイホア・ハンセン病療養所（1929年開設、後のクイホア病院）が開設されている。

ジーリン・ハンセン病治療所やクイホア療養所の場合、患者に対して生活の場所と簡易な医療の提供を目的として開設されているが、1960年代以降に開設された他のハンセン病村では患者の保護収容のみを行うというパターンも増えていた。

ベトナム南部および中部の場合、1960年の時点でベンサン、ジーリン、ニャチャン、バンメートート、クイホア、コントゥム、ダナンの7ヵ所にハンセン病村が設置されている（図2-1）。

ハンセン病村では開設当初、単身者の割合が高かったが、ハンセン病村で知り合い、結婚・再婚する患者が徐々に多くなっていった。患者同士の結婚は自由であり、患者およびその家族の身の回りの世話は村に常駐するシスターが行っていた。

1970年代までハンセン病村がベトナム各地に開設され、1959年にはベンサン村（ベンサン病院に併設、当時ソンベー省）、1964年にはタンビン村（サイゴン2区）、1968年にはフックタン村（フックタン省）、1974年にはビンミン村（ドンナイ省）が新たに開設されている。ベトナム南部の場合、ほとんどのハンセン病村はカトリックが開設し、運営を行っていたが、ビンミン村はノルウェーのプロテスタント団体が開設・支援を行っていた。

1974年のビンミン村を最後にハンセン病村の新規開設は行われていな

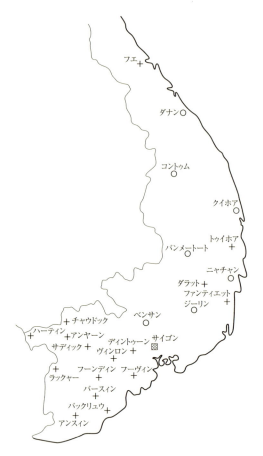

図 2-1　1960 年代のベトナム中部・南部のハンセン病患者受け入れ施設および治療施設
Bulletin du Syndicat des Médecins du Viet-Nam, *La Lèpre au Viet-Nam*, 1960 より
▨：チョークワン病院（サイゴンにあった総合病院）
○：ハンセン病専門治療施設　　＋：ハンセン病村（療養所）

いが、こうしたハンセン病村が次々に開設された背景をみると、少なくとも 1970 年代まで居場所を失ったハンセン病患者の処遇問題が存在していたことがわかる。2000 年に入ってからも存続しているベトナム国内のハンセン病村は 26 ヵ所であったが、2012 年にはダナンのホアヴァン村とホーチミンのタンビン村が閉所されることとなった（表 2-2）。ホアヴァン村

はその所在地がリゾート開発のための再開発計画に含まれていたこと、タンビン村はホーチミン市の経済投資地区整備計画のために住民が立ち退かなければならないということで、閉所に反対する（元）患者たちの根強い反対運動が最後まで繰り広げられた。

なお、ハンセン病村という呼称についてであるが、ベトナムでは「チャ

表2-2　ベトナム国内におけるハンセン病村一覧

	名　称		地方	所在地	備考
1	バーサオ村	Ba Sao	北部	ハーナム省	
2	チーリン村	Chí Linh	北部	ハイズーン省	
3	フービン村	Phú Bình	北部	タイグェン省	
4	クォックオイ村	Quốc Oai	北部	ハータイ省	
5	ヴァンモン村	Vân Môn	北部	タイビン省	
6	カーカム村	Quả Cầm	北部	バックニン省	
7	インフォン村	Yên Phong	北部	バックニン省	
8	ソックソン村	Sóc Sơn	北部	ハノイ市	
9	ミンフー村	Minh Phú	北部	ハノイ市	
10	スアンマイ村	Xun Mai	北部	ハノイ市	
11	クィンラップ村	Quỳ Lập	北部	ティンホア省	
12	カムトゥイ村	Cẩm Thuỷ	北部	ティンホア省	
13	ナムディン村	Nậm Din	北部	ディエンビィエン省	
14	ヌイニャイ村	Núi Nháy	北部	ソンラー省	
15	ダイロック村	Đại Lộc	中部	クワンナム省	
16	ランコー村	Lăng Cô	中部	ダナン市	
17	ホアヴァン村	Hoà Vân	中部	ダナン市	2012年8月閉所
18	ジーリン村	Di Linh	中南部	ラムドン省	
19	エナ村	EaNa	中南部	バンメートート省	
20	クイホア村	Quy Hòa	中南部	ビンディン省	
21	ゲンザン村	Ghềnh Ráng	中南部	ビンディン省	
22	ベンサン村	Bến Sắn	南部	ビンユーン省	
23	ビンミン村	Bình Minh	南部	ドンナイ省	
24	タンビン村	Thanh Bình	南部	ホーチミン市	2012年6月閉所
25	フックタン村	Phước Tân	南部	ドンナイ省	
26	ソックチャン村	Sóc Trăng	南部	ソックチャン省	

2018年時点における現況
筆者作成による

イ・フォン」(Trại phong)「チャイ・クーイ」(Trại cùi) という言葉があり、それぞれ「ハンセン病患者の住む村」という意味において使用されている。「チャイ」(Trại) とは拠点、一時的な集まりの場所を意味し、「フォン」ならびに「クーイ」はハンセン病の意を表す。語句の意味や用いられる文脈を考慮して訳すと「ハンセン病村」という言葉がベトナム語におけるニュアンスに最も近い。

その他、「定着村」や「コロニー」といった名称も存在する。たとえば（財）笹川記念保健協力財団が発行した啓発パンフレット「世界のハンセン病 2007 年度版」では、ハンセン病患者や回復者やその家族が集まって暮らす村を「ハンセン病定着村」と呼んでいる（笹川記念保健協力財団 2007）[4]。

「世界のハンセン病 2007 年度版」においては（元）患者および家族の定住コミュニティについて、①旧ハンセン病特別病院の近くに患者や回復者が集まって暮らし始め、結果として自然発生した村（インドやエチオピアなど）、②政府が回復者に住居用の土地を与えて成立した村（韓国など）、③療養所で治療を受けていた人たちが、療養所の閉鎖後も暮らし続ける村（中国など）、のパターンが紹介されており、それぞれの成り立ちやその後の経過は異なると説明されている。また、同パンフレットによるとこれらの村は隔離を目的としてつくられた療養所が転じたものであり、それゆえ山間部や交通の便がきわめて悪い場所にあることが多く、子どもの世代は村を離れ、住民の大半は重度の障害を持つ高齢者であると紹介されている。

ベトナムの場合、2018 年時点で国内に 24 ヵ所のハンセン病村が確認されているが、そのほとんどはカトリックやプロテスタントなどの宗教関係者によって開設されたものである。前述の通りベトナムではハンセン病患者に対する隔離法や隔離政策は存在しなかったものの、一般の地域住民の患者に対する差別や偏見が激しかったことから、宗教関係者が家族や地域社会とのつながりを絶たれた放浪患者の収容保護を目的としてハンセン病村を開設している。

ベトナムのいくつかのハンセン病村では入り口にゲートが設けられており、守衛が配置されている。外部の人間が村に入る場合、ゲートを管理す

る守衛に許可をもらう必要があり、外部者が自由に出入りはできない。その一方、ゲートがなく外部からそのまま自由に出入りできるハンセン病村も存在する。現在は閉鎖されたが、ホーチミンの2区にあったタンビン村はそうしたハンセン病村の代表であった（図2-1）。しかし、タンビン村はサイゴン川の支流に挟まれた湿地帯に位置し、一般の住民が住むエリアとは地理的な区別が存在していた。

タンビン村のある一帯はホーチミン人民委員会の決定により経済投資地区として再開発の対象となり、2012年6月にタンビン村は完全閉鎖された。住民は激しい抗議活動を行ったが、人民委員会の下した決定は覆されず、住民とその家族はタンビン村から約40km離れたハンセン病専門治療施設へ移転を余儀なくされた。

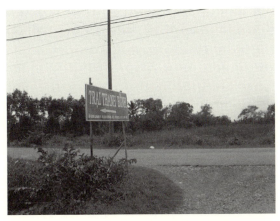

図2-2　タンビン村への入り口を示す看板（筆者撮影、2003年）

行政的にみた場合、ハンセン病村は当該地区の人民委員会の管理下に置かれている。個々の運営形態をみると（元）患者の自治会が自主管理を行っているケースと、宗教関係者が常駐しハンセン病村の運営および（元）患者の身の回りの支援を行っているケースが存在する。後者の場合、宗教関係者とはカトリックのシスターを指し、ハンセン病村に住む（元）患者の生活全般の支援にあたっている。（元）患者の健康管理については各地

区のハンセン病専門治療施設が担当し、医師や看護師を定期的に派遣して巡回診断を行っている他、診療所が設けられているハンセン病村もある（図 2-3）。

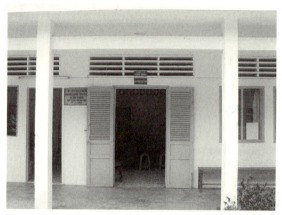

図 2-3　あるハンセン病村の診療所（筆者撮影、2005 年）

　その他の施設としてハンセン病村内部に保育所や学校、教会などが設けられている場合もあり、患者自治会またはカトリックのシスターが運営管理を行っている。学校の授業は外部から教員がやって来て授業を行うケースと、ハンセン病村在住の教員が行うケースがある。後者の場合、ハンセン病村で生まれ育った子どもが教員免許を取得し、そのままハンセン病村の学校で教えているというケースもみられる。学校は小学校から中学校まで修学可能であるが、高校の課程は設置されておらず、高校進学を希望する場合にはハンセン病村外部の高校に通うこととなる。しかし、学校が設置されているハンセン病村はベトナム国内でも限られており、すべてのハンセン病村に学校が設置されているわけではない。
　前述のように、ベトナムにおいて（元）患者同士の結婚は個人の意志に委ねられていることから、ハンセン病村では子どものいる世帯が多い。子どもが小さい間は親と同居しているが、子どもが成長しハンセン病村の外部で仕事を得てからも（元）患者である親と同居しているケースが多くみ

られる。ベトナムの場合、高齢者が住民の大部分を占めるハンセン病村が存在する一方、子どもたちの声がこだまするハンセン病村もあり、その様態は一様ではない。

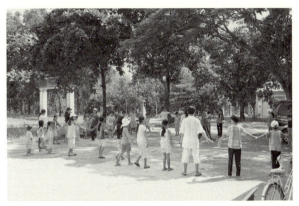

図2-4　ハンセン病村の子どもたち
(施設管理者の公開許諾を得て筆者撮影、2006年)

　前掲の「世界のハンセン病2007年度版」で紹介されている世界各地の定住コミュニティとベトナムのハンセン病村を比較すると、両者にはハンセン病(元)患者が集まって住んでいるという共通点はあるものの、相違点もみられる。また、ベトナム国内のハンセン病村を比較しても立地条件や住民の属性などの違いがみられる。同パンフレットにおいてもハンセン病定住コミュニティの「成り立ちやその後の経過は異なる」と記されている通り、ベトナムのハンセン病村と(元)患者への処遇の形態も独自の発展を遂げてきたということができるだろう。

ベンサン病院の開設

　ハンセン病患者の収容保護活動の一例として、以下ベトナム南部に設立されたベンサン病院の例について取り上げることとする。
　ベンサン病院はベトナム南部におけるハンセン病対策の拠点であり、長

年にわたってハンセン病患者の治療・保護に努めてきた。その歴史はベトナムのハンセン病患者の処遇を知る貴重な手がかりとなる。2009 年、病院設立から 50 周年を迎え『ベンサン病院 50 周年誌』(非売品)[5]が刊行された。以下その内容からベンサン病院が取り組んできたハンセン病患者の救済事業について紹介する。

　1959 年ベトナム南部のソンベー省（当時の名称、現在は Binh Dương, ヴィンユーン省）に設立されたベンサン病院は、ベトナム国外の宗教関係者の尽力によって設立されたハンセン病治療専門の医療機関である。ベンサン病院はフランスのカトリック系団体であるヴィンセント会によって設立され、財政や人事、薬剤管理、食料の調達といった病院の運営管理はヴィンセント会から派遣されたシスターたちによって自主運営されていた。

　ベンサン病院は設立当初「ベンサンらい病村」と名乗っていたが、その後すぐに名称変更を行い「ベンサンらい病院」となった。シスターの組織はフランス人とベトナム人から構成され、ローズ・ギャラード（Rose Gallard　フランス人）、マチルド・タン（Mathilde Thanh　ベトナム人）、ヴィン・ソン（Vinh Son　ベトナム人）らの人物が中心となって開設直後のベンサン病院を支えていた[5]。

受け入れ患者数の増加

　ベンサン病院は開設当初からハンセン病患者の治療および収容保護を行ってきたが、開設直後は病院組織が十分に確立されておらず、メインの事業はハンセン病患者の受け入れであった。「ベンサン病院 50 周年誌」によると、開設 1 ヵ月が過ぎた 1959 年 6 月 3 日に 24 名の患者を受け入れているが、すべて中華系の患者であった。ベトナム人の患者を受け入れたのは同年翌月の 7 月 18 日で、同じく 24 名の放浪患者を受け入れている。同年の 12 月 31 日時点では患者数は 124 名に増加、1962 年には 250 人の患者を受け入れたとの記録が残されている。

　患者の受け入れ数が急速に拡大した背景として中華系ハンセン病患者の移動がある。「ベンサン病院 50 周年記念誌」によれば、当時サイゴン

の 11 区に生活に困窮した中華系住民を受け入れる寺があり（広東寺 Nhị Tỳ Quảng Đông）、中華系の放浪患者は広東寺に収容されていた。その後ベンサン病院の開設に伴い、広東寺に収容されていた患者がベンサン病院へ移送された結果、1960 年代半ばの患者数は 296 人に増加している。また、そのほかの病院に収容されていた患者もベンサン病院へと移動してきたため、受け入れ患者数は急速に拡大、1960 年代後半からは放浪患者の収容も増加し、1970 年代初頭には受け入れ患者数は 350 名に達している[5]。

　こうした受け入れ患者の急増に伴い、ベンサン病院は財政・物資、建物の増設などの面においてさまざまな問題に直面することとなり、運営・物的両側面における規模の拡充が急務となった。

第 5 節　ベトナム戦争の終結と新体制への移行

　ベンサン病院への財政的な支援はフランスの聖ブランディン・マリア会が行っていたが、受け入れ患者の急増に伴う財政のひっ迫により建物の改修もままならず、古い医療器具を使用しながら治療が行われていた。また治療に必要な衛生用品も不足する事態に追い込まれていた。

　そうした厳しい状況下でベンサン病院は患者の治療と収容保護活動を続けてきたが、1975 年のベトナム戦争終結と南北ベトナムの統一に伴い、ベンサン病院は新たに成立した共産党政府の管理下に置かれることとなった。同時に、病院開設以来続いてきたシスターたちによる病院運営方式も廃止され、シスターたちは患者の処遇支援に専念することとなった。国家管理下への移行に伴い、ベンサン病院はハンセン病患者の治療にあたる専門病院としての構造改革がなされ、150 床の病院として再スタートすることとなる[5]。

　しかし、国家管理下後も病院の運営資金や人材不足は解消されることはなく、1980 年代以降も運営面の困難は続くこととなる。前掲の『ベンサン病院 50 周年記念誌』によると、1980 年代はベンサン病院の「最も困難な時期」であったとされ、病院・患者双方にとって厳しい時代が続

いていた[5]。

第6節　ベトナム戦争終結後のハンセン病患者
―― 1970年代のタンビン村にみる患者の窮状

　ベトナム戦争の終結によって南北のベトナムが一つの国家として統一されたものの、共産党政府による迫害を怖れる人々が海外へ脱出し難民化するなど、ベトナムでは終戦後も国内の混乱が続いていた。

　ベトナム戦争が終結する 1975 年以前、病院やハンセン病村で生活している患者に対して国内外の慈善団体が支援を行っていたが、共産党政権による急激な政治制度改革や宗教関係者への活動制限により、一部の支援団体は事実上の活動停止に追い込まれた。新しく成立した共産党政権は、一時的な措置として病院に滞在している患者については米やヌックマム（魚醤）などの食料品を支給することを決定した。しかし、そうした措置が行われても患者にとっては最低限の生活を維持するのに精一杯であったにもかかわらず、新政府による処遇改善は行われなかった。

　当時の患者の窮状はサイゴンのハンセン病村・タンビン村（Trại phong Thanh Bình）の状況よりうかがい知ることができる。タンビン村は 1964 年の開設以来、帰る場所を失った放浪患者に対して生活の場所を提供してきた。1964 年、当時のベトナム共和国（南ベトナム）政府はハンセン病患者に対して謝罪の意を表し、サイゴン川沿いの 106 ヘクタールの土地を 1 ドンで提供すると発表する[*1]。そして、サイゴンカトリックの大司教だったグエン・ヴァン・ヴィン（Nguyễn Văn Bình[*2], 1910-1995）がその土地にハンセン病患者のための施設として開設したのがタンビン村の始まりである。

　ベトナム戦争が終結しタンビン村も政府の管理下に置かれるようになったが、1975 年から 1979 年の間タンビン村に対して政府からの支援は一切行われなかった。そのかわり政府からは「患者自らがタンビン村の土地を

[*1]　タンビン村代表 Pham Thanh Hung 氏からの聞き取り。（2004 年 8 月 13 日）
[*2]　Nguyễn Văn Bình, http://vi.wikipedia.org/wiki/Phaolô_Nguyễn_Văn_Bình

開墾し自活するように」との方針が示された。タンビン村はその開設以来カトリック系の民間団体である「ベトナム・ハンセン病患者友好会」(Hội Bạn Người Cùi Việt Nam-Friends of lepers in Vietnam[*3])が患者の支援を行っていたが、戦争終結直後の混乱状況にあって資金繰りの問題に直面し、事実上活動停止の状態に置かれていた。そのためタンビン村の住民たちは、身体に障害が発生している者も含め、自活のためにサツマイモなどの栽培を行っていた。タンビン村自治会長を務めていたファム・タン・フン氏の話によると、(元)患者たちの生活は困窮を極め、中には体力が落ちてハンセン病が再発するケースもあったという[*4]。ベトナム南部のハンセン病村(ビンミン村、フックタン村など)も同様の状況であったようで、ベトナム戦争終結後の数年間は(元)患者およびその家族にとって非常に困難な時代となった。

　1979年12月、ベトナム南部の各ハンセン病村の管理主体が政府からホーチミン市保健局へと移行し、各ハンセン病村および専門治療施設に在住する患者が公的支援の対象となった(ホーチミン人民委員会第336号決議、図2-5)。またハンセン病専門治療施設のベンサン病院も同時にホーチミン保健局の管轄下に置かれ、ベンサン病院がベトナム南部4ヵ所のハンセン病村の管理主体として位置付けられた。

　当時、政府からハンセン病村に住む(元)患者その家族一人あたり月額8万ドン(約3ドル、当時の実勢額)が支給された他、米やヌックマム(魚醤)などの現物が各世帯別に支給された。1980年代に入ると生活支援金は28万ドンにまで引き上げられたが、その理由として患者個人の支援から配偶者や子どもを含む家族全体の支援に方針が変更されたことが挙げられている。

[*3] カリフォルニアに本部を置く同名の団体が存在する。もともとベトナム国内で活動を行っていたメンバーがアメリカに移住した後、1995年に支援活動を再開している。http://www.nguoicui.org/hbnc3-en/index.shtml
[*4] タンビン村代表 Pham Thanh Hung 氏からの聞き取り。(2004年8月13日)

ỦY BAN NHÂN DÂN
THÀNH PHỐ HỒ CHÍ MINH

Số: 336/QĐ-UB

CỘNG HOÀ XÃ HỘI CHỦ NGHĨA VIỆT NAM
Độc lập - Tự do - Hạnh phúc

Tp. Hồ Chí Minh, ngày 24 tháng 12 năm 1979

QUYẾT ĐỊNH
Công nhận Khu Điều Trị Phong
trực thuộc Sở Y Tế.

ỦY BAN NHÂN DÂN THÀNH PHỐ HỒ CHÍ MINH

- Căn cứ vào Luật tổ chức Hội đồng nhân dân và Uỷ ban hành chánh các cấp ngày 27/10/1962;
- Xét yêu cầu công tác quản lý và chữa trị bệnh phong trong thành phố;
- Xét đề nghị của đ/c Giám đốc Sở Y Tế và Trưởng Ban Tổ chức chính quyền.

QUYẾT ĐỊNH

Điều 1. - Nay công nhận Khu Điều Trị Phong trực thuộc Sở Y Tế gồm có các đơn vị sau đây:

1. Bệnh viện Phong Bến Sắn đặt tại xã Khánh Bình, huyện Tân Uyên, tỉnh Sông Bé.
2. Cơ sở thu dụng bệnh nhân ở Thanh Bình, huyện Thủ Đức, TPHCM.
3. Làng phục hồi tại huyện Phước Tân, tỉnh Đồng Nai.
4. Làng phục hồi tại huyện Long Thành, tỉnh Đồng Nai.

Chỉ tiêu kế hoach giường bệnh và giường phục hồi của toàn Khu Điều Trị Phong sẽ được Ủy Ban Nhân Dân Thành Phố giao hàng năm.

Khu Điều Trị Phong là đơn vị sự nghiệp y tế, được cấp kinh phí, có tài khoản ở Ngân Hàng và được sử dụng con dấu riêng.

Điều 2. - Khu Điều Trị Phong có nhiệm vụ tổ chức điều trị, phục hồi và nuôi dưỡng các bệnh nhân theo sự xác nhận bệnh trạng của Hội đồng chuyên khoa, đồng thời góp phần công tác nghiên cứu các đề tài khoa học về bệnh phong.

Điều 3. - Khu Điều Trị Phong đặt dưới quyền điều khiển của một Quản đốc và hai Phó quản đốc giúp việc. Cơ cấu tổ chức của toàn Khu Điều Trị do Giám Đốc Sở Y Tế quyết định. Biên chế của bệnh viện được tính theo tỷ lệ: 0,7 người phục vụ một giường bệnh và biên chế của các làng phục hồi được tính theo tỷ lệ: 1 phục vụ 16 – 20 người.

Quản đốc Khu Điều Trị có trách nhiệm quan hệ mật thiết với chính quyền địa phương nơi cơ sở đóng và các sở, ngành có liên quan (như Ủy ban Kế hoạch, Sở Tài Chính, Sở Lương Thực, Sở Thương Nghiệp v.v..) để được giúp đỡ cho Khu Điều Trị Phong hoàn thành tốt nhiệm vụ được giao.

Điều 4. - Các đ/c Chánh Văn Phòng Ủy Ban Nhân Dân Thành Phố, Trưởng ban tổ chức chính quyền, chủ nhiệm Ủy ban Hế hoạch, Giám đốc Sở Tài Chánh, Giám đốc Sở Y Tế và Quản đốc Khu Điều Trị Phong có trách nhiện thi hành quyết định này.

Nơi nhận:
- Như điều 4
- BTC Thành ủy
- Sở Lương thực
- Sở Thương Nghiệp
- Sở Công an (P.QLTA)
- Ban TCCQ
- Lưu VPUB.

TM. ỦY BAN NHÂN DÂN THÀNH PHỐ
KT. CHỦ TỊCH
PHÓ CHỦ TỊCH

Đã ký: Lê Quang Chánh

図2-5　ホーチミン人民委員会によるベンサン病院および各ハンセン病村に関する議決書

第７節 ベトナムにおけるハンセン病対策

ベトナムにおける MDT の導入と登録有病率の推移

戦争後の混乱と病いという二重の苦難の時代を過ごしてきたベトナムのハンセン病患者であるが、1980 年代に入ると一筋の新たな希望の光が見

出された。それはMDTの導入と国を挙げてのハンセン病対策の発動である。1982年、ハンセン病患者が置かれた状況を改善するために、ベトナム保健省は国家的なハンセン病対策計画を立ち上げた。その背景として、ハンセン病に付与されたスティグマによって多くの患者がハンセン病村などで過ごし、社会復帰がままならない状況にあったこと、また社会経済的に困窮した状況にあったためである。

　他の国と同様に、ベトナムのハンセン病対策はMDTの普及推進を核として進められた。ベトナムでは1983年からMDTの導入が開始されたが、導入直後は一部のエリアだけで実施され、2年後の1985年にようやくベトナム全体の50％で実施された。MDTがベトナム全土で実施されたのは8年後の1991年であるが、この間の人口1万人当たりの有病率は6.78（1983）から5.38（1985）へと減少し、1991年から1992年にかけて2.71から1.36へとさらに減少している（WHO 2008, 図2-6）[1]。また1983年以前ダプソンの単独治療を受けていた患者もMDTを受けることとなり、患者として登録されているケースはすべてMDTの対象となった。

　また1982年からベトナムの南部ではホーチミン市保健局によってハン

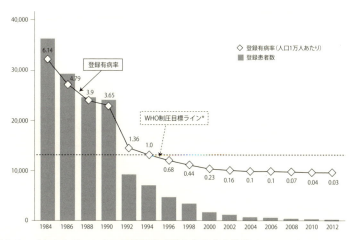

図2-6　ベトナムのハンセン病登録患者数と有病率の推移（1984-2012）
＊WHO制圧目標ライン：人口1万人あたりの登録患者数を1人以下とする
WHO, Weekly Epidemiological Record バックナンバーより作成

セン病予防プロジェクトと回復者のためのリハビリテーション事業が構想された。この事業はホーチミン皮膚科病院が基幹組織として位置付けられていたが、海外のNGO（Handicap International, 本部ベルギー）の協力支援を受けて展開された（渡辺 2010）[6]。

具体的な事業の内容は在宅での治療推進、セルフケア指導、一般住民向けのハンセン病に対する啓発活動、地域保健レベルにおける身体障害発生の予防、足底潰瘍などの整形外科治療推進、機能回復のための再腱手術の実施、補助装具（義足や足底保護サンダルなど）の支給などである（HANDICAP INTERNATIONAL VIETNAM 2004.）[7]（図 2-7）。

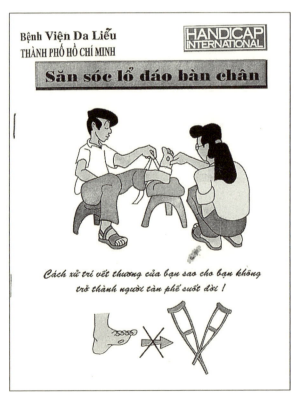

図 2-7　足底潰瘍のケアについてのパンフレット
Handicap International 作成による

1990年代に入ると新規患者のさらなる早期発見の促進および地域社会におけるハンセン病への意識向上を目的とした特別キャンペーンやプロジェクトが実施されている。1991年から1997年にかけて行われた新規患者発見プロジェクトは「ハンセン病制圧キャンペーン」（全8回実施）、「ハンセン病制圧特別プロジェクト」（全6回実施）、「その他」（全18回実施）となっているが、これらのプロジェクトによって1,420名の新規患者が発見されている。またハンセン病についての啓発活動も同時に実施され、ハンセン病が治癒可能であるという認識をベトナム社会に普及させたという点に多大な功績が認められる。

こうした取り組みの結果、ベトナム国内61行政省のうち46省で新規患者の発生が減少、1995年にはWHOのハンセン病制圧基準を達することとなった。有病率も下がり続け、2006年には人口1万人あたり0.07人（2006）にまで減少し、ベトナム国内においてハンセン病は制圧された状態となった。

ハンセン病対策を担う機関とその役割

現在のベトナムにおけるハンセン病対策の拠点はハノイのベトナム国立皮膚性病病院（National Hospital of Dermatology and Venereology: NHDV）にあり、ベトナム保健省（Ministry of Health: MOH）の管理下に置かれている。国立皮膚病センターの下には、WHOの指針に基づき新規患者発見および治療、普及啓発などの活動を行う医療機関がそれぞれ北部・中部・南部に置かれている。そのうちベトナム中部と南部の施設はハンセン病治療に特化した医療機関（ハンセン病専門治療施設）としての役割を担っている。

ハンセン病専門治療施設の主な役割は、ハンセン病対策の中心的な活動である新規患者の早期発見・治療、ハンセン病による後遺症の治療、機能回復訓練、障害発生の予防、らい反応などの治療である。MDTの導入により有病率が減少した現在、専門治療施設における治療はらい反応などの治療や後遺症の治療などが中心となっている。また新規患者の場合、必要な治療が終了した段階で退院が促され、在宅での治療に切り替える方針が

掲げられている。

　しかし、ハンセン病に伴うスティグマのため、発病以前に生活していた地域での暮らしが困難になった（元）患者など自立や社会復帰が困難なケースが多く、これらのハンセン病専門治療施設では（元）患者に対して生活施設（ハンセン病村）を設け、住居を無償で貸与している。また重度の身体障害が発生しているケースの多くはダプソン（DDS）の単独治療を受けていた（元）患者が中心となっており、ハンセン病自体は回復しているものの足底潰瘍など後遺症治療のニーズが高く、病院に長期入院しながら治療を続ける（元）患者もいる。

　これらの状況から考えると、現在ベトナムのハンセン病専門治療施設が果たしている中心的な役割は、新規患者の発見、後遺症の治療と（元）患者およびその家族への生活の場所の提供という点に集約される。

新規患者の発見と治療

　ベトナムの各町村には地域診療所（Communal Health Station: CHS ベトナム語では Trạm xá：チャム・サー）があり、保健ワーカーなどの医療従事者などがハンセン病対策の最前線で活動している。地域診療所は地区保健局の管轄下にあり、さらにその上には省保健局がある。ベトナム保健省はこうした縦割りシステムを管轄し、ベトナム国立皮膚性病病院はベトナム各地に設けられた皮膚病・性病治療機関の管理、性感染症対策に従事する保健担当者の管理を行っている。

　地区および町村の保健ワーカーが感染の疑われるケースを発見した場合、各省の皮膚科病院への診断情報提供および照会を行う。既に感染しているケースを発見した場合、各省の皮膚科病院は患者の治療およびフォローアップの役割を担っている。

　新規に発見された患者は医療機関において治療を受けた後、3ヵ月に1回皮膚科医による病状の確認が行われる。こうした新規患者についての診断記録や登録ケースの流行状況についての年次報告書は、年次ごとに発見された新規患者の数、新規患者の性別や年齢、疾病の類型、身体障害の発

生状況といった情報を収集するために作成される。集められた情報は、中央からローカルレベルに至るまで医療従事者のネットワークによって体系的に管理され、ハンセン病対策に活用されている。MDT で使用される薬剤（ダプソン、クロファジミン、リファンピシン）は地域の基幹病院の薬剤部に保管されており、各町村レベルに至るまで滞りなく供給されるシステムとなっている。

　住民人口が 1,000 人から 3,000 人程度の町村の場合、ハンセン病その他の感染症対策活動のために割り当てられる保健ワーカーの数は 1 名となっている（WHO 2008）[1]。ハンセン病対策において保健ワーカーが果たす役割は、感染が疑われるケースの確定、患者への治療提供および定期的なフォローアップであるが、保健ワーカーの業務にはハンセン病対策以外に結核やマラリア、HIV/AIDS などの対策活動も含まれているため、ハンセン病対策のみに注力できないという限界がある。加えて地域保健医療施設のインフラも十分とは言えず、現在のハンセン病対策は新規患者の早期発見が基本となっているものの、保健ワーカーの活動を支える条件は厳しい現状にある。

　こうした現状は新規患者の早期発見に少なからず影響を与えることが予想される。たとえば 1991 年から 1997 年までの新規患者全体の合計は 20,282 名と報告されているが、ハンセン病対策として実施された新規患者発見プロジェクトにおいて発見されたのは 1,420 名で、その期間の新規患者数全体の 7％ を占めるに過ぎない。また、山岳地帯で長い間発見されなかった少数民族の患者、物乞いをしていて公安に逮捕された患者、病院を受診したものの他の病気と誤診された患者といったように発見ルートに載らなかったケースもみられることから、新規患者の早期発見は引き続きベトナムにおけるハンセン病対策において重要な位置付けになると考えられる。

第8節　問題の所在

今日のベトナムにおけるハンセン病のイメージ

　ベトナム語でハンセン病を示す言葉として一般的に用いられているのは「ベン・フォン」（Bệnh Phong）という呼称であり、主にベトナム中部で用いられていた。現在、"Bệnh Phong" は中立的なニュアンスの呼称として用いられ、公式の文書や医学論文などではこの "Bệnh Phong" が使用されている。いわば日本語で一般的に用いられる「ハンセン病」という単語のイメージに近い（Bệnh は病を表し、Phong は覆う、包む、といった意味を持つ）。

　その一方、長い間用いられてきた呼称として「ベン・クーイ」（Bệnh Cùi ベトナム南部）、「ベン・フーイ」（Bệnh hùi）という単語がある[*5]。それぞれの呼称には被差別的なニュアンスが含まれ、日本語における「らい病」のイメージに近い[*6]。

　ベトナム南部で用いられる「ベン・クーイ」の "cùi" とは果物の芯を表す言葉であり、樹木を表す "cây" という単語との組み合わせでは（cây cùi）、松柏類植物の意味となる。松柏類植物は独特のうねりが樹木の形状にみられ、幹や枝の太さも不規則に成長する。その独特な形状が愛好家に好まれ、松柏類植物は盆栽制作によく用いられているが、観賞用の盆栽ではそうした樹木のうねりを利用して独特の意匠が形作られる。

　ベトナム国文学専攻のベトナム人研究者[*7]に、もともと樹木に関係する言葉であった "cùi" という単語がなぜハンセン病を示す意味になったかと尋ねてみたところ、樹木が変形しながら成長していくイメージとハンセン病患者の変形した身体のイメージが重ね合わせられたためではないか、と

[*5]　ハンセン病については Phong cùi という呼称の他、北部から中部にかけては Bệnh hùi という呼称もある。

[*6]　Bệnh Cùi という呼称は公文書などでは用いられないが、民間が行っているハンセン病患者支援活動で「クーイ」という名称を使用しているところもある。たとえばアメリカに活動拠点を置くハンセン病患者支援団体の Hội Bạn Người Cùi Việt Nam（Friends of lepers in Vietnam）はその活動名に "Cùi" という呼称を使用している。

[*7]　ホーチミン国家人文社会科学大学 Le Giang 教授からのコメント。

の見解であった。

ベトナム社会におけるハンセン病患者の存在

　今日のベトナムにおいて、ハンセン病は治癒可能な病気であるという基本的な知識は一般レベルにおいてもある程度普及している。しかし、ハンセン病対策が確立され、流行状況が解消されたベトナムにおいても、スティグマ化されたハンセン病のイメージが残存している。

　ベンサン病院の院長を長らく務めたレー・ヤン・チュック（Lê Văn Trước）医師によると、ベトナムにおいて最もポピュラーなハンセン病患者のイメージは「物乞い」であるという[*8]。また本研究の対象となったあるハンセン病村で子どもたちの世話役を引き受けている女性（62歳、看護師）にこの点を確認すると、同様に「ベトナムではハンセン病患者は物乞いのイメージがある」とのことだった。物乞いとは放浪患者を示し、かつてのサイゴンやハノイなどの大都市部のみならず農村部にも物乞いとなったハンセン病患者の姿がみられたという。

　チュック医師の話によると放浪患者はベトナムの都市部・農村部問わずみられたが、とりわけサイゴンなどの大都市には数多くの貧困者の姿とともに物乞いとなった放浪患者が多くみられた。また放浪患者に対する差別や迫害も後を絶たず、チュック医師によると1970年代まで感染を怖れた住民によって放浪患者がガソリンをかけられ火を放たれるという事件が珍しくなかったという[*9]。同医師によればこうした迫害はとりわけベトナム北部で多くみられ、当時のハンセン病患者に対する偏見や差別の実態を物語っている。

　Bangら（Bang et al. 2008）は過去のベトナムにおいて隔離法が存在しなかったにもかかわらず、患者たちは自らハンセン病村に移動していったと述べているが[2]、多くの（元）患者がハンセン病村へ移動していった背景には、ハンセン病および患者に対する偏見や差別から逃れるという理由によ

[*8]　2009年8月12日聞き取り。
[*9]　2009年8月12日聞き取り。

るものと推測される。

　Khang ら（Khang et al. 2013）は、ベトナムにおいてハンセン病患者は長らく「異形」の存在として扱われ、患者本人ばかりでなくその家族にまで差別が及んでいたと述べる[8]。患者は地域社会から追放され社会的に孤立したばかりでなく、地域住民によって捉えられて川に流されたり、生き埋めにされるといった事件が既に1900年代初頭から発生していた[8]。

　また筆者が2004年にラムドン省のジーリン・ハンセン病村を訪問した際、ある少数民族の男性がしきりに頭部を指さし、自分の頭をみろというジェスチャーを示すため、彼の頭をのぞき込んでみると、そこには約15センチほどの傷痕があった。ハンセン病村で（元）患者たちのケアを行っているシスターの話によると、この男性は元放浪患者で、突然村人から斧で切りつけられ瀕死の重傷を負って倒れていたところを保護されたとのことだった。

　ヴィンフック省（Vĩnh Phúc ベトナム北部の省）がオンラインで公開しているハンセン病対策の活動報告には、1950年代のハンセン病患者の様子について触れられている。その報告によると、フランスの統治時代にある1950年代前後において、ハンセン病患者は人里離れた場所につくられたハンセン病村に収容されていた。患者の中には潰瘍が発生したり、手足の指が拘縮状態になっている者も多数含まれていたが、そうした身体障害の発生を見た地域住民は感染をひどく怖れた。患者は親子や夫婦であっても引き離され、さらに遠い場所に捨てられたり、ひどい場合には村人によって襲撃・殺害される事件も発生したという[9]。

　1950年代といえばベトナムとフランスの間で第一次インドシナ戦争が繰り広げられていた時期である。1954年7月のジュネーブ協定により両国の間で休戦協定が結ばれたものの、ベトナムは北緯17度線を境にベトナム民主共和国（北ベトナム）とベトナム国（南ベトナム）に分断されることとなった。ヴィンフック省の報告によると、北ベトナム政府は1954年以降ハンセン病患者は一般社会で治療されるべきであるという方針を明確にしていた[9]。また1959年には北部ベトナムではハンセン病流行状況についての調査が行われている。

以上の事例から考えると、ハンセン病に罹患するということは社会的な居場所を喪失するばかりでなく、生命すら奪われかねない状況に患者が置かれるということを意味していた。そのため、ベトナムにおいてハンセン病に対する恐怖感、患者に対する忌避感が強く存在したということが推測される。

ハンセン病問題に対する視点

　本研究の調査を開始した2003年当時、ベトナムにおいてもすでにハンセン病対策は確立され、ベトナム国内の登録有病率も人口1万人に対して0.15まで減少していた。WHOの削減目標値を既に達成し、ベトナムにおけるハンセン病の流行はすでに終息したと言える状態であったが、その一方で最低限の生活と医療が与えられるだけの人々——ハンセン病によってその人生を奪われた人々——がベトナムに存在していた。そうした（元）患者たちは、二つの不幸な時期を経験している。一つは「ハンセン病の治療が確立されていなかった」時期、もう一つは「ハンセン病に対する差別や偏見の激しかった」時期、である。

　現在ハンセン病の治療として推奨されているMDT（Multidrug Therapy, 多剤併用療法）を用いれば、身体障害の発生を予防でき、後遺症を残すことなく回復が可能である。しかし、ベトナムにMDTが導入されたのは1980年代に入ってからで、それ以前はダプソン（DDS）単独治療の時代が長く続いていた。DDS投与を受けていた（元）患者の場合、重度の身体障害や後遺症が発生しているケースが少なくない。そうした身体障害や後遺症は日常生活上の自立や社会復帰への支障となり、スティグマ化されたハンセン病のイメージを形成する。

　もう一つの「ハンセン病に対する差別や偏見の激しかった」時期であるが、患者本人ばかりでなく家族までもが差別や偏見の対象となったという事実が含まれている。前掲したヴィンフック省の報告にもあるように、発病がわかれば親子や夫婦であっても引き離され、地域社会から追放された。また家族に差別や偏見が及ぶのを怖れた患者は自ら家族の元を去り、

ある者は放浪患者となり、またある者はハンセン病村へと移動していった。

筆者はベトナムで自己の研究活動紹介を兼ね、機会あるごとに「ハンセン病についてどんなイメージを持っていますか？」と一般のベトナム人に尋ねているが、その答えは概ね二通りに分かれる。一つは「怖い」というもの、もう一つは「特に何とも思わない」という回答である。さらに「ハンセン病は治る病気だということを知っていますか？」という質問を向けると「知っている」とする回答がほとんどである。ハンセン病が「怖い」と答える人たちは若い人から年配の人まで幅広い。「特に何とも思わない」という回答は10代や20代などの若い人からよく聞かれる。ハンセン病の認知度についても大部分の人は「聞いたことがある」という程度で、特に社会的な関心を形成するまでに至っていない。

しかし、ハンセン病が「怖い」と答える一般のベトナム人たちも、実際にハンセン病患者を見たことがある、会ったことがあるという経験を持つ人はほとんどいない。ただ、「怖い病気である」と認識されているだけで、誰かから問われなければ日常生活における意識に上ることはない。つまり、日常生活においてハンセン病に対する恐怖心は、何かの機会がなければ顕在化することはない。これらの点については、きちんとした方法に基づいた調査を行ったわけではないため、一般化することはできないが、近年ハンセン病に対する恐怖心が地域住民の間に顕在化した出来事が発生した。

ダナンのハンセン病村移転問題

2011年5月、ベトナム中部にあるハンセン病村がリゾート開発のための指定地域となり、(元)患者たちがほぼ強制的に他の場所へ移転を余儀なくされるという出来事が発生した[10]。(元)患者たちの移転先に割り当てられたのは一般の住民が住む地域であったが、住民が反対運動を組織し、(元)患者向けの住宅建設阻止、反対デモの実施、ハノイ政府に抗議の文書を送るなどの反対運動を行った。こうした抗議運動は、一般市民の

政治活動が厳しく制限されているベトナムにおいて異例の事態と言えるだろう。この出来事はベトナム国内のメディアでも取り上げられ物議を醸した。問題発生の経緯は以下の通りである。

2011年10月19日のPhap Luat Online紙によると、中部ダナン市人民委員会は高級リゾート地やホテルなどの開発を手がけるヴィンパール社（VINPEARL）が申請していたランバン地区における高級リゾート施設建設に許可を出したと伝えられた[11]。ヴィンパール社の発表によると、海沿いにあるランバン地区に高級ホテルの建設を含めた総合リゾート施設の建設が予定されており、その建設に50億ドルの資金をつぎ込むと発表されている。

2011年10月22日のCong An紙によると、リゾート施設の建設が予定されている地区にはハンセン病（元）患者が生活する村（Làng Hoà Vân、ホアヴァン村、ヴァン村とも呼ばれる）があり、ダナンの人民委員会が立ち退きに応じるよう住民の説得に当たっているとの記事が配信された[12]。

ホアヴァン村はダナンの海岸線を北方向に35kmほど進んだハイヴァン峠の裾野の位置にあり、地元の人々からは「貝島」（Ốc đảo）と呼ばれている。ホアヴァン村に行くためには、細く険しい山道を10km近く歩いて行くか、船で1時間近くかけて最寄りの場所まで移動しなければならない。地元の人の話によると、ホアヴァン村のある地区はダナンの中心部から距離が離れていることもあって人の行き来がほとんどなく、近くまで行くのは地元の漁師くらいであるという[*10]。

ホアヴァン村はハンセン病患者の収容保護施設として1968年に開設された。開設当初はフエやダナン、クワンナムなどのベトナム中部地方からやってきた約40名のハンセン病患者たちが生活をしていたという[13]。

しかし、開設当初のホアヴァン村は「家もなく、テントを張って男女が一緒に暮らしていた」状態であり、患者たちは海で魚を捕ったり、森林で動物を捕まえたりしながらようやく米作で生きながらえていった。収容保護される患者の増加とともにホアヴァン村の世帯数も増え、ハンセン病患者の集落が形成されていった（VIETJO 2012）[14]。

[*10] 2012年8月筆者聞き取りによる。

しかしこの集落は長年にわたって行政上の村として認められず、患者とその家族は国民として登録されていなかった。1998年になってようやく正式にリェンチェウ区ホアヒエップバック街区に属する行政上の村として認定され、住民は戸籍上の登録や投票権などが得られる「国民」として認められることとなった（Tuoi Tre Online 2011）[15]。2011年時点でホアヴァン村には134世帯325人の住民が住んでおり、住民のほとんどは健康な世代によって占められている（図2-8）。

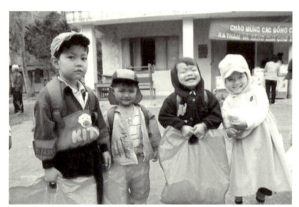

図2-8　ホアヴァン村に住む（元）患者の子どもたち
Dân trí Online 紙 2011年8月19日号より

海岸線沿いの山に息を潜めるようにして生活していた（元）患者とその家族にとって、突然発表されたリゾート施設の建設はまさに青天の霹靂であった。そして、隔離された場所でありながらも、長年に渡って家族と生活してきた地を突然立ち退かなければならないという話にホアヴァン村の住民は戸惑った。しかし戸惑ったのはホアヴァン村の住民だけではなかったのである。

移転先住民の反対

ダナンの人民委員会はホアヴァン村の住民に対し、ダナン市街地に定住

用の代替住宅を提供すると申し入れた。代替住宅建設予定の場所はダナン市の中心部からほど近いグェンタットタイン通りであると人民委員会から発表された。長年にわたりホアヴァン村で過ごしてきた（元）患者たちは思わぬ形で社会へ「再統合」させられることとなる。

ところが、思わぬ事態が発生した。ホアヴァン村の住民たちに提供される住宅地近辺の住民がホアヴァン村住民の受入を拒否したのである。

受入を拒否したのは代替住宅予定地に隣接するリェンチェウ区（Quận Liên Chiểu）の住民たちである。その主張はどのようなものだったのか。VN EXPRESS 紙によると、住民たちは「ダナン市人民委員会が決定したヴァン村の移設については理解をしている」ものの、（元）患者であるホアヴァン村の住民は受け入れられないとの意思を表明した。

その理由として「（元）患者たちは長期間にわたってハンセン病を発病しており、移転先の住民である我々がハンセン病に罹患する恐れがある」、そして「新しく移転してきた（元）患者たちが地域に溶け込めることは難しい」というものであった。ホアヴァン村の住民たちは身体障害が発生している者も多かったが、すべてハンセン病から回復していた。しかし、移転先の地区の代表は「私たちはハンセン病患者と一緒に暮らしたくない」と述べている[10]。

ホアヴァン村の住民の移転が予定されている土地に隣接するリェンチェウ区には116世帯約500人の住民が住んでおり、その大部分が漁業もしくは農業によって生計を立てている。リェンチェウ区には低所得者向けの公営住宅が既に建設されており、筆者が行った聞き取りによると、台風などの被害によって家を失った人たちに住宅を提供する目的で建設されたとのことであった[*11]。ダナン人民委員会の発表によれば、（元）患者用の住居はこの低所得者向け住宅の一角に新規建設される計画で、住居の広さは一世帯あたり 72m^2 となっている。建設計画は2011年10月に着工予定であると発表された[10]。

しかし移転予定先となったリェンチェウ区の住民たちは住民集会を組織し、この計画に真っ向から反対した。その理由の一つとしてあげられたの

[*11] 2012年8月10日、筆者の住民への聞き取りによる。

は、ハンセン病への感染の可能性以外にも「事前に十分な説明がなかった」とするものである。地区の人民委員会は住民に対し、「ダナン市の決定方針について明確かつ正しく説明を行ってきたと同時に、医師や病院関係者たちもヴァン村の住民はハンセン病から回復しており、一般社会において感染する可能性はないということを説明してきた」と述べている[10]。移転予定先付近の住民に対する説明会は複数回開催され、ダナン皮膚科病院の医師からもハンセン病についての説明があった。しかし、住民は（元）患者たちの移転に断固反対している。

しかし、ホアヴァン村住民の移転に反対しているのは、移転予定先付近の住民ばかりでない。VN EXPRESS 紙によれば、長い間ホアヴァン村で暮らしてきた住民たちも、その大部分は移転に反対していると伝えられている[10]。地元メディアはホアヴァン村住民の声を以下のように伝える[10]。

「村ができてから44年になります。細長く、海に面したこの土地が私の人生のすべてです。この場所で同じ病気を持つ友人たちと過ごしてきました。私たちはとても貧乏ですが、この場所にとても感謝しています。病人である私たちを救ってくれたこの場所を去らなければならないと思うと、とても胸が痛みます。今では塩気を含んだこの海風さえ愛おしくてたまりません。でも私たちはこの場所を政府に明け渡さなければならないのです」（ある男性住民）[10]

「この村にどれだけ長く住んでいたとしても、私たちはこの村を政府に明け渡さなければなりません。政府はたびたび明け渡しに応じるように、と伝えてきているのですから。でも、この村の中には私の父の墓もあるのです。政府からは新しい移転先で親戚同士一緒に住むことに承諾せよ、と言われています」（ある女性住民）[10]

ホアヴァン村の住民の大部分は村の移転に反対しているとは言え、ベトナムにおいて絶対的な権力を持つ人民委員会の決定には逆らうことはできない。2011年8月12日、リェンチェウ区の人民委員会は、ホアヴァン村

住民の不安を和らげるため、ホアヴァン村住民を移転予定先の見学に案内した。見学会に参加したある女性は「新しく移転する先の住宅を見学してきましたが、とてもよい場所だと思います。私の娘も学校へ転校させるつもりです」と述べている[10]。この女性には中学生の娘がいるが、故郷の親戚に預け、別々に暮らしているという。再定住区に移転したら、娘を呼び寄せて一緒に暮らすつもりであるという。

しかし、移転予定先住民が反対していることについてホアヴァン村の住民は複雑な気持ちで受け止めている。ホアヴァン村に住む81歳の女性は、移転予定先住民の反対について「村を出るにしても残るにしても、悲しくてなりません。なぜならここは、私たちの心安まる場所だからです。苦しい時代が長く続き、その中で患者たちは暮らしてきました。思い出せば辛いこともたくさんあった。しかし、蔑視されることはもっと悲しい」と述べている[10]。

ホアヴァン村で長年過ごしてきた住民はハンセン病患者に対する差別や迫害が厳しかった時代について身をもって知っており、移転にあたって「被差別的な感情が残っていない場所での生活」を願っているという[10]。このように突如として「社会」の側に引き戻された（元）患者たちの戸惑いの大きさがうかがえる。

2012年8月に筆者はこの地区に赴き近隣住民にインタビューを行ったが、地区のある住民は「((元) 患者たちが来ることに対して) 誰も賛成している者はいない」と前置きした上で、「自分たち大人はいいが、子どもがハンセン病に感染するのが怖い」「治る病気であると知っているが、患者に対してはみんな怖いと思っている」などの理由を挙げていた。しかし、実際に患者を見たことがある、あるいは会ったことがある住民はほとんどおらず、唯一「自分が小さい頃、道端で物乞いをしている患者を見たことがある」と答えた女性が一人いただけであった。

（元）患者たちが移転することについて、移転予定先住民の反対は想像以上に強く、人民委員会は別の移転先の検討も余儀なくされるという事態に発展した。こうした出来事は、ベトナムにおいてハンセン病に対する社会的な偏見が強く残存していることを示している。

ハンセン病 (元) 患者が抱える問題

　上述のようにベトナムでは1983年からのMDT導入以降、ハンセン病の有病率は下がり続け、1995年にWHOが示す削減目標値を達成後、2006年には登録有病率が0.1となり、ハンセン病の流行は終息したとみなされている。国家レベルでのハンセン病対策が実施され、地域医療活動における新規患者の発見から診断・治療に至るまでのシステムが整備されたことによって、早期に発見されMDTを受けた患者の多くは身体障害や後遺症を残さず回復し、通常の生活を送ることが可能となった。

　その一方で、渡辺（渡辺 2010）によれば重度の身体障害や後遺症が発生し、ハンセン病村などの生活施設やハンセン病専門治療病院で長期に渡って生活している（元）患者たちが存在している[6]。これら（元）患者の多くはベトナムにMDTが完全に普及する以前に罹患・発病していたグループであり、重度の身体障害や後遺症が発生していることに加えて高齢者も多く、施設の外部（＝一般社会）で生活を再構築することは極めて困難な状況に置かれている。

　渡辺がベトナムのハンセン病患者および（元）患者を対象に行った実態調査（n = 402）によれば、対象者の70.1％に可視的身体障害の発生がみられ、とりわけ60歳代と70歳代の（元）患者群に集中していた[6]。またMDTが導入される以前に発病した（元）患者の多くは現在もなおハンセン病による後遺症に苦しみ、重い身体障害のためにハンセン病村等での生活を余儀なくされるといった困難な状況に置かれているとの報告がなされている[6]。

　こうした（元）患者グループが置かれている状況の問題点を整理すると、①後遺症・身体障害の発生とその治療の必要性、②社会経済上の問題、③社会復帰が実現されていない状態、の3点に集約できる。「流行状況の解消」が直ちに「ハンセン病問題の終焉」につながるものではないにもかかわらず、ベトナム政府はそうした状態の改善に向けた試みを特に行おうとはしてこなかった。そのため、大部分の（元）患者は施設や病院が実質的な終の棲家となり、それらの場所で人生を完結させる可能性が高いと言え

る。その意味において、ハンセン病（元）患者の置かれている具体的な状況について把握し、その処遇改善に向けた取り組みが必要になると考えられる。

[参考文献]

1) World Health Organization. Weekly Epidemiological Record 83. Geneva, 2008; 217-224.
2) Bang P.D., Suzuki K., Ishii N., et al. Leprosy situation in Vietnam-reduced burden of stigma. Japanese journal of leprosy 2008; 77: 29-36.
3) Bulletin du Syndicat des Médecins du Viet-Nam. La Lèpre au Viet-Nam. Bulletin du Syndicat des Médecins du Viet-Nam. Saigon, 1960.
4) 笹川記念保健協力財団編「世界のハンセン病2007年度版」公益財団法人笹川記念保健協力財団，2007．
5) Khu Điều Trị Phong Bến Sắn. kỷ niệm 50 năm thành lập Khu Điều Trị Phong Bến Sắn（ベンサン病院創立50周年記念誌）．Binh Duong, Vietnam: Khu Điều Trị Phong Bến Sắn, 2009.
6) 渡辺弘之「ベトナムにおけるハンセン病対策の現状と課題――重度障害を持つ患者の処遇改善に向けて」国際保健医療　2010; 25 (2): 79-87．
7) HANDICAP INTERNATIONAL VIETNAM. Annual Report. Ho Chi Minh, Vietnam; 2004.
8) Khang T.H., Doanh L.H., Hưng N.D., et al. DISABILITY STATUS OF LEPROSY PATIENTS IN LEPROSY TREATMENT FACILITIES IN VIETNAM. Dermatology Vietnam 2013; 11.
9) ヴィンフック省．ヴィンフック省におけるハンセン病対策プログラム（ベトナム語）［ウェブページ］．Available at ttp://www.vinhphuc.vn/ct/cms/Convert/phongchongbxh/Lists/phong/View_Detail.aspx?ItemID=1. Accessed 06 Dec. 2014.
10) VN EXPRESS. "Làng phong" bị tẩy chay khi vào đất liền（ハンセン病村の移転、拒否される）［ウェブページ］．VN EXPRESS ホームページ．Available at http://giadinh.vnexpress.net/tin-tuc/to-am/lang-phong-bi-tay-chay-khi-vao-dat-lien-2276957.html. Accessed 10 March 2014.
11) Pháp luật Online. Thành phố Đà Nẵng giao Làng Vân cho Vinpearl（ダナン市、ランヴァン地区をヴィンパール社に明け渡す）［ウェブページ］．Pháp luật Online, ホームページ．Available at http://baophapluat.vn/dau-tu-tai-chinh/thanh-pho-da-nang-giao-lang-van-cho-vinpearl-82962.html. Accessed 10 March 2014.
12) Công an TPHCM. Vinpearl đầu tư 5 tỷ USD vào Làng Vân（ヴィンパール社、ランヴァン地区に500万ドル投資）［ウェブページ］．Công an TPHCM, ホームページ．Available at http://www.congan.com.vn/?mod=detnews&catid=1101&id=416936. Accessed

10 March 2014.
13） Việt Báo Online. "Làng phong" bị tẩy chay khi vào đất liền（ハンセン病村、受入をボイコットされる）［ウェブページ］．Việt Báo Online ホームページ．Available at http://vietbao.vn/Doi-song-Gia-dinh/Lang-phong-bi-tay-chay-khi-vao-dat-lien/11235715/111/. Accessed 10 March 2014.
14） VIETJO. ハンセン病元患者の隔離島が高級リゾートに、住民たちの複雑な心境［ウェブページ］．Available at http://www.viet-jo.com/news/special/120831094721-1.html.
15） Tuoi Tre Online. Nước mắt làng Vân（ヴァン村の涙）［ウェブページ］．Available at http://tuoitre.vn/Chinh-tri-Xa-hoi/Phong-su-Ky-su/490520/nuoc-mat-lang-van.html-ad-image-0. Accessed 10 March 2014.

第3章　ハンセン病（元）患者の実態調査

第1節　問題の背景と調査の目的

　いかなる種類の病気であっても、それに罹患すれば当該個人に何らかの負荷をもたらすものである。しかし、適切な治療を受け、疾病前の状態が回復、あるいは疾病前の状態にある程度近づくことができれば、罹患による負荷は解消されたとみなすことができる。WHOの提唱する国際生活機能分類（International Classification of Functioning, Disability and Health: ICF）においてもこうした考えが採り入れられている。

　ハンセン病の場合、MDTという治療手段が既に確立され、その高い治療効果も確認されている。しかし、MDTが導入される以前に発症したケースや発見が遅れたケースでは身体障害や後遺症の発生が多くみられるほか、流行が収束したベトナムにおいてもハンセン病への偏見（スティグマ）は完全に払拭されていない状況にある。

　ハンセン病に対する社会的なスティグマは（元）患者に一般社会への恐怖感を抱かせ、社会復帰への不安を増長させる。また（元）患者から経済的な自立の機会を長期的に渡って奪い、個人の尊厳や自己肯定感を低下させることにもつながる。これらの点から考えれば、ハンセン病は（元）患者に対して身体的・精神的な負荷ばかりでなく、社会経済的な負荷をも与える疾病であるということができる。

　ベトナムのハンセン病専門治療施設で治療を受けている（元）患者を分類すると、①可視的な身体障害は発生していないが麻痺等の感覚障害がある患者、②発病初期の段階で発見と治療が遅れ、既に可視的な身体障害が発生している患者、③既に可視的な身体障害が発生しており、ハンセン病

による後遺症の治療を受けている患者、④ハンセン病・後遺症以外の治療を受けている回復者、となる。またそれ以外に、ハンセン病や後遺症などの治療は終了したものの、諸事情により専門治療施設内に設置されているハンセン病村に滞在している（元）患者が存在する。

ハンセン病村に滞在している（元）患者の場合、その大部分は実の家族や親類との関係が希薄になっており、また身体障害の重度化、高齢化による身体的自立機能の低下がみられる。こうした（元）患者の場合、普段の生活はハンセン病村で送り、後遺症などの治療が生じた際には同じ敷地内にある病棟で治療を受けた後、「自宅」となったハンセン病村へ戻っていく。

ベトナムにおいてハンセン病に関連する治療は無料で提供され、（元）患者の自己負担は発生しない。しかし、生計を営む手段としては政府からの支給される支援金のみに頼らざるを得ない現状にある。ハンセン病治療施設で長期にわたって治療を受けている（元）患者の場合、外部社会での生活基盤が実質的に喪失していることや、身体障害や後遺症などの発生によって一般社会で何らかの仕事に就くことは困難な状況に置かれている。また一般社会にはハンセン病に対する偏見も少なからず残っており、差別を受けることを不安に感じる（元）患者も多い。

このように重度の身体障害の発生は（元）患者の日常生活上の自立や就業に制限を加え、治療後の社会復帰を困難にさせるばかりでなく、身体障害とスティグマが結び付くことによって精神的なストレスをもたらす。

こうした状況を踏まえ、本章では筆者がベトナムのハンセン病（元）患者を対象に行った実態調査の結果から、その基本的属性、治療歴、身体障害の発生状況、社会経済的状況を把握し、（元）患者の処遇の状況および問題点を明らかにすることを目的とする。

第２節　ベトナムのハンセン病についての先行研究

過去のベトナムにおけるハンセン病の流行状況については第 2 章でみてきたとおりであるが、ベトナム国内における患者の状況（身体障害発生の程

度など）に焦点を当てた先行研究について以下整理する。

WHO の報告資料および Bang らによる論文

　WHO が 2008 年に発表した疫学週報（WHO 2008）[1]においては、ベトナム国内における 1983 年以降の MDT 導入を基本としたハンセン病対策について詳細な報告がなされ、MDT 導入以降の登録有病率や新規患者発生率などに焦点を当てて紹介されている。また、ベトナム人研究者が中心となって発表した Bang らの論文では、MDT 導入以降のベトナムにおけるハンセン病対策の概要がまとめられており、現在のハンセン病対策の現状や背景を知る手がかりとなっている。また若干ながら MDT が導入される以前の状況についても紹介されている（Bang et al. 2008）[2]。

　WHO 報告書および Bang らの先行研究においては、ベトナムのハンセン病患者の状況を改善する上で MDT が果たした重要性について述べられており、MDT によって①登録有病率が引き下げられたこと、②ハンセン病が治癒可能であることが証明され、ハンセン病に伴うスティグマを軽減した点が強調されている [1]、[2]。

患者の身体障害発生状況についての研究

　Son（Son 2002）[3]および Vinh（Vinh 2007）[4]はベトナム中部タイグェン高原地帯におけるハンセン病患者を対象とした調査を行っている。タイグェン高原地帯はカンボジアとの国境に接しており、ジャライ族やバナ族などの少数民族が多く住むエリアであるとともに、ベトナム国内の新規患者が最も多く発生するエリアでもある。そのため新規患者の発見はこの地区におけるハンセン病対策の最重要課題となっている。Son の論文によるとタイグェン高原地帯のジャライ村では、既に身体障害が発生した新規患者の割合は 1996 年で 35.5％（n = 789）であると報告されている [3]。その後、新規患者の割合は 1998 年には 25.8％（n = 512）、2001 年には 22.1％（n = 330）と減少傾向にあるものの、この地域においては新規患者全体の約 2 割が

既に身体障害の発生した状態で発見されていることが明らかとなっている[3]。

身体障害が既に発生しているという状況は、新規患者発見活動においてハンセン病の初期症状が見逃されているということを示しており、この問題は2000年代初頭のハンセン病対策における重要課題であったことがわかる。Sonの論文では地域の保健ワーカーが新規患者を見逃した事例について紹介されており、保健ワーカーがハンセン病の病状を正しく把握できなかったために新規患者の発見が遅れた問題についてその対策の必要性を強調している[3]。また保健ワーカーによってハンセン病であると判別されたものの、村の地域医療ステーションが患者として登録していなかったケースも報告されている[3]。

Vinhはタイグェン高原地帯の3地区（ビンディン省、コントゥム省、ダクラック省）に住むハンセン病患者1,800名の身体障害発生状況について調査を行っているが（有効回答数1721名）、身体障害の発生している患者の割合は70.6%（n = 1215）に上ると報告している（表3-1）[4]。

表3-1 中部タイグェン高原地域におけるハンセン病患者の障害程度と治療場所

治療の場所	身体障害なし 件数	%	身体障害あり 件数	件数	患者合計
自宅	388	41.1	555	58.9	943
ハンセン病専門施設	118	15.2	660	84.8	778
合　計	506	29.4	1,215	70.6	1,721

n = 1,721
Vinh, 2010、中部タイグェン高原地域におけるハンセン病患者の障害程度についての調査より

またハンセン病専門治療施設と在宅で治療を受けているグループを比較した場合、専門治療施設で治療を受けているグループの身体障害程度が重く、その理由としてベトナムの各地方から身体障害の発生した患者が集まってくる状況が指摘されている[4]。Vinhは身体障害の発生した患者が専門治療施設に集まる事実について、自宅での治療より手厚いケアを受けら

れることを期待する患者が多いという要因を指摘している[4]。

その他 Vinh の調査結果では、ベトナムのマジョリティであるキン族と他の少数民族を比較した場合、身体障害の発生している割合はキン族で66.4％であったのに対し、少数民族の場合は93.7％と高い割合が示されている（表3-2）。

表3-2　中部タイグェン高原地域における民族別身体障害発生率

民族	身体障害なし 件数	％	身体障害あり 件数	％	患者合計
キン族	417	33.6	823	66.4	1,240
少数民族＊	26	6.3	392	93.7	418

n = 1,658
＊少数民族にはジャライ族、バナ族、エデ族などが含まれる
Vinh, 2010、中部タイグェン高原地域におけるハンセン病患者の障害程度についての調査より

Vinh の分析によると少数民族の患者の社会的背景として低学歴層が多く、障害発生の予防方法を知らないということが身体障害発生の原因であると結論づけられている[4]。また少数民族の住むエリアは交通が不便な場所が多く、ベトナム国内の他の地域と比較しても社会経済状況は著しく貧しい。タイグェン高原地帯の流行率はベトナム国内において最も高く、また他の地区と比較しても身体障害の発生率が高い。特に兎眼、上肢・下肢の感覚障害、手足指の変形などの発生が報告されている。また身体障害の発生により、労働能力を喪失してしまうケースも多くみられる。その結果、患者が自身の生活再建に向けた展望を見出せず、政府が具体的な生活支援策を提示しても関心を向けない患者もみられるという[4]。

Vinh の調査研究によって明らかになった実態は、タイグェン高原地帯における患者の約70％に身体障害の発生がみられ、ベトナム国内の他の地区と比較しても非常に高い発生率が確認されていること、ハンセン病専門治療施設における患者は少数民族出身の者が多く、数十年にわたって施設で生活を送っているということである。その結果を踏まえ、Vinh の論文では今後のハンセン病対策において身体の機能維持と回復訓練、補装具

の支給などが必要な課題であると結論づけられている[4]。

身体障害発生状況についての調査

Khang ら（Khang et al. 2013）はベトナム国内のハンセン病専門治療施設およびハンセン病村に在住する患者を対象として身体障害発生の状況について調査を行った[5]。調査は 2009 年から 2010 年にかけてベトナム国内 19 ヵ所のハンセン病専門治療施設と 16 ヵ所のハンセン病村を対象として行われ、合計 1,818 人の患者からデータを得ている[5]。

Khang らの研究の特筆すべき点はまずその調査研究の規模の大きさと、身体障害の発生に着目している点にある。ベトナム国内ではハンセン病の流行が終息していることから、ハンセン病対策は一段落し、主に新規患者の早期発見に力が注がれてきた。その一方、ハンセン病専門治療施設やハンセン病村などに在住している（元）患者の場合、身体障害の発生が多くみられるものの、その実情がなかなか明らかにされていなかった。その意味において 1,818 名もの患者を対象とし、身体障害発生状況に焦点を当てた研究は貴重であると言える。

Khang らの調査結果によると、対象者の平均年齢はハンセン病専門治療施設の入所者が 67.1 歳（n = 1,662 標準偏差 ± 14.2）、ハンセン病村在住者が 54.6 歳（n = 156 標準偏差 ± 14.3）となっている。部位別にみた身体障害発生の状況は、足への発生が最も多く（96.7％）、次いで手（84.1％）、容貌（39.3％）となっている。足と手の場合は感覚障害が多くみられ、顔の場合は容貌の変形が最も多い（73.8％）という結果が紹介されている[5]。Khang らの研究において、身体障害の発生した患者に対してケアと治療の提供が必要であると結論づけられている。

先行研究の限界

WHO の報告および Bang らの論文に強調されているように、MDT は患者に対する治療負担を軽減させ、社会復帰を可能とさせた点においてその

功績は非常に大きい。また MDT は薬剤としての取り扱いが簡易であるという特性を持つことから、ハンセン病治療を一般医療に統合する上でも MDT は大きな役割を果たした。

しかし、MDT によってハンセン病が治癒し社会復帰を果たした回復者がいる一方、ハンセン病という病によってその人生を奪われた患者は多数存在している。ベトナムでも MDT が導入された 1983 年以前に発病した患者の場合、初診時において MDT の恩恵を受けることはできなかった。また前述のように MDT がベトナム国内すべてのハンセン病患者に対し実施されたのは 1991 年であり、1983 年の MDT 導入以降ベトナム国内のすべての患者に対して MDT が提供されるまで 8 年間の月日を要している。その結果、身体に回復不可能な後遺症や重度の身体障害が発生し、社会復帰が困難となった（元）患者の問題が発生することとなった。

MDT は患者の治療負荷を軽減し、早期治療によって身体障害の発生を予防可能にしたという点においてその果たした役割は画期的であると言える。WHO 報告書および Bang らの論文では MDT の効果と功績が強調されているが、そうした MDT を受けることができなかった（元）患者の問題についてはほとんど触れられておらず、（元）患者がどのような生活状況にあり、どのような問題を抱えているかという点を把握することができない。

また WHO 報告書および Bang らの論文において危惧される論点は、「流行状況の解消」イコール「ハンセン病問題の終焉」と解釈されかねない点である。ベトナム国内でも多くの（元）患者の社会復帰が実現せず、ハンセン病村や病院の高齢者棟などでの生活を余儀なくされており、その処遇改善が待たれている。流行状況の解消はハンセン病対策における重要課題であるものの、こうした（元）患者が存在する限り、ハンセン病問題が解決されたということはできない。

Son および Vinh の先行研究では、それぞれ新規患者発生率の高いエリアにおけるハンセン病患者の概要について報告されている。また Vinh の先行研究では、在宅治療より専門治療施設での治療を選択する患者が多いという状況についてわずかながら触れられている。

今日のベトナムにおいてハンセン病は一般医療の対象として位置付けられ、ハンセン病患者は一般病院にて治療を受けることができる。しかし、ハンセン病患者が専門治療施設での治療を望む背景として「手厚いケアが受けられる」こと以外に、一般病院を受診することへの精神的な障壁の存在が考えられる。SonおよびVinhの先行研究はその点についての検証が不十分である。第2章で取り上げたダナンのハンセン病村移転問題において明らかになったのは、地域住民にとってハンセン病は未だ忌避すべき対象であるという意識が顕在化したことであった。スティグマ化されたハンセン病のイメージは患者の尊厳を奪い、自己肯定感を著しく低下させる。スティグマの解消は患者の社会復帰を実現する上で重要な課題であるが、SonおよびVinhの先行研究においては、スティグマが患者にもたらすインパクトおよびスティグマ解消に向けた具体的な展望が提示されていない。

Khangらの研究ではハンセン病専門治療施設およびハンセン病村に在住する患者の身体障害発生状況について丹念に紹介されているものの、身体障害の発生と社会復帰との関係が検証されていない。Khangらの研究によればハンセン病専門治療施設在住者の平均年齢は67.1歳、ハンセン病村在住者の平均年齢が54.6歳と報告されているが、その結果をみる限りこれらの施設における在住者は中高年齢層が多くを占めていることがわかる。また専門治療施設・ハンセン病村在住者の大部分が何らかの身体障害が発生しているということは、身体障害の発生が社会復帰の妨げとなっている事実を示唆している。

身体障害発生の予防はベトナムのハンセン病対策において重要な課題となっており、ハンセン病によって生じた後遺症治療などの医療ニーズは非常に高い。専門治療施設では患者への医療サービスが提供され、経済的に困窮状態にあっても最低限のケアを受けることができる。しかし、現在の生活を維持するために治療が行われるのか、それとも社会復帰を前提として治療が行われるのかでは大きな違いがある。Khangらの研究ではベトナムにおけるハンセン病患者の身体障害発生状況を把握する上で非常に有意義であるものの、なぜこれらの患者が施設に留まり続けるのかという原因について踏み込んだ検証がなされていない。

現在のベトナムにおいて、早期に発見され、治療を受けたハンセン病患者の多くは既に社会復帰した状態にあり、身体障害の発生もみられないか、もしくは最小限に留まっている。一方、Khang らが明らかにしたのは、ハンセン病専門治療施設やハンセン病村に在住している患者の大部分は身体障害が発生しているという事実である。この事実を踏まえ、ベトナムにおけるハンセン病対策と患者の処遇の方向性について検討し直す必要があると考えられる。

WHO のハンセン病制圧世界戦略（「ハンセン病による負荷のさらなる軽減のための世界強化戦略：2011-2015」）では、これまでのハンセン病対策において疾病管理や病気の負担軽減において著しい進展がみられたものの、ハンセン病患者とその家族への病気の影響、特に身体的、精神的そして社会経済的な影響の減少という課題が残されていると指摘している[6]。また Bang らの論文においては次のハンセン病対策の課題として新規発見活動の継続や現場で働く医療スタッフの質的向上といったテーマが示されている（Bang et al. 2008）[2]。そして、WHO の世界戦略に指摘されているように、次に取り組むべき課題として（元）患者の社会経済的側面における問題解消と、社会復帰をどのように実現するかが焦点となると考えられる。

先行研究の総括

ベトナム国内を対象とした先行研究では主に身体障害の発生状況および身体障害発生予防活動に焦点が当てられており、ベトナム国内のハンセン病対策の状況と課題を反映した内容となっている。しかし、（元）患者の属性やその社会経済的な状況などに焦点を当てた調査研究が存在せず、（元）患者の置かれている具体的な状況を見極める手がかりが乏しいという限界がみられる。流行状況の趨勢や身体障害の発生状況などのデータから、ベトナムにおけるハンセン病（元）患者が置かれている現実を十分に把握することは困難である。

またベトナムを対象としたハンセン病のスティグマを起因とする差別や偏見、（元）患者に与える精神的な負荷についての研究が非常に限られて

いる。ハンセン病のスティグマについてはタイ[7]やバングラデシュ[8]などを対象とした多数の先行研究があるが、ベトナムの場合、ハンセン病のスティグマについては研究論文の一部で言及されている程度である[5]。

Tsutsumiら（Tsutsumi et al. 2007）の先行研究では、ハンセン病のスティグマによって（元）患者の自己肯定感が低下するという結果が紹介されているが[8]、ハンセン病のスティグマを克服し、自己肯定感を回復させるためにはどのような手段が必要かという研究課題が残されている。また自己肯定感の低下と社会経済状況は密接な関係を持つことから[9,10]、この関係に焦点を当てた研究が今後必要であると考えられる。

第3節　調査の方法

パイロットスタディの実施

実態調査の実施に先立ち、2000年から2002年にかけてベトナム南部にあるハンセン病専門治療施設にてリサーチクエスチョン作成のためパイロットスタディを実施した。

パイロットスタディの対象として選んだ専門治療施設には、（元）患者に対する治療および生活の場所（ハンセン病村）提供という二つの社会的役割があり、同じ敷地内でそれぞれ病棟などの治療ゾーンと（元）患者とその家族が住むハンセン病村のエリアが割り当てられている。敷地内では明確な区別はなく、病棟で治療を受けている患者も、ハンセン病村に住む人々も敷地内を自由に行き来しており、ゆるやかにまとまった空間を形成している。そのため、病棟のみを対象として調査を行うのではなく、ハンセン病村を含めた全体を調査対象とすることとした。

パイロットスタディでは調査項目のプリテスト実施以外に、調査対象者である（元）患者数十名からインタビューを行い、要約した結果を調査協力機関側に報告した。また報告内容には（元）患者の治療履歴などの他に、（元）患者の生い立ちや被差別経験などの要約も盛り込んだ。しかし、調

査協力機関側から帰ってきた反応は「数字にしたらどのくらいの割合になるのか」という問いであった。調査協力機関側は（元）患者の病状について把握はしているものの、生活の細部に至るまでの状況把握は行っていない。調査協力機関側が筆者に求めていたのは、客観的にみた場合、ハンセン病専門治療施設で治療を受けている（元）患者とはどのような状況に置かれているのかということについて知る手がかり（＝数的データ）を提供してほしい、という要望であった。パイロットスタディ実施時には（元）患者の生活史に焦点を当てた研究も構想していたものの、調査協力機関側のニーズも反映させるという観点から量的データの収集を中心とした調査を行うこととした。

　パイロットスタディの結果を総括すると、（元）患者の置かれた状況の中には、身体障害の発生から社会経済的状況、家族関係の変化、治療歴、被差別経験などさまざまな側面が含まれることが明らかとなった。そのため身体障害の発生など単一の部分のみに焦点を当てるのではなく、（元）患者の現在の生活状況を反映していると考えられる項目を抽出し、質問項目の素案を作成した。

　調査のスタイルとしては、ベトナム語によって作成した質問紙を用いた半構造化インタビュー法を用いた。しかし、（元）患者の一人ひとりから話をうかがっていると、質問項目以外に語られる人生経験の内容が予想以上に多く、ぽつりぽつりと語られる言葉の端々にその人の人生が偲ばれた。実態調査では（元）患者に対する実態調査を優先的に進めることとしたが、調査においてはあらかじめ作成した質問項目のやりとりだけではなく、質問以外の出来事に話が及んだ場合には要約を作成し、（元）患者の語る生活史の記録を収集することとした。

調査対象者への倫理的配慮

非識字者への配慮

　調査の実施にあたり配慮が必要となったのは、どのような形でインタビューを行うかという点である。質問紙を作成し、半構成的な手法によって

聞き取りを行うというアウトラインは決まっていたものの、実際に調査を始めてみると対象者とのやりとりにおいて、どのように質問の意味の共通理解を図るかという問題に直面することとなった。

　その問題とは、「字が読めない」という非識字者の存在である。ベトナム語によって質問紙を作成したものの、質問の意味の確認で「こういうことを尋ねたいんですよ」と調査票の該当箇所を提示しても、「ホン・ビット・チュー（không biết chữ, 字が読めないんです）」と返される場面に幾度となく直面した。非識字対象者の大部分は幼い頃学校に通うことのできなかった患者や少数民族出身の患者であったが、ハンセン病の後遺症や高齢化などの要因によって視力が低下した対象者も多く含まれていた。

　また筆者が質問の意味をベトナム語で説明しても、相手に通じる場面と通じない場面があり、聞き取りに支障が生じるケースも少なくなかった。たまたま近くにいた病院スタッフが質問の意味を確認しフォローしてくれる場面もあったものの、筆者一人が聞き取りと記録を行うという調査スタイルは問題が多く、調査のセッティング見直しを迫られた。

　そこで調査コーディネーターとしてベトナム人に同行してもらい、対象者に話しかけてもらったり、質問してもらったりしながら、そのやりとりを筆者が記録するというスタイルに変更を行った。調査開始当初は、長年にわたってベトナムのハンセン病（元）患者の支援を行ってきたNGO団体のメンバーであるM氏に調査コーディネーターとして参加してもらうこととなった。こうしたスタイルは、女性や年少者など高齢の非識字対象者ばかりでなく、対面調査時に発生する緊張感の緩和という点で非常に有効的であった。以後、コーディネーターの変更はあったものの、調査の際には、必ずベトナム人コーディネーターに同行を依頼した。

倫理的問題への配慮

　調査研究を行ううえでも最も配慮が必要とされるのは、（元）患者のプライバシーの問題である。

　（元）患者の方々に「話をうかがってもよいですか」と尋ねると、快くインタビューに応じてくれる方がいる一方、困惑した表情を浮かべる方も

少なくなかった。調査研究の目的を一通り説明すると、ある程度は納得してもらえるものの、迷った末やはり協力はできない、という方々も少なからず存在した。

こうした調査研究を行う際、どうしても対象者のデリケートな経験や感情に触れざるを得ず、調査行為そのものが侵襲的になってしまう恐れがある。とりわけハンセン病はスティグマを伴う疾病であり、(元)患者自身も結果がどのように公表されるのか、そしてその結果の公表によって自分や外部に残してきた家族・親族に何らかの影響を及ぶことを強く懸念している様子がうかがえた。

事前の許諾を得る段階で調査対象者から最も多く尋ねられたのは、「その結果はベトナムで発表するのか」という質問である。研究調査の結果は匿名化してデータ処理するので、調査に応じた個人について特定されることは一切ない、ということを重ねて説明したが、対象者の不安を十分に払拭できない様子であった。

この問題について対象者の(元)患者と意思確認を重ねていった結果、「ベトナムの国外だったら発表してもかまわない」という合意が得られた。しかし、研究計画の作成から調査の実施に至るまでの手続きにおいて、対象者となる(元)患者の方々のプライバシーや自由意志を侵害する恐れがないということを客観的に証明してもらう手続きが必要となった。

現在、国内外の大学をはじめとする研究機関では倫理委員会が設けられ、提出された研究計画書を元に調査研究上の倫理的な問題の有無を確認するシステムが取られている。しかし、この調査研究の構想に着手した2000年時点において筆者が勤務する機関(新潟県立看護短期大学、当時)では倫理委員会が設置されておらず、別の形によって倫理問題を解決する必要があった。

人間を対象とするあらゆる調査研究は、対象者のプライバシーや私的感情を侵襲してはならない。そのためには完全な自由意志で調査研究に参加してもらうことが最低の条件となる。しかし、たまたまある患者さんと話した際、「お医者さんに言われたから調査に応じたけど、(患者さんの中には)あまり気が進まないという人もいた」という事実を間接的に知ることとな

った。

　この問題について（元）患者の日常生活支援を行っているカトリックのシスターに相談したところ、「患者の自治会に話を通したらどうか」というアドバイスを頂いた。調査対象とした専門治療施設の中にはハンセン病村が併設されており、多数の（元）患者とその家族が生活を送っている他、患者の自治会が存在しているという。シスターはさっそく自治会長と連絡を取り、筆者と自治会長を引き合わせてくれることとなった。

　自治会長のCさん（女性、62歳）はハンセン病の回復者であり、同じ回復者の夫と一緒に専門治療施設内のハンセン病村で生活していた。Cさんに調査の趣旨と目的を説明したところ、自治会を通じて（元）患者の方々を集めてくれることを約束してくれた他、調査研究の趣旨についても説明をしてくれるという申し出を頂いた。こうして（元）患者自治会の全面的な協力を得たことにより、調査研究への協力が自由意志による参加でなければならないというスタートラインをクリアすることができた。

　なお、本研究の調査では、研究計画書と調査項目の内容を調査対象先の専門医療施設に提出しチェックを受けるとともに、患者自治会やシスター組織にも同様のチェックを依頼した。そうしたプロセスを経ることで予想しうる問題発生を最小限にとどめ、対象者である（元）患者の精神的な負担を軽減することを心掛けた。

調査研究を行ううえでの許認可の問題

　ベトナムは社会主義国家であり、学術的な調査研究を行う際、行政機関への届け出と許可が必要となる。ここで述べる行政機関とは地区の人民委員会（Ủy ban nhân dân）と専門治療施設を管轄する保健行政機関を指す。

　白石他（白石他 2000）によればベトナムにおいて国家および社会運営の基本的な枠組は「党が指導し、国家が管理し、人民が主人となる」という理念によって表現されている[11]。この理念においては党―国家―人民という枠組が示されているが、吉井（吉井2009）はこの枠組と実際の機関名を以下の表のように整理している（表3-3）[12]。

表3-3　ベトナムにおける三つの組織系列

組織名	実際の機関名	法律文書での表現
党組織	党中央委員会、党委員会など	党が指導し
政府組織	人民委員会、人民軍、公安警察など	国家が管理し
大衆組織	祖国戦線、労働総同盟など	人民が主人となる

吉井美知子、2009、『立ち上がるベトナムの市民とNGO──ストリートチルドレンのケア活動から』、明石書店より

　この整理に従うと人民委員会はベトナム国家の管理下に置かれた政府組織に該当する。遠藤（遠藤 2007）によればベトナムの人民委員会とは人民評議会により選出される執行機関であり、また地方の国家行政機関である[13]。

　本研究では、調査対象機関への協力依頼の他、調査対象機関が設置されている地区の人民委員会および保健行政機関に対して調査研究の許可申請を行い、許認可を得たうえで行っている。

調査項目の設定について

　パイロットスタディ実施時点の研究計画と調査項目については筆者が素案を作成し、その内容について医師や看護師を交えたディスカッションによって随時修正を行っていった。ディスカッションにおいては、調査項目のワーディングがベトナム語に馴染まない表現であったり、対象者が尋ねられてもどのように答えてよいかわからない質問などが抽出され、適宜修正またはリストから削除していった。次に、作成した調査項目の素案を元にシスターたちと意見交換を行った。

　パイロットスタディを行った専門治療施設内のハンセン病村では、病状が回復したものの家族や親族との関係が途絶え、社会復帰が困難となった（元）患者が生活しており、常駐するカトリックのシスターたちが（元）患者たちの日常的な支援を行っていた。また、シスターの組織は病院と（元）患者を取り結ぶ重要な中間集団であり、（元）患者側の要望を病院側に伝えるという役割も果たしていた。調査の目的を説明した結果、シスター長

のLさんから調査研究についての理解と協力が得られることとなり、シスターの詰め所にて「こういう質問は答えにくいのではないか」「こういう聞き方をするとよいのではないか」といったアドバイスをシスターたちから頂くことができた。そこには長年（元）患者に寄り添い、支援を行ってきた立場にしかわからない知見が含まれており、その後の調査研究の方向性に貴重な示唆を与えてくれた。

　たとえば筆者は当初（元）患者個人を対象とした状況の把握を想定していたが、シスターたちは世帯単位で（元）患者の支援にあたっていた。その理由として専門治療施設内のハンセン病村においては（元）患者同士が結婚し、子どもたちが誕生していたことで、ハンセン病村は行き場を失った（元）患者の受け入れ場所から「生活の場所」としての変化を遂げていたためである。そして、（元）患者同士の結婚によって生まれた子どもたちがやがて外部とのつながりを持つ際、学校や職場などにおいて差別を受けることがあり、子どもたちなりの葛藤を抱いているという問題へたどり着くこととなった。そのため本研究の着手段階においては、シスターたちが行っている日常的な支援を参考とし、研究上の視点を家族単位へと変更することとなった。

　また、調査対象先の専門治療施設でソーシャルワーカーとして働くMさんを紹介してもらい、調査研究への協力を依頼した。新規患者の社会復帰のフォローと（元）患者の自立支援を担当していたMさんからは（元）患者の自立支援の調査を行う際、貴重なアドバイスを頂くことができた。

　そうした方々の協力によって出来上がった調査票は結果的にシンプルなスタイルに落ち着いたものの、さまざまなディスカッションのプロセスを経たことにより、その後の調査研究を進めていく上で多くの着想を得ることができた。

　そうしたプロセスを経て実施した実態調査においては、質問項目として、①基本的属性（性別・年齢・出身地・民族・宗教・学歴）、②家族構成（定位家族・生殖家族）、③婚姻の状況、④定位家族における患者の有無、⑤生活の場所、⑥ハンセン病村での生活歴、⑦発症した年齢、⑧ハンセン病専門治療機関で治療を受けるきっかけ、⑨トータルの入院期間・治療回数な

どの9項目を設定することとなった。なお、質問項目はベトナム語によって作成した。質問項目の概要については以下の通りである。

基本的属性についての調査項目
年　齢
　対象者の年齢分布や平均の把握および年齢層による障害程度の違いなどを把握するための質問である。

民　族
　ベトナムは54の民族からなる多民族国家である。マジョリティであるキン族以外に中部高原地帯にはモン族やジャライ族といった少数民族が存在する。少数民族は固有の文化大系を持ち、使用言語も異なるため、公用語であるベトナム語が十分に理解されずに発見が遅れ、身体障害の発生につながるケースもみられる。ベトナム中部の高原地帯で発見される新規患者の大部分はジャライ族などの少数民族である。民族の質問項目を設けることにより、地域的な発生状況についての把握を目的とした。

宗　教
　ベトナムにおけるハンセン病患者の保護救済活動は主にカトリック系の民間団体によって担われてきたという背景を持つ。そうした団体によって保護された放浪患者がカトリックに改宗したり、また宗教を問わず信仰を持つことが（元）患者の精神的な支えとなっているケースも少なくない。宗教を尋ねることにより、そうした（元）患者の個人的な背景について知る手がかりともなり得ると判断し質問項目として設定した。

学　歴
　どの程度の教育を受けたかという事実は、（元）患者の出身家族がどのような経済状況に置かれていたかということを把握する手がかりとなる。学校に通っていなかった、小学校を中退した、というケースの場合、出身家族が経済的に豊かでなかった可能性が高いと考えられる。

家族構成

（元）患者の家族構成を定位家族（family of orientation）と生殖家族（family of procreation）の両面から把握するための質問である。定位家族とは自分が子として生まれた家族であり、婚姻によって自分が形成した家族が生殖家族である。

定位家族の質問には親ときょうだい数に関する質問が含まれているが、「学歴」項目と相互参照を行うことで（元）患者の出身家族の社会経済状況を知る手がかりとなる。たとえば、学歴が「小学校2年中退」で、かつ「8人きょうだいの5番目」であった場合、大家族の出身で貧しい経済状況の下に育ったということが推測される。

付帯する質問項目として、「定位家族におけるハンセン病患者の有無」を設定した。これは自分の親やきょうだいにハンセン病患者がいたかどうかについての質問である。また（元）患者同士の結婚・再婚が多くみられることから、生殖家族の質問によって配偶者の属性について確認を行った。

発症した年齢

知覚麻痺などハンセン病固有の症状が最初に現れた年齢について把握するための質問である。ハンセン病対策が確立されていなかった時代の患者に顕著な傾向として、身体に違和感を覚え医療機関を受診したもののハンセン病と診断されず、結果的に身体障害や後遺症発生の原因となったケースがみられる。そのため、発症した年齢とその後の受診行動を把握することは（元）患者が受けた医療レベルと時代背景を示す手がかりとなり得る。

ハンセン病専門治療機関で治療を受けるきっかけ

自覚症状の発生からどのような経緯を経て治療を受けることになったのかという点についての確認項目である。パイロットスタディ実施時の聞き取りでは、「皮膚科病院からの紹介」、「地域医療ステーション（Trạm xá チャム・サー）」などからの紹介というパターン以外に「宗教関係者からの紹介」、「（物乞いをしていて）公安に逮捕された」などのルートを経て専門治療機関にたどり着いた事例がみられたため、それらを選択項目に追加した。

生活の場所

パイロットスタディの結果では(元)患者たちの生活パターンをみると、実の家族と離れハンセン病村で単身生活を送っている、あるいは実家があってもほとんど帰っていないなど、実の家族との関係や生活の拠点があいまいになっているケースが見受けられた。またハンセン病村に在住している(元)患者の場合、ハンセン病村が実質上終の棲家となっているという状況についても確認された。こうした状況の整理・確認のために、現在生活の拠点となっている場所についての質問を行った。

ハンセン病村での生活歴

「生活の場所」のサブクエスチョンであり、現在住んでいる場所が「ハンセン病村」である場合、その滞在歴について確認を行った。

トータルの入院歴・治療歴

パイロットスタディの結果、ハンセン病による後遺症の治療などで何度も入退院を繰り返し、その結果ハンセン病村に定住するようになった(元)患者が多いという事実が発見された。この質問によって、度重なる治療の長期化が社会復帰の妨げになっているのではないかという仮説の検証を行う。

身体障害の発生状況

対象者の許可と同意を得たうえで身体部位の写真撮影を行い、身体障害の発生状況について確認を行った。障害程度の分類はWHOの提唱するハンセン病障害分類に従った。

WHOのハンセン病障害分類とは、ハンセン病によって発生した障害の程度を3区分に分け、知覚麻痺もなく目に見える変形や損傷がない状態をGrade 0 (G0)、目に見える変形や損傷はないが知覚麻痺がある状態をGrade 1 (G1)、目に見える変形や損傷がある状態をGrade 2 (G2) とするものである (WHO 1988)[14]。

WHOの障害分類は医師などの専門家でなくとも利用できる簡易分類法として世界的に普及しているものの、その反面、詳細な身体障害発生状況の

把握には不向きである。そのため本研究では身体障害程度の最も重いG2グループに属する対象者の身体部位を上肢・下肢・容貌に分類し、それぞれの部位に可視的な身体障害がどの程度発生しているかについて確認した。

障害の程度については、手足指に拘縮や高度変形が発生している場合を「変形」とし、上肢・下肢の特定の部位が失われている場合を「欠損」とした。欠損の範囲については、上肢の場合、手関節—肘関節のいずれかの部位以上から欠損している状態、下肢については、リスフラン関節—足関節—膝関節のいずれかの部位以上から欠損している状態とした。また容貌については、兎眼(とがん)、眉毛・睫毛(まつげ)の脱落、鼻の変形、口角下垂(かすい)の発生について確認した。

また身体障害の発生状況を上肢・下肢別に分け、欠損・拘縮(こうしゅく)・変形などの状態にスコア値を割り当てることで身体障害発生の状況をより客観的に把握できるように努めた。身体障害の発生とスコア値については以下の通りである（表3-4、表3-5、表3-6）。集計された各項目の結果は100分率に変換し、比較の材料とした。

表3-4 身体障害の発生状況（上肢）についてのスコア値

右上肢の欠損	
カテゴリー	スコア
欠損なし	0
右上肢を手関節以上で欠損	35
右上肢を肘関節以上で欠損	45

左上肢の欠損	
カテゴリー	スコア
欠損なし	0
左上肢を手関節以上で欠損	35
左上肢を肘関節以上で欠損	45

上肢の身体障害発生状況	
身体障害の程度（上肢）	スコア
両上肢に欠損なし	0
1上肢を手関節以上で欠損[※1]	35
1上肢を肘関節以上で欠損[※2]	45
両上肢を手関節以上で欠損[※3]	70
両上肢を肘関節以上で欠損[※4]	90

[※1]：日本の身体障害等級5級-4に相当
[※2]：日本の身体障害等級4級-4に相当
[※3]：日本の身体障害等級2級-3に相当
[※4]：日本の身体障害等級1級-7

手指の欠損・拘縮・変形
手指の欠損が発生している場合

母指		示指		中指		環指		小指	
欠損	スコア	欠損	スコア	欠損	スコア	欠損	スコア	欠損	スコア
なし	0	なし	0	なし	0	なし	0	なし	0
IP[※5]	5	DIP[※7]	3	DIP	3	DIP	3	DIP	3
MP[※6]	7	PIP[※8]	5	PIP	5	PIP	5	PIP	5
		MP	7	MP	7	MP	7	MP	7

手指の拘縮が発生している場合

母指		示指		中指		環指		小指	
拘縮	スコア	拘縮	スコア	拘縮	スコア	拘縮	スコア	拘縮	スコア
なし	0	なし	0	なし	0	なし	0	なし	0
IP	5	DIP	3	DIP	3	DIP	3	DIP	3
MP	7	PIP	5	PIP	5	PIP	5	PIP	5
		MP	7	MP	7	MP	7	MP	7

手指の変形が発生している場合

母指		示指		中指		環指		小指	
変形	スコア	変形	スコア	変形	スコア	変形	スコア	変形	スコア
なし	0	なし	0	なし	0	なし	0	なし	0
IP	5	DIP	3	DIP	3	DIP	3	DIP	3
MP	7	PIP	5	PIP	5	PIP	5	PIP	5
		MP	7	MP	7	MP	7	MP	7

※5：指節間関節（IP, Interphalangeal joint）
※6：中手指節間関節（MP, Metacarpophalangeal joint）
※7：遠位指節間関節（DIP, Distal interphalangeal joint）
※8：近位指節間関節（PIP, Proximal interphalangeal joint）

表3-5 身体障害の発生状況（下肢）についてのスコア値

右下肢の欠損

カテゴリー（右足）	スコア
欠損なし	0
右足をリスフラン関節以上で欠損	20
右足を足関節以上で欠損	35
右足を膝関節以上で欠損	45

左下肢の欠損

カテゴリー（左足）	スコア
欠損なし	0
左足をリスフラン関節以上で欠損	20
左足を足関節以上で欠損	35
左足を膝関節以上で欠損	45

下肢の身体障害発生状況

身体障害の程度（下肢）	スコア
両下肢に欠損なし	0
1下肢をリスフラン関節以上で欠損[9]	20
1下肢を足関節以上で欠損[10]	35
両下肢をリスフラン関節以上で欠損[11]	40
1下肢を膝関節以上で欠損[12]	45
両下肢を足関節以上で欠損[13]	70
両下肢を膝関節以上で欠損[14]	90

[9]：日本の身体障害等級7級-8に相当
[10]：日本の身体障害等級5級-5に相当
[11]：日本の身体障害等級4級-7に相当
[12]：日本の身体障害等級4級-5に相当
[13]：日本の身体障害等級2級-4に相当
[14]：日本の身体障害等級1級-5に相当

足指の欠損・拘縮・変形
足指に欠損が発生している場合

足母指	スコア	足示指	スコア	足中指	スコア	足環指	スコア	足小指	スコア
欠損		欠損		欠損		欠損		欠損	
なし	0	なし	0	なし	0	なし	0	なし	0
IP	3	DIP	1	DIP	1	DIP	1	DIP	1
MTP[15]	5	IP	2	IP	2	IP	2	IP	2
		MTP	3	MTP	3	MTP	3	MTP	3

足指に拘縮が発生している場合

足母指	スコア	足示指	スコア	足中指	スコア	足環指	スコア	足小指	スコア
拘縮		拘縮		拘縮		拘縮		拘縮	
なし	0	なし	0	なし	0	なし	0	なし	0
IP	3	DIP	1	DIP	1	DIP	1	DIP	1
MTP	5	IP	2	IP	2	IP	2	IP	2
		MTP	3	MTP	3	MTP	3	MTP	3

足指に変形が発生している場合

足母指	スコア	足示指	スコア	足中指	スコア	足環指	スコア	足小指	スコア
変形		変形		変形		変形		変形	
なし	0	なし	0	なし	0	なし	0	なし	0
IP	3	DIP	1	DIP	1	DIP	1	DIP	1
MTP	5	IP	2	IP	2	IP	2	IP	2
		MTP	3	MTP	3	MTP	3	MTP	3

[15]: 中足指節関節（MTP, Metatarsopharangeal joint）

表3-6 容貌の変化についてのスコア値

兎眼の有無	スコア
なし	0
あり（片側）	5
あり（両側）	10

眉毛の脱落	スコア
なし	0
あり（片側）	5
あり（両側）	10

睫毛の脱落	スコア
なし	0
あり（片側）	5
あり（両側）	10

鼻の変形	スコア
なし	0
あり	10

口角の下垂	スコア
なし	0
あり	10

分析方法

以上の調査結果については IBM SPSS Statistics Ver.21 Mac 版を用いて分析した。有意水準は5％未満と設定した。また調査の実施時期の違いにより SPSS Statistics の Version16 から 21 までを使用している。

調査エリアについて

ベトナムの国土は北部・中部・南部に分かれ、それぞれ WHO のハンセン病削減計画に基づいたハンセン病対策が実施されている。調査研究を開始した 2003 年から 2005 年の 3 年間はベトナム南部の専門治療機関およびハンセン病村 4 ヵ所において調査を行い、240 名の（元）患者から協力が得られた。しかし、その間に得られた調査データはベトナム南部限定のものであり、ベトナム全体のハンセン病の状況を表す上での代表性に欠けるという問題があった。そのため 2006 年からは調査対象エリアをベトナム南部から中部まで拡大した。

ベトナム中部のコントゥム省（Kon Tum）やジャライ省（Gia Lai）などは新規患者発生率が最も高いエリアであり、ベトナムにおけるハンセン病対策の重点地域に指定されている。これらのベトナム中部エリアを研究対象に含めることにより、調査データの代表性確保に努めた。

調査対象となった機関とハンセン病村について

　この調査研究ではベトナム南部および中部のハンセン病専門治療機関2ヵ所とベトナム南部のハンセン病村4ヵ所を対象として実施した。調査対象とした専門治療機関は、ベトナム中部にある病院Aとベトナム南部にある病院Bである。それぞれの概略を以下に記す。

　病院Aは1929年にフランス人のカトリック神父によってベトナム中部のビンディン省に設立され、神父は30人のハンセン病患者とともに小さな住居を建設したのが病院の始まりとされている[15]。1933年から1944年にわたり、病院Aにはフランス本国のフランシスコ会から6人の修道女が派遣され、約500人の患者の世話を行っていた。その中にはベトナムの国民的詩人であるハン・マック・トゥ（Hàn Mặc Tử, 1912–1940）も含まれていた。入院患者はその後増え続け、1940年代から1950年代にかけての患者数は700人近くまで増加した。患者数の増加に伴い、財政問題が発生し、入院患者への栄養補給などの諸問題が発生したが、1955年から1975年の間にはフランスやドイツ、イタリア、日本、カナダなどから支援が得られたことにより財政問題解決の目処がついた[*1]。

　1975年4月のベトナム戦争終結と南北ベトナム統一を機に、病院Aの運営管理主体がフランシスコ会からベトナム保健省へと変更された（1976年6月25日）。病院Aは創立以来カトリックによって運営されてきたものの、ベトナム戦争終結後はカトリックによる運営方式は一掃され、共産党政府からの影響力が増した。1999年からは再び名称変更がなされた他、皮膚科が新たに開設され、組織の拡充が図られた。また病院Aでは設立当初からハンセン病村が病院内に併設されている。現在では250床の規模を誇り、ハンセン病以外に性感染症や結核といった治療にも対応しているほか、診療の対象も一般の地域住民にまで広げられている。

　病院Bは1959年フランスのカトリックの支援を受けて設立された病院であり、南部の大都市ホーチミンから約40kmにあるヴィンユーン省（Bình Dương）に位置する。病院Bにはハンセン病や後遺症などの治療病棟以外

[*1] 2009年8月12日、病院A院長Nguyen Thanh Tan医師（当時）からの聞き取りによる。

にハンセン病村が併設されている。治療病棟には内科、外科、ハンセン病科、結核科、精神科、理学療法科が含まれる他、高齢者棟が設けられており、200 床の規模を誇る（図 3-1）。ハンセン病村は社会復帰支援の施設（Rehabilitation area）と位置付けられており、157 世帯 460 人が在住している。

この他、病院 B に併設されている BS 村の他、病院 B の管理下にある TB 村（ホーチミン 2 区、2012 年 6 月閉鎖）、PT 村（ドンナイ省）、BM 村（ドンナイ省）の 3 ヵ所も調査対象とした（図 3-2）。

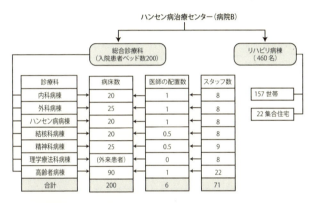

図 3-1　病院 B の概要
病院 B 副院長（当時）Vo Duc Huy 氏提供資料による

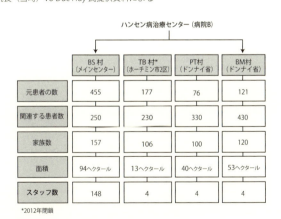

図 3-2　調査対象となった各ハンセン病村の概要
病院 B 副院長（当時）Vo Duc Huy 氏提供資料による

第4節 結　果

調査結果の概要

　ハンセン病（元）患者の実態調査は 2003 年から 2009 年にかけて実施した。調査対象者の合計は 412 名で、性別による内訳は男性が 216 名（52.4%）、女性が 196 名（47.6%）である。

平均年齢

　平均年齢は 56.3 歳（標準偏差± 18.65）で、最小年齢は 10 歳、最高年齢は 89 歳である。男性の平均年齢は 55.1 歳（標準偏差± 19.7）、女性の平均年齢は 57.6 歳である（標準偏差± 17.4）。年代別にみた場合最も多いのが 60 歳代（99 名、24%）、次いで 70 歳代が多くなっている（83 名、20.1%）（図 3-3）。

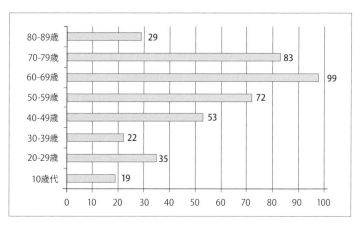

図 3-3　対象者の年齢階層
n = 412

出身地域

調査対象者のうち、ベトナム南部出身者が193名（46.8%）、中部出身者が180名（43.7%）、北部出身者が27名（6.6%）となっている（表3-7）。

表3-7　対象者の出身地域

出身地	性別 男	性別 女	合計
ベトナム北部	12 (2.9%)	15 (3.6%)	27 (6.6%)
ベトナム中部	102 (24.8%)	78 (18.9%)	180 (43.7%)
ベトナム南部	92 (22.3%)	101 (24.5%)	193 (46.8%)
ベトナム国外	10 (2.4%)	2 (0.5%)	12 (2.9%)
合計	216 (52.4%)	196 (47.6%)	412 (100.0%)

n = 412
＊%は総和の%を示す

民　族

ベトナムにおいてマジョリティを占めるキン族が最も多く（273名、66.3%）、次いで華民族が多い（61名、14.8%）。その他、ジャライ族やサティン族といった山岳地帯の少数民族グループが含まれているが、少数民族全体のグループは全体の19%（78名）を占めている（図3-4）。

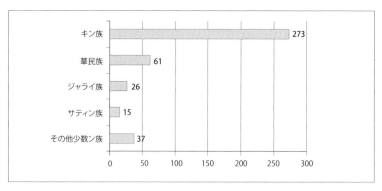

図 3-4 民族
n = 412
「その他の少数民族」にはクメール族、エデ族、チャム族、フレ族、ラグライ族、ムノン族、バナ族、チョロ族、モン族、コホ族、セダン族、ヤイ（ザイ）族、タイ族が含まれる。

宗　教

カトリックが最も多く（169名、41%）、次いで仏教（135名、32.8%）、プロテスタント（19名、4.6名）、その他（カオダイ教、イスラム教など）、となっている。また、特定の信仰を持たないという割合は全体の 19.4%（80名）である（図 3-5）。

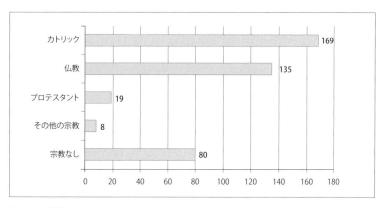

図 3-5　宗教
n = 411（不明 1）
「その他の宗教」にはカオダイ教、イスラム教などが含まれる。

きょうだい数と婚姻状況

定位家族におけるきょうだい数の平均は 5.21（標準偏差 ± 2.824）であり、大家族の出身者が多くなっている[*2]。定位家族内に自分以外のハンセン病患者がいる割合は 18.4%（334 名）である。

既婚者の占める割合は全体の 55.1%（227 名）であるが、配偶者もハンセン病患者である割合は既婚者層の 32%（132 名）となっており、（元）患者同士の婚姻が多い（表 3-8）。またハンセン病への罹患を理由に配偶者と離婚したという層は全体の 5%（21 名）みられた。

既婚者のうち「配偶者が（元）患者ではない」というグループを性別によって比較すると有意差がみられた（p<.01）。

表 3-8　婚姻状況

	性別 男	性別 女	合計
既婚（配偶者は患者でない）	65 (15.8%)	30 (7.3%)	95 (23.1%)
既婚（配偶者もハンセン病患者、再婚含む）	58 (14.1%)	74 (18.0%)	132 (32.0%)
未婚	71 (17.2%)	41 (10.0%)	112 (27.2%)
ハンセン病のため離婚	9 (2.2%)	12 (2.9%)	21 (5.1%)
死別	12 (2.9%)	38 (9.2%)	50 (12.1%)
その他	1 (0.2%)	1 (0.2%)	2 (0.5%)
合　計	216 (52.4%)	196 (47.6%)	412 (100.0%)

n = 412
% は総和の%を示す

学　歴

最も多いのが「学歴なし」のグループで全体の 34.2% を占めている（141 名）。また小学校中退のグループは 33%（136 名）となっており、「学歴なし」のグループと併せると全体の 67.2% が十分な教育を受けられない状況

[*2] 現在のベトナムでは子どもの数を 2 人までと推奨する家族計画方針が示されており、都市部では核家族化が進行している。

にあったということがわかる（図3-6）。

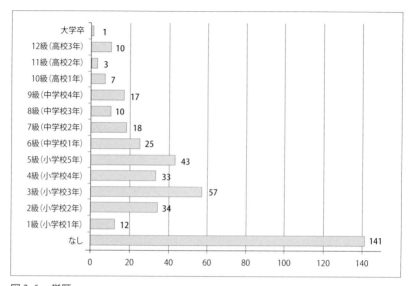

図 3-6　学歴
n = 411（不明 1）
ベトナムの教育制度における修学期間は小学校 5 年、中学校 4 年、高校 3 年までの 5・4・3 制となっている。

　「学歴なし」のグループを年齢層別にみると 60-69 歳代が最も多いが（34名、24％）、70-79 歳代、80-89 歳代のグループを合計すると「学歴なし」のグループの 56％（79名）が 60 歳代以上で占められている（図3-7）。
　また「小学校 3 級中退」の割合は 60-69 歳代、70-79 歳代のグループで多くみられる（図 3-8）。

第 3 章　ハンセン病(元)患者の実態調査　　95

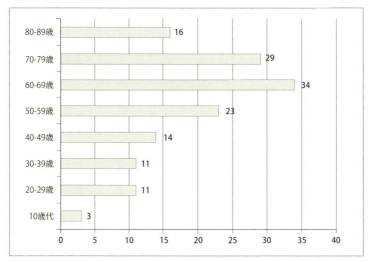

図 3-7　「学歴なし」グループの年齢層別割合
n = 141

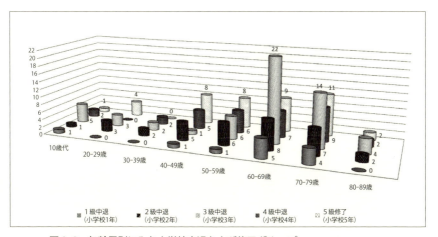

図 3-8　年齢層別にみた小学校中退および修了グループ
n = 178

生活の場所

「ハンセン病村」が最も多く（267名、64.8%）、次いで病院（専門治療施設）内の高齢者棟（131名、31.8%）、その他（14名、3.4%）となっている（図3-9）。ハンセン病村での平均生活年数は25.5年（SD ± 12.6）であるが、「30-34年」という期間が最も多く（14.3%）、（元）患者にとってハンセン病村が終の棲家となりつつあるということを示している（図3-9）[*3]。

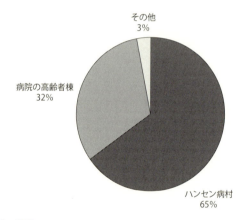

図3-9　生活の場所
n = 412

[*3] 筆者が以前に発表した論文（渡辺弘之「ベトナムにおけるハンセン病対策の現状と課題――重度障害を持つ患者の処遇改善に向けて」国際保健医療　2010; 25 (2): 79–87.）では、対象者の生活の場所について「ハンセン病村在住」63.2%（254名）、「自宅」31.8%（128名）、「その他」4.5%（18名）、「不明」2名（0.5%）という結果が得られたことを報告している（n = 402）。この調査で筆者は「自宅」をハンセン病村や病院以外の場所にあるということを想定し、質問を行っていた。
　しかし、たまたまある患者と話をした際、彼の住む「自宅」とは「ハンセン病村」にあるということが判明した。罹患以前に過ごした家は既に存在しておらず、実の家族とも離ればなれになっていた。30余年をハンセン病村で過ごした彼にとって、「自宅」とはハンセン病村の一角に割り当てられた小さな家そのものを指していたのである。
　筆者はこれまで会った（元）患者さんたちを一人ずつたどり、生活の場所を再確認した。幸いなことに既に亡くなっている人を除き、大部分の人たちの所在が確認できた。そこであらためて生活の場所を確認したところ、「ハンセン病村」（267名、64.8%）、専門治療施設の高齢者棟（131名、31.8%）、その他（14名、3.4%）という結果となった。そのため本書では再調査を行った後のデータを掲載している。

発症した年齢

発症年齢の平均は 22.2 歳（標準偏差 ± 12.851, n = 404）である。

ハンセン病専門治療機関で治療を受けるきっかけ

ハンセン病専門治療施設で治療を受けるまでのルートとして最も多いのが「医療機関からの紹介」183 名（44.4%）で、「地域医療活動からの紹介」38 名（8%）と合計すると約半数を占めている（図 3-10）。それ以外に「家族や知人からの紹介」47 名（11.4%）、「地域医療活動からの紹介」38 名（9.2%）と続いている（図 3-10）。

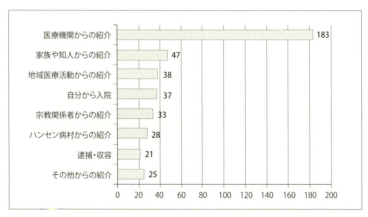

図 3-10　治療を受けるきっかけ
n = 412

身体障害程度と治療履歴

WHO 分類による障害程度

前述の通り、WHO はハンセン病によって発生した障害の程度を Grade 0（= G0 知覚麻痺もなく目に見える変形や損傷がない状態）、Grade 1（= G1 目に見える変形や損傷はないが知覚麻痺がある状態）、Grade 2（= G2 目に見える変形や損傷が

ある状態）の3類型に分類している。

撮影した写真および本人からの聞き取りデータをこの類型に従って分類した結果、G2が70.1％（289名）、G1が19.2％（79名）、G0が10.7％（44名）という結果となった（表3-9）。また性別による障害度の違いはみられず、男女ともにほぼ共通の身体障害発生状況となっている。

表3-9 性別にみた障害度

性別	WHOによる障害度			合計
	G0	G1	G2	
男性	19 (8.8%)	40 (18.5%)	157 (72.7%)	216
女性	25 (12.8%)	39 (19.9%)	132 (67.3%)	196
合計	44 (10.7%)	79 (19.2%)	289 (70.1%)	412

n = 412

生活の場所別にみた障害程度

ハンセン病村在住者の障害程度で最も多いのがG2グループである（80.5％、215名、表3-10）。「専門治療施設の高齢者棟」に11名のG0グループがみられるが、全員高齢の単身者で、日常生活上の自立度が低下あるいはハンセン病以外の持病の治療によって高齢者棟に滞在していた（表3-10）。

表3-10 生活の場所と障害度

生活の場所	WHOによる障害度			合計
	G0	G1	G2	
ハンセン病村	32 (12.0%)	20 (7.5%)	215 (80.5%)	267
専門治療施設の高齢者棟	11 (8.4%)	57 (43.5%)	63 (48.1%)	131
その他	1 (7.1%)	2 (14.3%)	11 (78.6%)	14
合計	44 (10.7%)	79 (19.2%)	289 (70.1%)	412

n = 412

ハンセン病村在住グループの在住歴をみると「20-29年」から「30-39

年」の層が最も多くなっている（表3-11）。これを WHO の障害度で分類すると、G2 グループのハンセン病村在住歴は 20 年から 40 年未満に集中していることがわかる。

表 3-11　ハンセン病村での生活歴と障害度

ハンセン病村での生活歴	WHO による障害度 G0	G1	G2	合計
10 年未満	3 (8%)	4 (11%)	29 (81%)	36
10-19 年	1 (3%)	1 (3%)	34 (94%)	36
20-29 年	16 (20%)	8 (10%)	58 (71%)	82
30-39 年	10 (12%)	4 (5%)	67 (83%)	81
40-49 年	2 (8%)	1 (8%)	21 (8%)	24
50-59 年	0 (0%)	1 (14%)	6 (86%)	7
60 年以上	0 (0%)	1 (100%)	0 (0%)	1
合　計	33	21	219	267

n = 267

ハンセン病専門治療施設での治療歴

　これまでハンセン病専門治療施設で受けた治療の年数をみると、「8-10 年未満」（27％、107 名）、「2 年未満」（25％、101 名）、「2-4 年未満」（23％、93 名）という結果になった（図3-11）。また 10 年以上治療を受けているというグループは全体の 15％（62 名）を占めている。

　「2 年未満」グループはらい反応などの治療で入院している新規患者が中心で、身体害の発生はまだ比較的少ない。しかし、「2-4 年未満」には既に可視的な身体障害の発生しているグループが全体の 17％（68 名）を占めている（図3-11）。

　「8-10 年未満」のグループはハンセン病の治療は既に終了しているものの、ハンセン病によって生じた後遺症の治療（足底潰瘍など）が中心となっている。また全体的には少数ではあるが、20-30 年以上もの間ハンセン病に関する治療を受けてきた（元）患者もみられた。

　この結果を WHO による障害度別にみると、G2 グループが集中してい

るのは「8-10年未満」および「2-4年未満」であり、前者の場合は後遺症の悪化とそれに伴う治療期間の長期化、後者の場合は発見の遅れなどの事

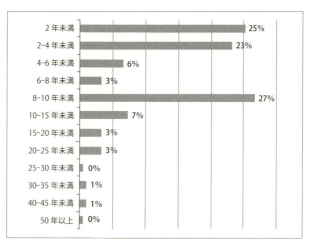

図3-11 ハンセン病専門治療施設での治療歴
n = 402（不明回答除く）

表3-12 ハンセン病専門治療施設での治療歴と障害度

ハンセン病専門治療施設での治療歴	WHOによる障害度 G0	G1	G2	合計
2年未満	15 (3.7%)	51 (12.7%)	35 (8.7%)	101 (25.1%)
2-4年未満	10 (2%)	15 (4%)	68 (17%)	93 (23.0%)
4-6年未満	1 (0.2%)	2 (0.5%)	23 (5.7%)	26 (6.5%)
6-8年未満	1 (0.2%)	0 (0%)	12 (3.0%)	13 (3.2%)
8-10年未満	10 (2.5%)	7 (1.7%)	90 (22.4%)	107 (26.6%)
10-15年未満	1 (0.2%)	1 (0.2%)	27 (6.7%)	29 (7.2%)
15-20年未満	0 (0%)	1 (0.2%)	11 (2.7%)	12 (3.0%)
20-25年未満	1 (0.2%)	1 (0.2%)	9 (2.2%)	11 (2.7%)
25-30年未満	0 (0%)	0 (0%)	2 (0.5%)	2 (0.5%)
30-35年未満	0 (0%)	1 (0.2%)	3 (0.7%)	4 (1.0%)
40-45年未満	0 (0%)	0 (0%)	3 (0.7%)	3 (0.7%)
50年以上	0 (0%)	0 (0%)	1 (0.2%)	1 (0.2%)
合計	39	79	284	402

n = 402（不明回答除く）
%は総和の%を示す

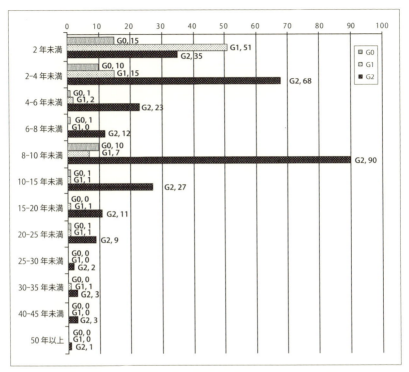

図 3-12 ハンセン病専門治療施設での治療歴と障害度
n = 402（不明回答除く）

由が考えられる（図 3-12）。

トータルの入院治療回数と WHO による障害度のデータでは、入院治療回数「1 回」のケースを除き、「2 回」から「10 回以上」のケースにおいて G2 グループの比率が最も高くなっている（表 3-13）。

MDT 導入時期と障害程度の違い

ベトナムに MDT が導入された 1983 年以前に発病し治療を受けたグループ（MDT 導入以前グループ）と、1983 年以降に MDT を受けたグループ（MDT 導入以降グループ）を比較すると、MDT 導入以前グループ（292 名）では、障害程度の重い G2 の占める割合が 83.4％（241 名）であるのに対し、

表3-13 トータルの入院治療回数と障害度

トータルの入院治療回数	WHOによる障害度 G0	WHOによる障害度 G1	WHOによる障害度 G2	合計
1回	4 (12.9%)	16 (51.6%)	11 (35.5%)	31
2回	13 (15.5%)	23 (27.4%)	48 (57.1%)	84
3回	9 (10.5%)	22 (25.6%)	55 (64.0%)	86
4回	3 (6.7%)	8 (17.8%)	34 (75.6%)	45
5回	2 (5.1%)	1 (2.6%)	36 (92.3%)	39
6回	1 (5.3%)	1 (5.3%)	17 (89.5%)	19
7回	1 (8.3%)	1 (8.3%)	10 (83.3%)	12
8回	0 (0%)	0 (0%)	2 (100%.0)	2
9回	1 (20.0%)	0 (0%)	4 (80.0%)	5
10回以上	5 (6.4%)	6 (7.7%)	67 (85.9%)	78
合計	39 (9.7%)	78 (19.5%)	284 (70.8%)	401

n = 401（不明回答除く）

MDT導入以降のグループ（120名）ではG1が45.8％（55名）、次いでG2が40％（48名）という結果となった（表3-14）。

表3-14 治療を受けた時期と障害度

	WHOによる障害度 G0	WHOによる障害度 G1	WHOによる障害度 G2	合計
MDT導入以前 (-1983)	27 (9.2%)	24 (8.2%)	241 (82.5%)	292
MDT導入以降 (1983-)	17 (14.2%)	55 (45.8%)	48 (40.0%)	120
合計	44 (10.7%)	79 (19.2%)	289 (70.1%)	412

n = 412

MDT導入以前のグループは身体障害程度が重いという仮説の検証のため、年齢区分を3グループ（30歳以下、40-60歳代、70歳代以上）に区別し（表3-15）、MDT導入時期と身体障害程度の関係についてχ^2検定およびMantel-Haenstzel法（MH）のχ^2検定、拡張マンテル検定を用いて比較を行った。

結果は30歳代以下と40-60歳代で有意差がみられたものの、70歳代の

表 3-15 年齢層および治療を受けた時期と障害度

年齢層別および治療を受けた時期と障害程度	障害程度	MDT 導入以前 (-1983)	MDT 導入以降 (1983-)	小計	合計
30 歳代以下	G0	0 (0%)	15 (100%)	15	76 (18%)
	G1	1 (3%)	37 (97%)	38	
	G2	6 (26%)	17 (74%)	23	
40-60 歳代	G0	25 (93%)	2 (7%)	27	225 (72%)
	G1	15 (45%)	18 (55%)	33	
	G2	144 (87%)	21 (13%)	165	
70 歳代以上	G0	2 (100%)	0 (0%)	2	111 (27%)
	G1	8 (100%)	0 (0%)	8	
	G2	91 (90%)	10 (10%)	101	
合計		292	120	総合計	412

n = 412

グループにおいては有意差がみられなかった (表3-16)。また、年齢の層を調整した拡張マンテル検定では p = .01 と高い水準で有意差がみられた。しかし、30歳代以下のG0グループ (MDT導入以前) と70歳代以上のG0およびG1グループ (いずれもMDT導入以降) では該当者が存在せず、データに不均衡が生じている。そのため治療を受けた時期と身体障害程度の関連性を検証する上で相互比較の条件が確保されているのは 40-60 歳代グループのみとなっている。

表 3-16 拡張マンテル検定による結果 (年齢層・治療を受けた時期と障害度)

年齢カテゴリー	トレンド検定	自由度	値	P 値	判定
30 歳代以下	χ^2	2	11.3224	0.0035	**
	MH の χ^2	1	9.2313	0.0024	**
40 － 60 歳代	χ^2	2	34.6802	0.0000	**
	MH の χ^2	1	7.6867	0.0056	**
70 歳代以上	χ^2	2	1.0881	0.5804	
	MH の χ^2	1	1.0768	0.2994	
拡張マンテル検定		1	11.5586	0.0007	**

** <.05

G2 グループの身体障害程度

より詳細な身体障害の発生状況をみると、上肢の障害では「手指の変形」（1手および両手のいずれか）が発生している割合が86.1％（249名）、「肘関節以上の欠損」が3.1％（9名）、「障害なし」が10.7％（31名）という結果となった。下肢の障害では、「足指の変形」（1足および両足のいずれか）が63.1％（156名）、「リスフラン関節以上の欠損」が39.1％（113名）、「障害なし」が6.2％（18名）との結果である。

このように、上肢・下肢共に両指部位の障害が発生しているケースが最も多くみられたが、欠損などの重度身体障害は下肢に多くの発生がみられる（表3-17）。

表3-17　G2グループの身体障害発生状況

		上肢の障害なし[※1]	手指		肘関節以上の欠損		合計
			1手指変形	両手指変形	1手欠損	両手欠損	
上肢の障害	n	31	40	209	7	2	289
	%	10.7%	13.8%	72.3%	2.4%	0.7%	100%
		下肢の障害なし[※2]	足指		リスフラン関節以上の欠損		合計
			1足指変形	両足指変形	1足欠損	両足欠損	
下肢の障害	n	18	24	134	82	31	289
	%	6.2%	8.3%	46.4%	28.4%	10.7%	100%

[※1] 上肢には身体障害が発生していないが、下肢には発生している場合を含む
[※2] 下肢には身体障害が発生していないが、上肢には発生している場合を含む
n＝289

容貌の変化で最も多くみられるのは「睫毛の脱落」（234名）および「眉毛の脱落」（169名）であり、次いで「鼻の変形」（88名）、「兎眼」（40名）、「口角下垂」（18名）となっている（表3-18）。

表3-18 G2グループにおける容貌の変化の発生状況 (複数回答)

	容貌の変化				
	兎眼	眉毛の脱落	睫毛の脱落	鼻の変形	口角下垂
度数	40	169	234	88	18
%	16.3%	69%	95.5%	35.9%	7.3%

n = 549

身体障害程度スコアの結果

身体障害度のスコアを集計した結果、平均値は 25.6（標準偏差 ± 18.267、最小値 0、最大値 78）となった（表3-19）。性別による比較では男性のスコアが 27.35（標準偏差 ± 18.52）、女性のスコアが 23.71（標準偏差 ± 17.84）となっているが、性別による有意差はみられなかった。

表3-19 性別による障害度スコア[※]

性別	スコア平均値	度数	標準偏差
男性	27.35	216	18.52
女性	23.71	196	17.835
合計	25.62	412	18.267

[※]集計されたスコアを 100 分率に変換
n = 412

身体障害度のスコアを MDT 導入時期によって比較すると、MDT 導入以前のグループではスコアの平均値が 30.99（標準偏差 ± 16.597）であったのに対し、MDT 導入以降のグループでは 12.54（標準偏差 ± 15.345）という結果となった（表3-20）。

表3-20 障害度スコアと MDT の導入時期

MDT 導入時期	スコア平均値	度数	標準偏差
MDT 導入以前（–1983）	30.99	292	16.597
MDT 導入以降（1983–）	12.54	120	15.345
合計	25.62	412	18.267

n = 412

有意水準を5%としt検定を行ったところMDT導入以前グループと導入以降グループとの身体障害程度には有意差がみられ (t = 10.476, p = 0.01)、MDT導入以前のグループの身体障害程度はMDT導入以降グループと比較して重いという結果になった (t (410) = 2.945, p<.05)。

社会経済状況

(元) 患者の社会経済的背景

これまでの結果でみてきたように、(元) 患者の大部分は大家族の出身であり、また学歴をみても「学歴なし」や「小学校中退」の層が多かったことから、その出身家族は経済的に豊かでなかったということが推測される。

現在、ハンセン病村に在住している (元) 患者とその家族は公的支援の対象と位置付けられ、ベトナムの社会傷兵病省から一人あたり月額76万ドン (約38ドル) が支給されている他、米の現物支給が行われている。公的支援を受けるためには社会傷病兵省からの認定が必要となり、ハンセン病によって身体に重度の障害または後遺症が発生し、一般社会での生活が困難であるということが認められなければならない。公的支援の対象と認められた場合、ハンセン病村での住居は無償で提供され、住居に関わる費用は発生しないことになっている。(元) 患者の間ではこうした世帯のことを「76万ドン患者」[4] と呼んでいる。

長年にわたりハンセン病患者の治療と支援にあたってきた元病院B院長のレー・ヴァン・チュック医師によると、1980年代のベトナムでは入院患者の世帯に対して毎月12kgの米、28万ドン (当時) の生活費が支給された他、1年間に服2着、生活用具が1年に1回支給されていた[5]。また16歳までの子どもがいる場合、毎月子ども一人あたり米が9kg追加支給されていた。

現在ベトナム保健省の方針としてハンセン病の新規患者は一般の地域社

---

[4] 2013年8月9日病院Bにおいて (元) 患者からの聞き取りによる。
[5] 2008年8月12日の聞き取りによる。

会で治療を行うことが定められている。そのため専門治療施設で治療を行う必要性が発生しても、治療が終了すればすぐ退院となり、患者は自宅へ戻ることとなる。しかし、新規患者の中には公的支援の対象（「76万ドン患者」）となることを希望する者が少なくないという[*6]。公的支援の対象となれば、ハンセン病村で住居が無償で提供され、76万ドンおよび米の現物支給が受けられるためである。

その他の支援としてベトナム国内外のNGOから寄せられた寄付金がハンセン病村在住の（元）患者に再分配されており、一人あたり月額は約16万ドン（約8ドル）となっている。2018年時点でベトナムのハンセン病（元）患者に支援を行っているNGOのリストは以下の通りである（表3-21）。

表3-21　ベトナムのハンセン病（元）患者へ支援を行っているNGO

団体名（略称）	国
オランダハンセン病協会 Netherlands Leprosy Relief (NLR)	オランダ
ピーター・ドンダース財団 Peter Donders Foundation (PDF)	オランダ
聖ヨハネ病院独立騎士修道院 Ordre de Malte	フランス
国境なき医師団 Médecins Sans Frontières (MSF)	フランス
ホープ・チャペル Hope Chapel	アメリカ
ハンセン病患者友好協会 Friends of Lepers	アメリカ
オーストラリア退役軍人会復興支援グループ Australian Vietnam Veteran Reconstruction Group (AVVRG)	オーストラリア
ロータリークラブ Rotary Club	ニュージーランド
ベトナムハンセン病患者友好協会 Hội Bạn Người Cùi Việt Nam (Friends of lepers in Vietnam)	ベトナム

筆者作成による

[*6] 2013年8月9日病院Bにおいて（元）患者からの聞き取りによる。

このように、ハンセン病村などに在住する（元）患者とその家族はその基本的な生活をベトナム政府および海外 NGO からの経済的支援によって成り立たせている。その支援の合計額は（元）患者一人あたりで換算すると月額 46 ドル弱である。JETRO によるとベトナムの一人あたり GDP（名目）は 2,215 ドルとなっており（JETRO 2018）[16]、一般のベトナム人の GDP 額と比較するとハンセン病（元）患者の所得は約 8 倍近く低いことになる。

　また、ハンセン病村の内部に目を向けてみると、子どものいる世帯といない世帯との間で経済的な格差が目立つようになっている。子どもが就労し現金収入を得ている世帯では最新型のバイクや家電製品がみられるものの、子どものいない夫婦のみの世帯、あるいは生涯独身だった（元）患者は政府から毎月支給される支援金のみで生活を送っている。しかし、近年のベトナムは消費者物価の上昇が著しく可処分所得も実質的に低下していることから、支援金のみで生活を維持するのは困難になりつつある状況がみられた。一方、子どものいない世帯や単身の（元）患者の場合、基本的に毎月 76 万ドンと食糧の現物支給のみで生活を送ることとなる。

　また自分の親族や家族がハンセン病村外部にいても関係が疎遠となっていたり、既に亡くなってしまっていたりする場合も多く、経済的な支援は期待できない。自分で働いて現金収入を得ようとしても身体障害や後遺症によって身体が思うように動かなかったり、また高齢となった（元）患者の場合ハンセン病村外部で現金収入を得るための就労は極めて難しい。

　以上の点からみると、ハンセン病村の内部であれば最低限の生活は維持されるものの、ハンセン病（元）患者の生活基盤は極めて脆弱であると言える。

［参考文献］

1) World Health Organization. Weekly Epidemiological Record 83. 217-224. Geneva; 2008.
2) Bang P.D., Suzuki K., Ishii N., et al. Leprosy situation in Vietnam-reduced burden of stigma. Japanese journal of leprosy 2008; 77: 29-36.
3) Son L.T. Nghiên cứu một số yếu tố ảnh hưởng đến cong tác khám phát hiện bệnh nhân

phong mới ở tuyến xã tại Gia Lai năm 2000-2001（ジャライ省の村におけるハンセン病新規患者の発見活動に関する研究）. 1-9. Binh Dinh, Vietnam; 2002.

4) Vinh C.Q. Điều tra mức độ tàn tật của bệnh nhân phong khu vực Miền Trung-Tây Nguyên（中部タイグェン高原地域におけるハンセン病患者の障害程度についての調査）. In: Đề tài nghiên cứu khoa học cấp bộ. Chuyên ngành da liễu. 39-49: Quy Hoa National Leprosy DermatologyHospital; 2007.

5) Khang T.H., Doanh L.H., Hưng N.D., et al. DISABILITY STATUS OF LEPROSY PATIENTS IN LEPROSY TREATMENT FACILITIES IN VIETNAM. Dermatology Vietnam 2013; 11.

6) 森 修一，鈴木 幸一，バルア スマナ，他「ハンセン病による負荷のさらなる軽減のための強化された世界戦略」日本ハンセン病学会雑誌 = Japanese journal of leprosy 2010; 79 (1): 53-73.

7) Boonmongkon Pimpawun. "Khi Thut" The Disease of Social Loathing: An Anthropological Study of the Stigma of Leprosy in Rural North East Thailand. In: Social and Economic ResearchProject Report, UNDP/World Bank/WHO Special Programme for Research and Training in Tropical Disease. 1994; 1-45.

8) Tsutsumi A., Izutsu T., Islam A. M., et al. The quality of life, mental health, and perceived stigma of leprosy patients in Bangladesh. Soc Sci Med. 2007; 64: 2443-2453.

9) Nicholls P. G. Guidelines for social and economic rehabilitation. Lepr Rev 2000; 71: 422-465.

10) Cornielje H., Nicholls P. G., Velema J. Making sense of rehabilitation projects: classification byobjectives. Lepr Rev 2000; 71: 472-485.

11) 白石昌也編著『ベトナムの国家機構』明石書店，2000.

12) 吉井美知子『立ち上がるベトナムの市民とNGO ──ストリートチルドレンのケア活動から』明石書店，2009.

13) 遠藤 聡「ベトナムの国会と立法過程」『外国の立法』2007; 231: 110-151.

14) World Health Organization Expert Committee on Leprosy. Disability grading system as proposed by WHO Expert Committee on Leprosy. In: WHO Technical Report Series 768. Geneva, 1988.

15) Quy Hoa National Leptosy Dermatogy Hospital. BRIEF HISTORY AND DEVELOPMENT OF QUY HOA NATIONAL LEPROSY DERMATOLOGY HOSPITAL［ウェブページ］. Available at http://en.quyhoandh.org.vn/qhen/BRIEF-HISTORy-AND-DEVELOPMENT-OF-QUy-HOA-NATIONAL-LEPROSy-DERMATOLOGy-HOSPITAL-t14952-826.html. Accessed 05-15 2014.

16) JETRO. 基礎的経済指標―ベトナム-アジア―国・地域別情報［ウェブページ］. Available at http://www.jetro.go.jp/world/asia/vn/stat_01/. Accessed 23, June 2014.

第4章　ハンセン病(元)患者のライフヒストリー

第1節　本章の目的

　ハンセン病はスティグマを伴う疾病であり、罹患による差別や偏見といった経験がさまざまな形で(元)患者の人生に影響を与える。本章では、ハンセン病に罹患するという事実がベトナムのハンセン病(元)患者に対して何をもたらし、その人生においてどのような変化を与えたのかという点について、(元)患者のライフヒストリーのパターン抽出を通じて明らかにする。

第2節　研究の方法と調査における制約

調査の方法

　第3章にて取り上げた(元)患者および家族の実態調査であるが、事前に用意した質問項目を中心とした半構造化インタビュー法によって行われた。実態調査は(元)患者の属性や治療履歴、身体障害の発生状況などについてデータ収集を目的としていたが、半構造化インタビュー法という方法の特性上、質問に対するやりとりにおいてしばしば(元)患者の人生経験について語られる場面があった。そこから副次的に得られたライフヒストリーの内容を数百字程度にまとめ、再分類したのが本章におけるライフヒストリー分析の材料である。
　収集されたデータを概観すると、ベトナムのハンセン病(元)患者の場

合、その多くはハンセン病への罹患をきっかけに人生上の変容が現れている。Denzin（Denzin 1992）はライフヒストリー研究において、その個人の人生上に転機または転機を呼び起こす体験をエピファニー（epiphany）とし、人々はエピファニーを核としながらライフヒストリーの構築を行うとしている[1]。

　ベトナムのハンセン病（元）患者の場合、エピファニーとなるのはハンセン病の発症と治療の開始であり、ハンセン病の治療履歴は（元）患者の固有のライフヒストリーを形成する中核を成すと考えられる。その意味において、治療履歴を中心とした分析はハンセン病（元）患者固有のライフヒストリーを析出する上で有意義であると考えられる。

　（元）患者の語りから得られた内容については QSR 社の NVIVO10 for Windows を用いてコード化を行った。そして（元）患者のライフヒストリーに共通する経験を抽出し、いくつかのパターンに分類を行った。

データ化における制約

　ハンセン病（元）患者がどのような生活を送ってきたのか、というテーマは研究者にとって非常に興味深い。実態調査では 412 名の（元）患者からデータが得られたものの、インタビューのやりとりにおいて（元）患者の人生について話がいくどとなく及んだ。本章のデータはこうしたやりとりにおいて聞かれた話をまとめたものであるが、はじめから（元）患者のライフヒストリーの聞き取りを目的として集められたものではなく、あくまでも質問のやりとりにおいて派生的に得られたものである。また詳細な生活史にまで話が及んだケースは調査ケース全体の 6 割程度である。その点において、ライフヒストリーの聞き取りを目的とした質的研究から得られたデータとは異なり、データの質的なレベルにおいて限界が存在すると言える。

　また対象者と知己の間柄となっていても、いざインタビューを申し込んで質問を始めるとぎこちない雰囲気となってしまい、こちらから聞かれた質問にだけ答えるというケースや、対象者が高齢のため記憶が不明瞭

になっているケースも多く、語られる内容はどうしても断片的にならざるを得ないという問題に直面した。語られた内容を後から時系列に整理していっても空白が生じているケースが多く、本人にそのことを確認しても記憶が混乱していたり、既に忘却している場合も少なくなかった。本章のデータ化に際しては、空白期間や記憶のあいまいとなっている部分は省略し、ライフヒストリーにおいて転換点となる出来事に焦点を当てて再構成した。そのため、本章の作業において提示したライフヒストリーのパターン分類にはそうした制約や限界が存在していることをあらかじめ述べておきたい。

ライフヒストリーデータの表記について

本章ではまず（元）患者本人から語られた内容を提示し、その内容を時系列に並べ替えたライフヒストリーを次に提示している。なお、ライフヒストリーデータに年齢として記載されているのは、インタビュー当時の年齢である。

第3節　結　果

主なライフヒストリーのパターン

（元）患者のライフヒストリーを大別すると、①治療歴に関するイベント、②家族関係に関するイベント、となる。治療歴に関するイベントは、ハンセン病の自覚症状を最初に感じた時点から始まり、いつ、どこでハンセン病の治療を行っていったかという観点から（元）患者のライフヒストリーを再構成したものである。その中には、長期間にわたる入退院、誤診・発見が遅れたケースなどが含まれる。

家族関係に関するイベントとしては、ハンセン病による離婚・婚約破棄、（元）患者同士の結婚、家族関係の疎遠化、自分から家族と距離を置くケース、家族から支援を受けていたケースが含まれる。しかし、発症か

ら治療にいたる過程においては家族関係の変化や被差別経験などのエピファニーがみられること、またその他のライフヒストリーもこの二つのいずれかに関わっているため、コード化による単純な分類は困難であり、また治療歴および家族関係のどちらに中心を置くかによっても解釈が変わってくる。

それ以外にハンセン病（元）患者固有のライフヒストリーとしては物乞いとなったり、発症による被差別経験などがみられるほか、戦争による影響などベトナム固有の状況も（元）患者のライフヒストリーに色濃く反映されている。また、少数ながら、過去にハンセン病患者でありながら、（元）患者を支援する側に回った人々がいる。ハンセン病村の運営管理や看護師など職種は異なるものの、こうした人々の存在はハンセン病（元）患者の社会復帰における一つの可能性を示しているケースと考えられる。

長期間にわたる入退院

44年間にわたって入退院を繰り返した女性（67歳）

1949年、12歳の時発症し、サイゴンにあったクワンドン病院（Quang Dong）にて治療を受ける。その後10年間投薬治療を行う。1959年、22歳の時に、サイゴンのチャータム教会の神父からサイゴン近郊のソンベー省（現ヴィンユーン省 Binh Doung）に新しいハンセン病専門の病院（ベンサン病院）ができたと教えられた。その神父がベンサン病院に連絡を取り、入院治療の手続きを行ってくれた。以後、ベンサン病院には治療を含めて44年間入退院を繰り返している。1963年、26歳の時、ベンサン病院で知り合った男性と結婚。ふだんは病院内のハンセン病村（ベンサン村）に在住し、後遺症などの治療が必要となった時に病棟へ移動し、入院治療を受けている。ハンセン病の夫がいたが、死亡。亡くなった夫とはベンサン病院で知り合った。子どもはいない。

— 1937年：サイゴンにて6人きょうだいの4番目として生まれる。
— 1949年：12歳の時に発症し、クワンドン病院で治療後、10年間にわたり投薬治療を受ける。

─1959 年：22 歳、チャータム教会の神父からベンサン病院を紹介してもらう。以後、44 年間にわたりベンサン病院にて治療のため入退院を繰り返す。
─1963 年：26 歳、ベンサン病院で知り合った男性と結婚。子どもはできなかった。
─1991 年：54 歳、夫死去。

「病気になって 60 年」と話す女性 (72 歳)

1944 年、11 歳の時、顔の皮膚に異常を感じ、サイゴンの病院を受診した。投薬治療を受けたが完治しなかった。1952 年、20 歳過ぎの時に症状がひどくなったため、サイゴンのチョークワン病院を受診。1961 年、29 歳の時からベンサン病院内のハンセン病村（ベンサン村）に移る。病気になって「60 年」と話す。夫もハンセン病の患者だったが、既に他界。亡くなった夫との間に一人息子がおり、息子と一緒にベンサン村に住んでいる。

─1932 年：サイゴンにて 6 人きょうだいの 2 番目として生まれる。両親は中国人。
─1944 年：11 歳、顔の皮膚に異常を感じ、サイゴンの病院を受診。
─1952 年：20 歳、症状が悪化し、チョークワン病院を受診。
─1961 年：29 歳、ベンサン村に移る。
─1962 年：30 歳、ベンサン村で知り合った男性と結婚。後に男児が一人誕生。
─1992 年：60 歳、夫死去。

ハンセン病とともに生きてきた男性 (76 歳)

1954 年、26 歳の時に発症、ダナン、ホイアンなどで治療を受ける。同年、26 歳の時にクイホア病院に入院、1957 年まで 4 年間入院していた。その後、チョークワン病院に 1961 年から 14 年入院していた。1974 年からサイゴンのタンビン村在住。1980 年ベンサン病院で治療を受ける。最初の結婚は 1950 年だったが、その時の妻は既に他界した。二回目の結婚は 1957 年で、妻も同じハンセン病患者。

―1928年：ベトナム中部ダナンにて誕生。
―1950年：22歳、結婚。しかし、この時結婚した妻は後に病気で亡くなる。
―1954年：26歳、発症。ダナン、ホイアンなどで治療を受ける。同年クイニョンのクイホア病院へ。
―1954-1957年：26歳から29歳までの間、クイホア病院で治療を受ける。
―1957年：29歳、クイホア病院で知り合った同じハンセン病患者の女性と再婚。
―1958-60年：30歳、ダナンの自宅で過ごす（32歳まで）。
―1961年：33歳、病気が再発する。
―1961-74年：サイゴンのチョークワン病院に14年間入院。
―1974年：46歳、クイホア病院で知り合った患者からサイゴンにあるタンビン村のことを聞き、夫婦でタンビン村へ。
―1980年：52歳、後遺症治療のため、ベンサン病院へ。以降、現在まで後遺治療のため7回ほど入退院を繰り返している。

病院やハンセン病村を転々とした女性（57歳）

1947年、15歳の時に発症。最初はフエの病院を受診し、その後、ベトナム中南部のダラットの病院へ移る。1966年、19歳の時に再びフエへ戻り、フエのハンセン病院に二年間入院した。1968年、20歳の時にフエで結婚。夫もハンセン病患者だった。1969年、ニャチャンのハンセン病村（ヌイサン村）に行き、10年間過ごす。1979年からクイホア病院のハンセン病村で過ごしている。夫は1990年に亡くなった。子どもは二人おり、長男もハンセン病患者で右足を切断している。次女は販売の仕事をしている。

―1947年：ベトナム中部のフエにて誕生。
―1962年：15歳の時に発症。フエにあった病院で治療を受ける。その後ダラットへ行き、治療を受ける。
―1966-67年：19歳の時からフエの病院に2年間入院。
―1968年：20歳、同じハンセン病患者だった男性と知り合い、結婚。
―1969-78年：21歳から31歳までの間、ニャチャンのハンセン病村（ヌイサ

ン村）に行き、10年間過ごす。
— 1979年：32歳、クイホア病院のハンセン病村（クイホア村）へ移る。
— 1990年：43歳、夫死去。

6歳の時から治療を受けていた男性（65歳）

1946年、6歳の時に右腕の内側に異常を感じた。ファンティエットの教会から診療所を紹介された。1958年、18歳の時に親戚からサイゴンのチョークワン病院を紹介され、入院。1959年ベンサン病院に入院、1975年まで入院する。1975年から南部のハンセン病村（フックタン村）へ移る。

— 1940年：ベトナム中南部ファンティエットにて12人きょうだいの8番目として誕生。7番目の兄もハンセン病患者だった。
— 1946年：6歳の時に右腕の内側に異常を感じる。ファンティエットの教会から診療所を紹介され、受診。
— 1958年：18歳、親戚からチョークワン病院を紹介され、1年間の入院治療を受ける。
— 1959-1975年：19歳、当時開設されたばかりのベンサン病院に16年間入院。
— 1971年：31歳、同じ患者の女性と結婚。娘が一人生まれる。
— 1975年-現在：ベトナム南部のハンセン病村（フックタン村）に移り、現在まで在住。

入退院を繰り返してきた男性（72歳）

1947年、13歳の時に左足に異常を感じた。知人がその症状を見てハンセン病だと教えてくれたため、サイゴンの病院を受診。1957年、24歳の時にチョークワン病院へ4ヵ月入院。その後クイニョンの病院へ1年と1ヵ月入院。1969年からタンビン村で生活。1973年再びチョークワン病院に入院。1974年からビンミン村へ。6人きょうだいのうち、末の弟もハンセン病だった。1958年、チョークワン病院に入院していた時に知り合った妻と結婚。その妻は1985年死去。3人の子どもをもうけたが、一番下の子どももハンセン病患者。

―1933年：南部メコンデルタのチャーヴィン（Tra Vinh）にて6人きょうだいの4番目として生まれる。一番下の弟もハンセン病患者。
―1947年：13歳の時に左足に異常を感じ、サイゴン病院を受診。
―1957年：24歳、チョークワン病院へ4ヵ月入院。
―1958年：25歳、チョークワン病院に入院していた時に知り合った妻と結婚。
―1958-1959年：クイニョンのクイホア病院へ1年と1ヵ月入院。
―1969年：27歳の時にサイゴンへ戻り、ハンセン病村（タンビン村）へ移る。
―1973年：40歳、病気が再発し再びチョークワン病院へ入院。
―1974年：41歳、別のハンセン病村（ビンミン村）へ移る。
―1985年：52歳、妻が死去。子どもは3人いるが、末の子どももハンセン病患者。

誤診・発見が遅れたケース

発見が遅れた女性患者①（35歳）

ジャライ族出身の女性。6、7歳頃に発病した。治療を受ける機会がずっとなく、2006年になってクイホア病院の医師とジャライのシスターによって発見された。右手はしびれている状態で、2006年5月に左足切断、2006年7月20日に右足の手術を受ける。
―1971年：コントゥム省ジャライにて3人きょうだいの長女として誕生。
―1977-78年：6〜7歳頃、身体に異常を感じるが、治療を受ける機会は一切なかった。
―2006年：35歳、クイホア病院の出張診断によって発見される。同年5月左足切断、同年5月に右足の手術を受けた。

発見が遅れた女性患者②（72歳）

ジャライ族の女性。推定では13歳頃に発病しているが、自分でもよくわからないという。当時左胸下あたりと背中に症状が出ていた。ずっと治療を受ける機会がなく、2006年になってクイホア病院の出張診断で発見

された。2006年の8月に右膝下を切断。夫もハンセン病の患者で、既に他界している。
　—1934年：ジャライ省にて12人きょうだいの3番目として誕生。
　—1947年頃：13歳頃に身体に異変を感じていたが、時期についてはよく憶えていない。
　—2006年：72歳、クイホア病院の出張診断によって発見される。2006年の8月に右膝下部の切断手術を受ける。

発見が遅れた男性患者（42歳）

　少数民族であるチャム族の男性。14歳の時に発病。その当時、身体に斑点が現れたり熱が出るといった症状が現れ、漢方薬などいろんな薬を試したが改善せず、ハンセン病に罹患しているとはわからなかった。その後チャム族の村の皮膚科クリニックで診察を受け、そこからクイホア病院を紹介してもらい治療を受けた。これまで左手指の手術（2002年）のほか、右手中枢神経の手術（2006年8月）を受けている。
　—1964年：ベトナム中南部のニントゥアンにて6人きょうだいの3番目として生まれる。少数民族のチャム族出身。
　—1978年：14歳、発症。しかし、ハンセン病に罹患していることはわからなかった。
　—2000年：36歳、ニントゥアンの皮膚科センターを受診、クイホア病院を紹介される。
　—2002年：38歳、クイホア病院にて右手の手術を受ける。
　—2006年：42歳、クイホア病院にて左手の手術を受ける。

81歳で発見された男性（86歳）

　長い間発見されず、2001年、81歳の時に罹患が判明。2001年、爆弾の破片を踏んでしまい、その時にできた傷の治療のためにクイホア病院を受診したところ、ハンセン病に罹患していることがわかった。これまで特に身体に異常を感じなかったという。入院後は左足の中指を切断した。しきりに「戦争はひどい、戦争はひどい」と話す。

―1920 年：ダナンにて 7 人きょうだいの末っ子として誕生。
  ―2001 年：81 歳、クイホア病院の出張診断により発見される。左足中指の切断手術を受ける。
  ―2002 年：82 歳、ベトナム戦争当時の爆弾の破片を踏んでできた傷の治療を受ける。

発見が遅れ両足を切断した女性（33 歳）

ジャライ族出身の女性。ベトナム語は理解できない。病院の話によると、10 歳くらいの時に発病していたらしいが、ジャライでは薬を飲む程度の治療しか受けていない。クイホア病院の出張診断によって 2004 年ジャライで発見される。2004 年に右足を、2005 年に左足を切断。手足の欠損も著しい。治療が終わる度にジャライへ戻るが、家族がいないため一人で暮らしている。

  ―1973 年：ベトナム中部の高原地帯・ジャライ省にて 3 人きょうだいの長女として誕生。
  ―1983 年：10 歳、おそらくこの頃に発症。地元の村ではほとんど治療を受けていなかった。
  ―2004 年：31 歳、クイホア病院の出張診断にて発見される。既に手を足の指の欠損が発生していた。同年、右足を切断。
  ―2005 年：32 歳、クイホア病院にて左足を切断。
  ―2006 年：33 歳、義足ずれの治療のためクイホア病院に入院。

医師の診察を受けたが誤診だったという男性（67 歳）

1991 年、52 歳の時に発病したが、その当時受診した病院では医師がハンセン病に罹患したことを見落としていた。その後、知り合いの紹介からクイニョン市内にある皮膚科センターにて受診したところ、ハンセン病に罹患していることが判明。右足の状態が悪化していることは 1991 年からわかっていたが、治療を受けずに放置していた。2002 年になって初めてクイホア病院に入院し、右足の治療を受ける。2 回目の入院は 2004 年、3 回目は 2006 年 7 月から。後遺症が発生しており、症状が悪化した場合、

入院治療を受けている。
- —1939年：ビンディン省クイニョンにて2人きょうだいの長男として生まれる。
- —1991年：52歳、身体に異常を感じ病院を受診。しかし、医師はハンセン病とわからなかった。
- —2002-06年：63-66歳、クイホア病院で治療を受ける。

家族関係の疎遠化

病気を怖れて子どもが面会に来ない女性（80歳）

ハノイ近郊のゲーアン省出身で、発症したのは26歳くらいの時、と語る。両頬に異常を感じ、ハノイの病院を受診。既に結婚し、子どももいたが、病気のために夫から離婚された。離婚後はハノイ近郊のハンセン病村に移動し、単身で生活を送っていた。1954年、30歳の時にクイホア病院へ移り、以後約10年間にわたって過ごす。この時クイホア病院で知り合った同じ患者の男性と再婚した。1965年、クイホア病院からサイゴンのハンセン病村（タンビン村）へ夫婦で移る。当時、タンビン村は開設されたばかりだった。後に後遺症が悪化したため、タンビン村から紹介されてベンサン病院を受診。夫も後遺症の治療が必要だったため、ベンサン病院内のハンセン病村の方が過ごしやすいと考え、夫婦でベンサン村に移った。最初の結婚でできた子どもが2人いるものの、「病気がうつるのが怖い」という理由で一度も訪ねてきたことはない。

- —1924年：北部のゲーアン省にて8人きょうだいの3番目として生まれる。
- —1943年：19歳、結婚。後に2人の子どもをもうける。
- —1950年：26歳、発症。両頬に異常を感じる。ハノイの病院で1年間投薬治療を受ける。
- —1951年：27歳、病気のため、夫から離婚される。子ども2人は夫が引き取った。
- —1953年：29歳、ハノイ近郊のハンセン病村に滞在。
- —1954年：30歳、中部のクイホア病院に移る。以後、約10年間にわたりク

イホア病院内のハンセン病村（クイホア村）にて生活。
- 1956年：32歳、クイホア病院で知り合った男性と再婚。
- 1965年：41歳、サイゴンのハンセン病村（タンビン村）に夫婦で移る。以降、タンビン村にて夫婦で過ごす。
- 1970年：46歳、後遺症治療のため、ベンサン病院に移る。以後、夫婦で病院内のハンセン病村（ベンサン村）に移り住む。

息子がいるが貧乏なためお見舞いに来ることができない男性（62歳）

1962年、20歳の時、手に異常を感じる。当時従軍していた南ベトナムの政府軍病院（Cong Hoa病院）で治療を受ける。その後、近所の地域保健センターからベンサン病院を紹介され受診。その後いったん自宅に戻るが、1977年、35歳の時に再び症状が現れ、ベンサン病院で治療を受ける。この頃より家族との関係に距離が生まれ、ベンサン病院内のハンセン病村（ベンサン村）に移る。以後、単身で生活しているが、妻とは正式に離婚していない。35歳になる息子がいるが、経済的に困窮しているため見舞いに来ることができない。

- 1942年：サイゴンのチョロンにて6人きょうだいの2番目として生まれる。
- 1962年：20歳、手に異常を感じ、軍隊病院を受診する。同年、地域保健所の紹介でベンサン病院を受診。
- 1968年：26歳、自宅へ戻る。
- 1977年：35歳、再びベンサン病院で治療を受ける。以後、ベンサン村に移る。

再婚した妻からは連絡がないという男性（87歳）

1935年、18歳の時、右足に異常を感じ、カンボジア近くのチャーヴィン（Tra Vinh）病院で受診。家族は貧乏だったため、1948年、28歳の時に一人でサイゴンへ来た。1947年、30歳の時、サイゴンのチョークワン病院を受診。この時知り合った同じ病気の女性と結婚する。退院後、10年ほどシクロ運転手として働く。その後再び症状が現れたため、1959年から1968年までチョークワン病院に8年間入院。1968年から1970年までの

間はクイホア病院へ移り、3年間入院治療を受ける。1971年、54歳の時、再びサイゴンへ戻り、チョークワン病院で治療を受けた。当時戦争中だったが、1975年に終戦となり、ベンサン病院へ移る。二回目の結婚は1976年、シクロの運転手をしていた時に知り合った妻と再婚。しかし、その妻からは連絡がなく、今は何をしているかわからないという。

―1917年：ベトナム南部のチャーヴィンにて10人きょうだいの7番目として生まれる。
―1935年：18歳、右足に異常を感じ、チャーヴィンの病院を受診。
―1945年：28歳、一人でサイゴンに移り住む。
―1947年：30歳、サイゴンのチョークワン病院を受診。この年、同じ病気で治療中の女性と結婚。
―1948-59年：31歳からシクロ運転手として働く。シクロの仕事は42歳まで続けていた。
―1959-68年：42歳、チョークワン病院に入院（-51歳）。
―1968-70年：51歳、中部のクイホア病院へ転院。3年間入院する。
―1971年：54歳、サイゴンへ戻り、再びチョークワン病院で治療を受ける。
―1974年：57歳、妻死亡。
―1975年：58歳、ベンサン病院にて治療を受け、病状回復。
―1976年：59歳、シクロの運転手の仕事に戻る。この年に再婚する。
―1983年：66歳、ベンサン病院で治療を受ける。この年からベンサン村に移る。

娘がいるもののお見舞いに来ないという男性（78歳）
　1988年、62歳で発症。同年、近所の皮膚科病院で治療を受ける。その時に病院から薬をもらい、自宅で2年間投薬治療を受けていた。その後症状が再び現れ始めたため、1998年、72歳の時にベンサン病院で治療を受ける。発症してから家族から徐々に距離を置かれるようになってきたため、ベンサン病院で治療後はサイゴンのハンセン病村（タンビン村）に単身移り住んだ。結婚し、1968年生まれの娘が一人いるが、お見舞いには来ないという。

—1926 年：サイゴンのチョロンにて 6 人きょうだいの長男として生まれる。
—1988 年：62 歳の時に発症。
—1998 年：72 歳、サイゴンのハンセン病村（タンビン村）へ移る。

夫は死去、実の家族もみな外国へ行ってしまったという女性（56 歳）
　1962 年、14 歳の時に発症。当時、サイゴンのチョロンに広東協会という中国人の同胞集団があり、そこの人に勧められてチョークワン病院を受診する。その後は本人曰く「いろんな病院を転々とした」。1980 年にサイゴンの皮膚科病院で治療を行った際、紹介状をもらってタンビン村へ来た。ベンサン病院へは 2001 年の入院が最初で、その後 3 回ほど入院した。きょうだいは 12 人ほどいたが、皆外国へ行き、誰もベトナムに残っていない。他のきょうだいとまったくやりとりがないため、生きているかどうかもわからない。同じ病気だった夫も亡くなってしまったため、タンビン村で一人で暮らしている。

—1948 年：サイゴンのチョロンにて生まれる。12 人近くのきょうだいがいたが、亡くなったきょうだいなどもいるため自分が何番目かはわからない。
—1962 年：14 歳の時に発症。チョークワン病院を受診する。
—1980 年：32 歳、サイゴンのハンセン病村（タンビン村）に移る。
—1981 年：33 歳、タンビン村で知り合った男性と結婚。
—2001 年：53 歳、ベンサン病院で治療を受ける。その後、3 回ほど入院治療を受けている。
—2005 年：55 歳、夫死去。

子どもも患者だが、連絡が取れなくなっている女性（70 歳）
　1952 年、18 歳の時に発症。両頬が赤くなり、その後足の感覚がなくなったため、南部のカーマウ病院を受診。その後サイゴンの皮膚科病院やチョークワン病院での治療を経て、クイホア病院で 5 年間入院する。1961 年、27 歳の時にサイゴンに戻り、再びチョークワンで治療を受ける。1963 年、29 歳の時、チョークワン病院で治療を受けていた同じ患者の男性と結婚。夫はシクロの運転手だったが、1996 年に亡くなった。1997 年、

夫が亡くなり単身となったこともあり、サイゴンのハンセン病村（タンビン村）へ移り住む。子どもが一人いるが、子どもも後にハンセン病患者となった。現在、子どもとは連絡が取れなくなっている。
- ―1934 年：ベトナム南部のカーマウにて 7 人きょうだいの長女として生まれる。
- ―1952 年：18 歳、発症。カーマウの病院を受診する。
- ―1953 年：19 歳、サイゴンに行き、皮膚科病院、チョークワン病院で治療を受ける。
- ―1954-58 年：20 歳から 25 歳までの間、中部のクイホア病院で治療を受ける。
- ―1961 年：27 歳、サイゴンに戻り、再びチョークワン病院で治療を受ける。
- ―1963 年：29 歳、チョークワン病院で知り合った同じ患者の男性と結婚。
- ―1996 年：62 歳、夫死去。
- ―1997 年：63 歳、サイゴンのハンセン病村（タンビン村）に移る。

家族から距離を置かれている男性（71 歳）

1985 年、50 歳の時に右足のかかとに足底潰瘍ができ、ベトナム中部クワンガイの病院で 2 年間治療を受けた。その後自宅へ戻り農業をしていたが、その間はまったく薬を飲まなかった。その後再び足の裏に足底潰瘍ができた。その時もクワンガイの皮膚科で治療を受けるが、薬を飲んでも治らなかったので、1997 年にクイホア病院を紹介され入院。1998 年にクイホア病院で右足の切断手術を受け、その年から障害者棟で生活。足底潰瘍の治療を何回も受けており、2、3 ヵ月入院してまた 2、3 ヵ月障害者棟に戻るというパターンを繰り返している。クワンガイに家族が住んでいるが、一年に一回（正月）帰るだけ。妻も年をとっていて養ってもらうことはできない。家族からも距離を置かれているので一緒には住めないと語る。
- ―1935 年：ベトナム中部のクワンガイにて 7 人きょうだいの 6 番目として生まれる。
- ―1985 年：50 歳、右足に足底潰瘍ができる。

—1985-86 年：クワンガイの病院で入院治療を受ける。
—1987 年：42 歳、自宅に戻り農業を営む。
—1997 年：52 歳、再び足底潰瘍ができる。クイホア病院で治療を受ける。
—1998 年：クイホア病院で右足を切断する。同年からクイホア病院の障害者棟で生活を始める。

ハンセン病による離婚・婚約破棄

発症後離婚された女性（74 歳）

1944 年、14 歳の時に発症。足にしびれを感じた。ハノイの病院を受診したが、その時には注射で薬（大風子油）を打たれたという。1948 年、18 歳の時に結婚。その時は症状が落ち着いていたため、病気のことは夫に話さずにいた。しかし、20 代半ば頃から再びしびれなどの症状が現れ始め、病気を怖れた夫から離婚された。その後北部のトゥインクアン省（Tuyen Quang）にある障害者施設で 10 年間滞在する。1972 年頃、実の家族がゲーアン省に移っていたため、施設を出て家に戻った。ゲーアン省には 1976 年頃まで住んでいたが、同じ患者の仲間でサイゴンに行った人の話を聞き、その後単身でサイゴンのハンセン病村（タンビン村）に移った。

—1930 年：中国にて 9 人きょうだいの末っ子として生まれる。
—1940 年：10 歳、この頃家族でベトナム北部に移住。
—1944 年：14 歳、発症。大風子油による治療を受ける。
—1948 年：18 歳、結婚。
—1957 年：27 歳、病気のため夫から離婚される。
—1958 年：28 歳、ゲーアン省のハンセン病村に移り、3 年間過ごす。
—1961 年：31 歳、トゥインクアン省にあった障害者施設に移り、約 10 年間過ごす。
—1972 年：42 歳、家族が移り住んでいたゲーアン省に戻る。
—1976 年：46 歳、サイゴンのハンセン病村（タンビン村）に移る。
—1978 年：48 歳、後遺症治療のためベンサン病院に入院。
—1979 年：49 歳、ベンサン病院での治療が終わり、タンビン村に戻る。こ

の年、タンビン村で知り合った男性と再婚。

妻から離婚された男性（54歳）
　クメール族出身の男性。1977年、27歳の時に発症し、手と足の感覚がなくなった。最初は地元であるロックニン（Loc Ninh）の総合病院を受診した。1999年、49歳の時に左足の治療を行うためにベンサン病院へ。ベンサン病院はロックニンの病院から紹介してもらった。治療が終了するたび自宅へ戻っていたが、妻が病気を怖れ、4人の子どもを連れて家を出て行ってしまい、結局離婚することとなった。元妻は現在もロックニンに在住しているが、一切のやりとりはなくなった。そのため、ベンサン病院内のハンセン病村（ベンサン村）で一人生活している。子どもたちも会いに来たことはない。
　―1950年：ベトナム南部ビンフック省ロックニンにて10人きょうだいの長男として生まれる。クメール族の出身。
　―1977年：27歳、手足の感覚がなくなり、ロックニンの病院を受診。
　―1999年：49歳、ベンサン病院で治療を受ける。この年、妻と離婚し、以後ベンサン村で過ごす。

義母に子どもを連れ去られ、夫から離婚された女性（21歳）
　2002年、20歳の時に発症。手足の感覚の一部がなくなり、地元ニントゥアンの皮膚科で投薬治療を受ける。同時期に妊娠しており、後に長女が生まれた。出産後、再び症状が現れたため、2003年の5月ベンサン病院に移り治療を受ける。子どもを連れて入院し、子どもの面倒をみながら治療を受けていた。しかし、7月になると病気を怖れた義理の母親が病院に現れ、子どもを連れ去って行ってしまった。義理の母に子どもを帰してほしいと訴えても取り合ってくれず、夫からも離婚された。
　―1982年：ベトナム中南部のニントゥアン省（Ninh Thuan）にて生まれる。きょうだいはいない。
　―2001年：19歳、地元で知り合った男性と結婚。
　―2002年：20歳、発症。ニントゥアンの皮膚科病院で投薬治療を受ける。

同年、第一子（長女）が誕生。
- 2003年：21歳、ベンサン病院で治療を受けている最中、義理の母親が子どもを連れ去る。同時に、夫からも離婚された。

発症してから離婚された少数民族の女性（62歳）

少数民族であるサティン族の女性。1969年、27歳の時に発症。腕の一部の感覚がなくなった。発症当時、カンボジア国境沿いのブーダンに在住しており、夫と子どもがいたが、ハンセン病への罹患がわかってから離婚された。最初は南部のヴィンユーン省（Binh Duong）の病院に入院し治療を受けた。その後投薬治療を2年間続け、症状は治まった。1977年、村の医療機関からベンサン病院を紹介され、以後在住。その後、地元から近いビンロン（Binh Long）のハンセン病村に移り、そこで知り合った男性と再婚するものの、夫は1995年に死去。
- 1942年：ベトナム南部のソンベー省にて4人きょうだいの2番目として生まれる。両親は少数民族であるサティン族の出身。
- 1969年：27歳、発症。ヴィンユーン省（Binh Duong）の病院で治療を受ける。
- 1970年：28歳、投薬治療を開始する。
- 1971年：29歳、夫から離婚される。
- 1977年：35歳、症状が再発したため、ベンサン病院で治療を受ける。
- 1978年：36歳、ビンロンのハンセン病村へ移る。村で知り合った男性と再婚する。
- 1983年：41歳、夫婦でベンサン病院内のハンセン病村（ベンサン村）に移る。
- 1995年：53歳、夫死去。

妻から病気を怖れられ離婚した男性（42歳）

1991年、29歳の時に右腕の感覚がなくなり、さらに関節の異常が見られるようになった。地元の病院に通院し、投薬治療を受けていた。その後両足の感覚がなくなり、1997年から98年にかけてホーチミンの皮膚科病

院にて治療を受けた。2002年、40歳の時に再び症状が出始め、ベンサン病院で治療を開始する。ベンサン病院へは地元の幼なじみから紹介してもらった。一回目は2002年で、7ヵ月入院した。2回目の入院は2004年。12歳の男の子がいるが、妻が病気を怖れたため、離婚した。
  —1962年：ベトナム南部のロンアン省にて11人きょうだいの6番目として生まれる。
  —1991年：29歳、発症。
  —1997年：35歳、ホーチミンの皮膚科病院で治療を受ける。
  —1999年：37歳、自宅に戻り、投薬治療を続ける。
  —2002年：40歳、ベンサン病院に入院し、治療を受ける。
  —2003年：41歳、治療が終了し、自宅へ戻る。
  —2004年：42歳、再びベンサン病院に入院。この年、妻と離婚。

発症により夫から離婚された女性（65歳）
　1976年、37歳の時に発症し、サイゴンにあったパストゥール研究所病院を受診した。1977年にチョークワン病院で治療を受けた後、1978年からベンサン病院に転院した。1978年から1997年までの間約20年間病院で治療を受けてきた。現在ハンセン病は完治したが、後遺症の治療などで定期的に治療を受けている。他の患者に較べて学歴が高く（高校卒業）、ハンセン病村の子どもたちに勉強を教えている。1965年に最初の結婚、1979年に再婚。
  —1939年：サイゴンにて7人きょうだいの3番目として生まれる。
  —1965年：26歳、結婚。
  —1976年：37歳、発症。サイゴンのパストゥール研究所病院で治療を受ける。
  —1977年：38歳、チョークワン病院で治療を受ける。この年に夫から離婚される。
  —1978年：39歳、ベンサン病院に転院。以後、病院内のハンセン病村（ベンサン村）に移り住み、約20年間にわたり治療を受ける。
  —1979年：40歳、ベンサン村で知り合った男性と再婚。

夫から離婚され子どもを一人で育てている女性（46歳）

1979年、21歳で発症。ベトナム南部のチャーヴィン（Tra Vinh）の皮膚科病院を受診する。姉もハンセン病患者でベンサン村に住んでおり、1990年（32歳）にベンサン病院を紹介され投薬治療を受ける。一年間の投薬治療の後に症状が治まる。36歳で初婚、45歳で出産するが、夫からは離婚されたため子どもを一人で育てている。

- 1958年：ベトナム南部のチャーヴィン（Tra Vinh）にて二人きょうだいの次女として生まれる。姉も後にハンセン病を発症。
- 1979年：21歳、発症。チャーヴィンの皮膚科病院で治療を受ける。
- 1990年：32歳、姉の紹介でベンサン病院を受診する。一年間の治療を受け治癒する。
- 1994年：36歳、地元の男性と結婚。
- 2002年：45歳、第一子が生まれるが、本人が過去にハンセン病だったことを気にした夫から離婚された。

妻から離婚され、宝くじ売りや物乞いをしてきた男性（43歳）

ベトナム中南部のファンラン出身。17歳の時に発症。ファンランの皮膚科病院で治療を受ける。1981年、20歳の時に同じ地元の女性と結婚するものの、その時結婚した女性は1983年に死去。1985年、24歳の時に再婚するものの、再びハンセン病の症状が現れてきたため、病気を怖れた妻から離婚される。1986年、25歳の時にサイゴンへ出てきた。家はなく、宝くじを売るなどして生計を立てていた。その後物乞いとなり、サイゴンのハンセン病村（タンビン村）に収容された。死別した最初の妻との間に子どもが一人おり、その子どもは現在ダナンで洗車の仕事をしているという。

- 1961年：ベトナム中南部のファンランにて9人きょうだいの5番目として生まれる。
- 1978年：17歳、発症。ファンランの皮膚科病院を受診。
- 1981年：20歳、地元で結婚する。
- 1983年：22歳、妻死去。

—1985年：24歳、再婚。しかし、ハンセン病再発のため、妻から離婚される。
　—1986年：25歳、サイゴンへ移動。宝くじ売りなどをして生計を立てる。
　—1988年：27歳、サイゴンのハンセン病村（タンビン村）に収容される。

妻から離婚された男性（68歳）

　少数民族（エデ族）の男性。1967年、30歳の時に発症。右足がかゆくなった。クイニョンのクイホア病院で5年間入院していた。妻と子どもがいたが、治療中に離婚した。1973年からサイゴンのハンセン病村（タンビン村）へ移る。1974年、37歳の時タンビン村で知り合った女性と再婚。1975年から治療のためベンサン病院へ。以後、家族でベンサン病院内のハンセン病村（ベンサン村）に住んでいる。
　—1937年：ベトナム中南部のカインホア省（Khanh Hoa）にて6人きょうだいの末っ子として生まれる。両親はエデ族の出身。
　—1967年：30歳、発症。クイホア病院で5年間治療を受ける。発症当時結婚していたが、病気のため離婚。
　—1973年：36歳、サイゴンのハンセン病村（タンビン村）へ移る。
　—1974年：37歳、タンビン村で知り合った女性と再婚。後に3人の子どもをもうける。
　—1975年：38歳、ベンサン病院に移り治療を受ける。以降、家族でベンサン病院内のハンセン病村（ベンサン村）に移る。

ハンセン病になってから離婚された男性（72歳）

　1959年、22歳の時、手指に腫れやしびれを感じたためパストゥール研究所病院に3年間入院。その後アンザーン省（An Giang）の病院で薬をもらい投薬治療を行っていたが、お金がなくなってしまった。1965年から1970年頃にかけては薬を飲んでいなかった。1975年頃はお金に困って薬を買うこともできず、病院にも行けなかった。また、この頃から傷がだんだんひどくなっていった。1993年、56歳の時にホーチミンの皮膚科病院で左足を切断。1993年12月からベンサン村在住。1959年に結婚していた

が、ハンセン病に罹患したことから離婚した。
- —1937年：ベトナム南部のカーマウにて7人きょうだいの長男として生まれる。
- —1959年：22歳、手指に腫れやしびれを感じる。1961年まで治療のため、サイゴンのパストゥール病院に入院。結婚していたが、罹患のため妻と離婚。
- —1962年：25歳、アンザーン省の病院で投薬治療を受けるが、お金がなくなり治療を中止。
- —1965—70年：28-30歳、薬も飲まず、特に治療を受けずに過ごす。
- —1975年：38歳、潰瘍などの症状がひどくなっていたが、お金がなかったため治療を受けることができなかった。
- —1993年：56歳、ホーチミンの皮膚科病院で左足を切断する。
- —1993年：ベンサン病院内のハンセン病村（ベンサン村）に移る。

ハンセン病によって婚約破棄された男性①（30歳）

1999年、22歳の時に発病。手がしびれていたが、何の病気かわからなかった。やがて指が縮み始めた時、ハンセン病と判明。フエの病院で診察を受け、8ヵ月投薬治療を受ける。その時には入院治療もした。治療中にも手が変形し始めた。2001年、24歳の時に、婚約中の女性から病気を理由に婚約解消を告げられる。2007年、30歳の時に足の手術のためクイホア病院へ入院。目が閉じられなくなっており、クイホア病院にて2007年7月に目の手術をした。
- —1977年：ベトナム中部のフエにて6人きょうだいの長男として生まれる。
- —1999年：22歳の時に発症するが、何の病気かわからなかった。
- —2000年：23歳、フエの病院で投薬治療を受ける。
- —2001年：24歳、婚約していた女性がいたが、病気のため破談となる。
- —2007年：30歳、足の手術のためクイホア病院へ入院。

ハンセン病によって婚約破棄された男性②（36歳）

20代の頃に発病。右足太ももに痺れを感じていたが、その当時はハン

セン病だとわからなかったため、ずっと放置していた。周りから早く治療を受けなさいと言われていたが、受診しなかった。1999年、27歳の時にフエの病院を受診、8ヵ月投薬治療を行う。婚約中の女性がいたが、破談となった。その後治療を受けて治り、3年間自宅で過ごしたが、再びらい反応が現れたため、2007年にフエの病院からクイホア病院を紹介され同年2月に右足の神経の手術を行った。2007年から入院治療を受けているものの、目が閉じられなくなる障害が残った他、足底潰瘍が発生している。

―1972年：ベトナム中部のフエにて9人きょうだいの長男として生まれる。
―1997年：25歳、この頃から右足に異常を感じるが、受診せず。
―1999-2000年：27歳、フエの病院を受診する。婚約中の女性がいたが、病気のために破談となる。
―2000年：28歳、治療が終了し、自宅へ戻る。
―2007年：35歳、フエの病院からクイホア病院を紹介される。同年2月に右足の手術を受ける。

患者同士の結婚

ハンセン病の患者同士で結婚した男性①（77歳）

1948年、21歳で発症。足に斑点が現れたため、サイゴンのチョークワン病院を受診。1956年、再び症状が現れたため、チョークワン病院に再入院。その時、ハンセン病の入院治療を行っていた女性と知り合い、結婚。しかし、生活が苦しく、治療終了後は夫婦でカトリックの施設に保護された。1980年からベンサン病院の障害者棟に移る。1983年、56歳の時メコンデルタの開拓地に入植のため、チャーヴィン（Tra Vinh）に移動する。しかし、農業で生計を立てることができず、中南部ニャチャンのハンセン病村（ヌイサン村）へ移る。32歳の娘がおり、時々遊びに来る。

―1927年：サイゴンのチョロンにて生まれる。きょうだいは多数のため、何人いたか覚えていない。
―1948年：21歳、発症。サイゴンのチョークワン病院を受診

—1956年：29歳、再び症状が現れ、チョークワン病院にて治療を受ける。この時病院で知り合った女性と結婚。
—1958年：31歳、夫婦でカトリックの施設に保護される。
—1980年：53歳、ベンサン病院の障害者棟に移り、約3年間滞在。
—1983年：56歳、家族でチャーヴィンに移る。
—1985年：58歳、ニャチャンのハンセン病村（ヌイサン村）へ移る。

ハンセン病の患者同士で結婚した男性②（66歳）

1946年、8歳の時に発症し、ニャチャンのヌイサン病院を受診した。1958年、20歳の頃、再び症状が現れ始めた。1965年、ヌイサン病院で入院治療を受けていた時に知り合った女性と翌年結婚。妻もハンセン病患者だった。症状が治まったため自宅へ戻り、シクロの仕事をしていた。その後再発し、1979年夫婦でダラットの病院を受診、そこでタンビン村を紹介された。タンビン村では1ヵ月滞在し、同年ベンサン病院内のハンセン病村（ベンサン村）へ移る。子どもは三人おり、時々遊びに来る。

—1938年：ベトナム中南部のカインホア省にて6人きょうだいの2番目として生まれる。
—1941年：8歳、発症。ニャチャンのヌイサン病院で治療を受ける。
—1958年：20歳、ヌイサン病院で投薬治療を開始。
—1965年：27歳、ヌイサン病院にて入院治療を受ける。
—1966年：28歳、治療中に知り合った女性と結婚。
—1967年：29歳、自宅へ戻り、シクロの運転手として生計を立てる。
—1979年：41歳、再発したためダラットの病院を受診する。
—1980年：夫婦でサイゴンのハンセン病村（タンビン村）へ移る。同年、タンビン村の紹介でベンサン病院内のハンセン病村（ベンサン村）へ移る。

ハンセン病の患者同士で結婚したが離婚したという男性（63歳）

1954年、13歳で発症。最初は左の耳に異常を感じた。サイゴンにあったパストゥール研究所病院で半年間治療後、帰宅。その後再発、1968年、27歳の時にチョークワン病院へ一年間入院。退院後カトリックのシスタ

ーに紹介され、1969年ベンサン病院へ移る。以降、ベンサン病院内のハンセン病村（ベンサン村）に在住。1983年、42歳の時、ベンサン村で知り合った元患者の女性と結婚するものの、1986年に離婚。元妻は現在、違う人と再婚したらしいと語る。

—1941年：サイゴンに8人きょうだいの7番目として生まれる。4番目の兄もハンセン病患者となった。
—1954年：13歳、発症。パストゥール研究所病院で治療を受ける。
—1968年：27歳、再発し、チョークワン病院に入院。
—1969年：28歳、ベンサン病院内のハンセン病村（ベンサン村）へ移る。
—1983年：42歳、ベンサン村で知り合った元患者の女性と結婚。
—1986年：45歳、離婚。

ハンセン病の患者同士で結婚したが離婚したという女性（29歳）

少数民族のサティン族出身。1986年、11歳の時に足の機能がおかしくなり、ベンサン病院を受診。ベンサン病院はカトリックのシスターから紹介してもらった。1997年、22歳の時に再び症状が現れ、ベンサン病院へ入院。この時知り合ったクメール人男性と結婚。後に娘が生まれた。夫も同じハンセン病の患者であったが、後になって病気を理由として離婚された。現在は入退院を繰り返しているが、娘を一人で育てている。

—1975年：ベトナム南部フックロン（Phuoc Long）にて7人きょうだいの4番目として生まれる。きょうだいのうち三男と五男も後にハンセン病患者となった。
—1986年：11歳、発症。ベンサン病院を受診する。
—1997年：22歳、再発のためベンサン病院へ入院。この時知り合った男性と結婚。
—2003年：28歳、夫と離婚。

自分から家族と距離を置くケース

家族に迷惑が及ぶことを恐れ、一人でハンセン病村に住む男性（66歳）

1975年、35歳の時、靴ずれで皮膚科を受診したが、そこでハンセン病に罹患していることがわかった。フーイン省の皮膚科病院から薬をもらって2年間飲んでいた。その後、妻が周りからいろいろ情報を得て、いろんな薬を試してみた。しかし、薬を飲んでも足の痛みが治らなかったため、自分からクイホア病院を受診した。1997年、57歳の時に右足の切断手術を受け、1998年に退院。2005年、65歳の時に左足の切断手術を受ける。2000年、60歳の時からクイホア村在住。家族は一緒に住もうと言ってくれているが、近所の人の理解がなく、自分を見る目が冷たいと感じている。病院のハンセン病村に一人で住んでいる方が気楽であり、ストレスにならない。家族にも迷惑をかけなくても済む、と語る。

―1940年：ベトナム中南部ビンディン省アンニョンにて7人きょうだいの2番目として生まれる。
―1975年：靴ずれの治療のため皮膚科を受診したところ、ハンセン病に罹患していることがわかる。
―1975-76年：フーイン省の皮膚科病院にて投薬治療を受ける。
―1977-79年頃：足の痛みを覚える。さまざまな民間療法を試みるが、完治せず。
―1997年：57歳、自らクイホア病院を受診。右足を切断。
―1998年：58歳、クイホア病院退院。
―2000年：60歳、自らクイホア病院のハンセン病村（クイホア村）へ移る。
―2005年：65歳、クイホア病院にて左足を切断。

家族と同居せずにハンセン病村で暮らす男性（86歳）

　1960年、40歳の時に左腕に斑点が現れた。その時ニャチャンのヌイサン病院に一年間入院していたが、手足の感覚がなくなっていた。そこからチョークワン病院に一年以上入院した後、再びヌイサン病院に一年間入院。その時は薬をもらって飲んでいた。その後ファンティエットの自宅へ戻って漁業を営んでいたが、その時には足の感覚がなくなっていた。親戚に医師がおり、子どもがその医師に病気のことを尋ねたらクイホア病院を紹介してくれた。1986年にクイホア病院に入院し、その時に右足を切断。

ここ数年は後遺症の治療を何回も受けており、1、2ヵ月入院した後に、ハンセン病村へ戻るということを繰り返している。毎年一年に一回自宅へ戻るが、家族と同居はせずに病院のハンセン病村で一人生活している。

―1920年：ベトナム中南部のファンティエットにて4人きょうだいの2番目として誕生。
―1960年：40歳、左腕に異変を感じ、ニャチャンのヌイサン病院に一年間入院。
―1961-62年：サイゴンへ行き、チョークワン病院にて入院治療を受ける。
―1963年：再びニャチャンのヌイサン病院で治療を受ける。
―1964年：ファンティエットの自宅へ戻り、漁業を営む。
―1986年：66歳、クイホア病院に入院。右足を切断する。
―1990年：70歳、自宅を離れ、クイホア病院のハンセン病村（クイホア村）で生活を始める。

実家にはよく帰るが家族とは同居しないという男性（85歳）
1953年、32歳の時に右腕に斑点が現れる。その時ダナンのホアヴァン病院で投薬治療を受ける。1953年から1972年の間は自宅で薬を飲んでいたが、1973年、52歳の時に左足薬指を切断。1975年にいったん自宅へ戻る。1999年、78歳の時にクイホア病院の医師がダナンで出張診断を行った際に発見され、クイホア病院にそのまま入院した。同年、クイホア病院で右足の切断手術を受ける。現在はクイホア病院のハンセン病村で生活。以前は農業をしていた。自宅へはよく戻っていて、二週間くらい滞在する。子どもや孫が多いが、家に帰ると孫が近所の友達から「君のおじいちゃんはどうして手足がないの？」と聞かれるので、家族とは同居しないと語る。

―1921年：ベトナム中部のクワンナムにて生まれる。一人っ子。
―1953年：32歳、右腕に斑点が現れる。ダナンのホアバン病院で投薬治療を受ける。
―1953-72年：自宅で投薬治療を行う。
―1973年：52歳、ダナンの病院にて左足指の一部を切断。その後入院治療

を受ける。
―1975 年：54 歳、退院し、自宅へ戻る。農業で生計を立てる。
―1999 年：78 歳、クイホア病院の医師の出張診断により入院治療を勧められ、クイホア病院へ入院。
―2000 年：79 歳、クイホア病院の障害者棟に移る。その後病院内のハンセン病村（クイホア村）へ。

病院の障害者棟で暮らす男性（55 歳）

1972 年、バンメートートの南ベトナム政府軍にいた時、全身が腫れた。その後ニャチャンのヌイサン病院で 1975 年まで 4 年間治療を受ける。その後自宅に戻る。1983 年から 1999 年までの間クイホア病院で治療を受けており、一年に 2、3 回入院する時もあれば、まったく通院しない年もあった。1999 年にクイホア病院で左足を切断してからはずっと障害者棟で生活。現在は実家に戻らない。帰らない理由は「家に帰っても誰もいないし、仕事もないから帰らない」、「娘が 4 人いてみんな結婚したが、娘の結婚相手が自分の病気について理解してくれないので家には戻らない」と語る。実の姉もクイホア病院の障害者棟にいる。
―1951 年：ベトナム中南部のニントゥアンにて 7 人きょうだいの 5 番目として生まれる。3 番目の姉もハンセン病患者だった。
―1972 年：21 歳、南ベトナム政府軍に従軍していた時、全身が腫れた。
―1972-75 年：ニャチャンのヌイサン病院で 1975 年まで治療を受ける。
―1976 年：25 歳、自宅へ戻る。
―1983-99 年：クイホア病院で治療を受ける。治療が終了すると自宅へ戻っていた。
―1999 年：48 歳、クイホア病院にて左足切断。以後、クイホア病院の障害者棟で生活。

「一般の人と暮らすのは難しい」と語る男性（75 歳）

1968 年、37 歳の時に発病し、クイホア病院に 2 年入院。その時は右耳（大耳介神経）が腫れたほか、顔が赤くなり、身体に斑点が現れた。初めて

クイホア病院に入院した時は投薬治療を受けていた。1970年、39歳の時に自宅へ戻り、1976年、45歳の時に再入院。以後現在までクイホア在住。1991年、60歳の時に左腕の切断手術を受けてから障害者棟で生活。中部のクワンガイに家族がいるが、「プライドがあり、一般の人と暮らすのは難しい。必要な時に2、3日しか帰らない」と語る。現在の妻は発病する前に結婚している。

— 1931年：ベトナム中部のクワンガイにて2人きょうだいの長男として生まれる。
— 1956年：25歳、結婚。妻は患者でない。子どもが一人生まれる。
— 1968年：37歳、発症。1969年までクイホア病院で治療を受ける。
— 1970年：39歳、自宅へ戻る。
— 1976年：45歳、クイホア病院に再入院。以後、家族と離れクイホア病院内のハンセン病村（クイホア村）で生活。
— 1991年：60歳、左腕を切断したことを機にクイホア病院の障害者棟に移る。

障害が重くなったので家族と暮らせないと語る男性（73歳）
　子どもの時から右足がしびれていた。1963年、30歳の時に右手指の拘縮が始まり、足に裏穴（足底潰瘍）が空いた。当時南ベトナム政府軍に従軍していたが、クイホア病院から薬をもらって飲んでいた。1963年にクイホア病院に6ヵ月入院。その後退院して軍隊に戻った。1963年から1965年までの間はダナンの皮膚科病院でも薬をもらって飲んでいた。1970年から1980年の間は自宅に戻り、1980年からクイホア病院へ。同年右足切断。1981年から1990年までは自宅に戻ったが、1996年から再びクイホア病院へ。以後、クイホア病院の障害者棟で生活。クワンナムの家へは一年に一回帰るのみで、障害が重くなったこともあり、家族とは一緒に暮らせないという。

— 1933年：ベトナム中部のクワンナムにて4人きょうだいの3番目として生まれる。
— 1963年：30歳、右手指の拘縮と足底潰瘍が発生。クイホア病院に入院し、

6ヵ月投薬治療を受ける。治療終了後軍隊へ戻る。
　―1963-65年：30歳、ダナンの皮膚科病院で投薬治療を受ける（32歳まで）。
　―1970-80年：37歳、自宅へ戻る（47歳まで）。
　―1980年：47歳、後遺症治療のためクイホア病院へ。右足を切断。
　―1981-90年：48歳、自宅へ戻る（57歳まで）。
　―1996年：後遺症治療のためクイホア病院へ。以降、クイホア病院の障害者棟で暮らす。

家族から支援を受けていたケース

弟から養ってもらった男性（72歳）

　1965年、30歳の時に発病。右頬に斑点が現れ、そこの部分だけ感覚がなくなったが、手には感覚があった。その時にはフーインの皮膚科病院に通い、2年間投薬治療を受けていた。その後約30年にわたって自宅で薬を飲みながら60歳くらいまで洗濯業を営んでいた。1994年、60歳になった時、身体に障害が現れ始め、仕事ができなくなったが、弟が養ってくれた。2001年、67歳の時、クイホア病院の出張診断によって発見される。同年、右足の皮膚の移植手術を受けた。2006年、72歳の時に左足の足底潰瘍の治療を受ける。

　―1934年：ベトナム中南部のフーイン省にて5人きょうだいの長男として生まれる。
　―1965年：30歳、発症。
　―1965-66年：フーインの皮膚科病院にて投薬治療を受ける。
　―1967年：33歳、自宅に戻る。洗濯業を営む。
　―1994年：60歳、身体に障害が発生。仕事ができなくなる。
　―2001年：67歳、クイホア病院の出張診断で発見され、クイホア病院で治療を受ける。以後、クイホア病院内のハンセン病村（クイホア村）在住。
―2006年：72歳、左足の足底潰瘍の治療を受ける。

物乞いとなったケース

若年層の物乞い① (男性、37歳)

1987年、20歳の時に発症。サイゴンで仕事をしていた時、手の感覚がなくなり発症に気がついた。その時は何の病気かわからず、人から勧められた漢方薬などを飲んでいた。1989年、22歳の時に皮膚科病院を受診し、ハンセン病に罹患していることがわかる。投薬治療を開始するものの、きちんと薬を服用していなかった。2003年、36歳の時、街中で物乞いをしていたところを共産党の社会奉仕活動によって発見され、保護される。健康診断を受診したところ、ハンセン病患者であることがわかり、ベンサン病院に移送されてきた。

―1967年：ベトナム北部のハータイ省 (Ha Tay) にて6人きょうだいの5番目として生まれる。
―1985年：18歳、サイゴンに移る。
―1987年：20歳、発症。
―1989年：22歳、皮膚科病院を受診し、ハンセン病と診断される。
―2003年：36歳、物乞いをしていたところを共産党の社会奉仕活動によって保護される。

若年層の物乞い② (男性、43歳)

1976年、15歳の時に発症。手の感覚がなくなり、ものが掴めなくなった。皮膚科病院で投薬治療を受け、症状がいったん治まる。1983年、22歳の時に結婚。相手はハンセン病患者ではない。結婚する時、自分が昔ハンセン病の治療を受けていたということは話していなかった。1985年、24歳の時に再び症状が現れた。皮膚科病院を受診し、一年間入院治療を受けたが妻は病気を怖れ、子どもを連れて家を出て行ってしまった。退院後仕事に就くことができず、公園や市場の周辺などで寝泊まりをするようになった。1990年、29歳の時に物乞いをしているところを公安に逮捕され、ベンサン病院に移送される。以後、ベンサン病院内のハンセン病村 (ベンサン村) で生活している。

―1961 年：サイゴンにて 5 人きょうだいの末っ子として生まれる。
―1976 年：15 歳、発症。
―1983 年：22 歳、結婚。
―1985 年：24 歳、再び症状が現れ始める。サイゴンの皮膚科病院にて入院治療を受ける。この間、妻と離婚。
―1986 年：25 歳、退院。仕事がみつからず、物乞いをするようになる。
―1990 年：29 歳、物乞いをしているところを公安に逮捕、ベンサン病院へ移送。以後、以後、ベンサン病院内のハンセン病村（ベンサン村）で過ごす。

少数民族出身者の物乞い（男性、64 歳）

サティン族の男性。30 歳の時に発症。顔に異常を感じた。感染に気づいた時には自宅のあるビンロン（Binh Long）に住んでおり、近くの診療所で薬をもらった。近所の人から「ハンセン病ではないか」と噂されるようになり、一人でサイゴンへ移る。1972 年から 1975 年までサイゴンのハンセン病村（タンビン村）で過ごした後、1975 年から 10 年間ビンロンのハンセン病村で生活する。1985 年、ビンロンのハンセン病村を出てから、サイゴンで物乞いをしていたところ共産党の社会奉仕活動によって保護され、ベンサン病院に移送された。その後再びタンビン村で生活している。

―1940 年：ベトナム南部のビンフック省（Binh Phuoc）にて二人きょうだいの長男として生まれる。
―1970 年：30 歳、発症。
―1972 年：32 歳、サイゴンのハンセン病村（タンビン村）に移り、4 年間過ごす。
―1975 年：35 歳、ビンロンのハンセン病村に移る。以後、10 年間にわたって過ごす。
―1985 年：45 歳、ビンロンのハンセン病村を出て、再びサイゴンへ移動。物乞いをしていたところを共産党の社会奉仕活動によって保護される。その後タンビン村で生活。

夫婦で物乞いをしていたという少数民族出身の男性（61歳）

少数民族であるチャム族出身でイスラム教徒の男性。1963年、20歳の時に発症。クイホア病院に一年間入院したが、その時はフランス人の医師が治療してくれた。退院後、9年間投薬治療を続ける。その間は漁師の手伝いをしていた。その後物乞いをしていたところを逮捕され、南部のソックチャンにあったハンセン病村へ行き、8年間過ごす。ソックチャンのハンセン病村で知り合った女性と結婚する。1981年、38歳の時、サイゴンにて夫婦で物乞いをしている時に逮捕され、サイゴンのハンセン病村（タンビン村）へ移る。娘がおり、妻の出身地であるバックニン（Bac Ninh）で看護の勉強をしている。

— 1943年：ベトナム中南部のニントゥアン省（Ninh Thuan）にて6人きょうだいの長男として生まれる。
— 1963年：20歳、発症。クイホア病院で治療を受ける。
— 1964年：21歳、この年から9年間にわたり投薬治療を行う。
— 1972年：29歳、物乞いをしていて逮捕。ソックチャンのハンセン病村を紹介される。
— 1973年：30歳、ソックチャンのハンセン病村に入所。
— 1975年：32歳、ソックチャンのハンセン病村で知り合った女性と結婚。
— 1980年：37歳、ソックチャンのハンセン病村を退所。サイゴンに移り、夫婦で物乞いとなる。
— 1981年：38歳、物乞いをしていたところを逮捕される。その後、サイゴンのハンセン病村（タンビン村）へ移る。
— 1995年：52歳、ベンサン病院内のハンセン病村（ベンサン村）に夫婦で移る。

女性の物乞い①（81歳）

1963年、40歳の時に発症。地元クイニョンのクイホア病院にて受診。発症当時既婚で5人の子どもがいたが、夫から離婚された。子どもたちはすべて夫が引き取っていった。1966年、43歳の時クイホア病院に入院していた他の患者たちと一緒にベンサン病院にやってきた。1968年、45歳

の時サイゴンで物乞いをしていて公安に逮捕され、再びベンサン病院に移送される。その後、病院内のハンセン病村（ベンサン村）で生活することになる。

- 1923年：ビンディン省クイニョンにて生まれる。きょうだいはなし。
- 1963年：40歳、発症。
- 1965年：42歳、夫から離婚される。
- 1966年：43歳、クイホア病院に入院していた他の患者数人と一緒にベンサン病院へ。
- 1968年：45歳、ベンサン病院を退院。サイゴンへ行き、物乞いとなるが逮捕され、再びベンサン病院へ。この年から病院内のハンセン病村（ベンサン村）で生活する。

女性の物乞い②（63歳）

1977年、36歳の時に発症。ハノイ近郊のハイズオン省（Hai Duong）に住んでいた。1954年、13歳の時にジュネーブ協定によってベトナムが南北に分断されたことにより、カトリック教徒だった両親は共産党政府による弾圧を怖れ、家族でサイゴンへやってきた。発症後はベトナム南部ドンナイ省のハンセン病村（フックタン村）へ移り、一人で住んでいた。フックタン村で3年ほど暮らしていたが、1979年、38歳の時サイゴンにいる家族と一緒に住むため退所。家族の元へ戻ったものの、次第に家に居づらくなり、家を出る。行く先はなかったため、サイゴンで物乞いをしていた。1984年、43歳の時、物乞いをしていたところを公安に捕まり、ベンサン病院へ移送される。後遺症が発生していたため、以後入院治療を受ける。1989年、48歳の時からベンサン病院内のハンセン病村（ベンサン村）に移る。結婚する機会はなく、単身で過ごしてきた。

- 1941年：ベトナム北部のハイズオン省にて4人きょうだいの長女として生まれる。
- 1954年：13歳、家族でサイゴンへ移住。
- 1977年：36歳、発症。ドンナイ省のハンセン病村（フックタン村）へ移る。
- 1979年：38歳、フックタン村を退所。サイゴンの家族のところへ戻る。

―1982年：41歳、家族の元を出るが、行く先がなく物乞いとなる。
―1984年：43歳、サイゴンで物乞いをしていたところを公安に逮捕され、ベンサン病院に移送される。
―1989年：48歳、ベンサン病院内のハンセン病村（ベンサン村）に移る。

女性の物乞い③（65歳）

1947年、8歳の時に発症し、サイゴンのチョークワン病院を受診した。その後投薬治療を受ける。その後、物乞いをして生活していた。1980年頃サイゴンのタンビン区で物乞いをしていた時に公安に逮捕され、ベンサン病院を紹介された。以後、ベンサン病院内のハンセン病村（ベンサン村）で過ごす。発症から逮捕されるまでの間の詳細は不明。

―1939年：サイゴンのチョロンにて5人きょうだいの長女として生まれる。
―1947年：8歳、発症。
―1980年：41歳、サイゴンで物乞いをしていたところを公安に逮捕される。その後、ベンサン病院に移送される。

ハンセン病村を出て物乞いをしていた女性（79歳）

1940年、15歳の時に発症、手の感覚がなくなり身体がやせてきた。いろんな病院を受診するものの原因がわからなかった。1942年、17歳の時にフランス人が建てた病院（ディエンビエンフー病院）で4年間入院、投薬治療を受ける。1948年、23歳の時に再発するが、この時の症状が最もひどかった。1953年、28歳の時からチョークワン病院に5年間入院、その後クイホア病院に18年間入院。55歳の時にタンビン村へ行き二年間過ごした後、物乞いをしていたところを公安に逮捕される。ベンサン病院へは1984年から滞在している。

―1925年：サイゴンにて7人きょうだいの6番目として生まれる。
―1940年：15歳、発症。
―1942年：17歳、ディエンビエンフー病院に入院。4年間にわたって投薬治療を受ける。
―1945年：20歳、ディエンビエンフー病院を退院。

―1948年：23歳、再発。チョークワン病院を受診する。
―1953年：28歳、再びチョークワン病院を受診し、5年間にわたって入院治療を受ける。
―1958年：33歳、クイホア病院に入院。以後、18年間にわたって入院治療を受ける。
―1980年：55歳、サイゴンのハンセン病村（タンビン村）へ。
―1982年：57歳、サイゴンで物乞いをしていたところを逮捕される。
―1984年：59歳、ベンサン病院へ。以後、ベンサン村在住。

物乞いをしていてハノイから連れてこられた女性（34歳）

1990年、18歳の時に両腕と頬に異常を感じ、頬の感覚がなくなった。同年からハノイの地方病院に入院。1991年から1995年までベンサン病院へ入院。1995年に完治したが、胃の痛みなどがあり現在まで8回の入院経験がある。物乞いをしていて捕まり、約1800km離れたベンサン病院へ移送された。

―1972年：ベトナム北部ゲーアン省にて4人きょうだいの2番目として生まれる。下の妹二人もハンセン病患者。
―1990年：18歳、両腕と頬に異常を感じ、ハノイの病院に入院。退院後、物乞いをしていたところを逮捕され、ベンサン病院へ。
―1991-95年：19歳、ベンサン病院に入院（23歳まで）。
―1995年：23歳、ハンセン病が完治するものの、帰る家がないため、以降ベンサン病院内のハンセン病村（ベンサン村）に在住。

夫婦で物乞いをしていたという女性①（70歳）

1951年、17歳の時に発症。近所の人から地域の診療所を紹介され受診する。1954年、20歳の時に結婚するが、だんだん身体に障害が発生してきたため、夫から離婚される。娘が一人いたが、夫に引き取られた。28歳の時にベトナム北部のハンセン病村（フィンロップ村）に移る。1971年、フィンロップ村で知り合った同じハンセン病患者の男性と再婚。1982年、48歳の時サイゴンで物乞いをしているところを逮捕された。健康診断の

結果ハンセン病患者の夫婦ということがわかり、ベンサン病院へ夫婦で移送された。その後ベンサン病院で治療を受けると同時に、病院内のハンセン病村（ベンサン村）に移る。1990年に完治。
  ―1934年：ベトナム北部のナムディン省（Nam Dinh）にて3人きょうだいの長女として生まれる。
  ―1951年：17歳、発症。
  ―1954年：20歳、地元の男性と結婚。
  ―1961年：27歳、夫から離婚される。
  ―1962年：28歳、ベトナム北部のハンセン病村（フィンロップ村）に移る。
  ―1971年：37歳、フィンロップ村で知り合った男性と再婚。
  ―1981年：47歳、夫婦でサイゴンに移る。
  ―1982年：48歳、サイゴンにて夫婦で物乞いをしていたところを公安に逮捕される。その後ベンサン病院へ。
  ―1990年：56歳、完治したと診断される。

夫婦で物乞いをしていたという女性②（68歳）
　北部のフンイーン（Hung Yen）出身。10歳で発症。地域診療所の看護師がハンセン病にかかっていると教えてくれた。1955年、19歳の時に地元の男性と結婚するものの、後に離婚される。1961年、25歳の時、ゲーアン省にあったハンセン病村（フィンロップ村）を紹介され、46歳になるまで生活していた。32歳の時にフィンロップ村で知り合った元患者の男性と再婚。1982年、46歳の時にフィンロップ村を退所するものの、実の家族から一緒に住むことを拒否されたため、夫婦で物乞いとなった。その後、公安に逮捕され、1982年からベトナム南部のハンセン病村（タンビン村）に移り住む。1998年まで滞在。後遺症治療の必要性などから、夫婦でベンサン病院内のハンセン病村（ベンサン村）へ移る。2004年2月、再婚した夫が死去。
  ―1936年：ベトナム北部のフンイーン省にて8人きょうだいの4番目として生まれる。
  ―1946年：10歳、発症。

―1955 年：19 歳、地元の男性と結婚。
―1960 年：24 歳、夫から離婚される。
―1961 年：25 歳、ベトナム北部のハンセン病村（フィンロップ村）に移る。
―1968 年：32 歳、フィンロップ村で知り合った男性と再婚。
―1982 年：46 歳、フィンロップ村を退所。物乞いとなったところを逮捕され、サイゴンのハンセン病村（タンビン村）を紹介される。以降、1998 年までタンビン村に滞在。
―1998 年：62 歳、ベンサン病院内のハンセン病村（ベンサン村）へ移る。
―2004 年：68 歳、再婚した夫死去。

配偶者との死別経験から物乞いとなった女性（73 歳）

1939 年、8 歳の時足に異常を感じた。その後 21 歳になるまでハノイのバックマイ病院で治療を受けていた。1952 年、21 歳の時にバックマイ病院で知り合った同じハンセン病患者の男性と結婚。一男一女をもうけるものの、後に夫は死去する。1959 年、28 歳の時、元患者の男性と再婚。この男性との間には子ども 2 人をもうけるが、二番目の夫も病気で亡くなる。1961 年、30 歳の時に元患者の男性と再々婚し、後に子ども一人が生まれる。その後、北部のハンセン病村を転々とする。1990 年、59 歳、物乞いをしていた時に公安に逮捕される。同年からベンサン病院内のハンセン病村（ベンサン村）に移る。子どもは時々訪ねて来るが、経済的に困窮しているという。

―1931 年：ベトナム北部のナムディン（Nam Dinh）にて 6 人きょうだいの 5 番目として生まれる。
―1939 年：8 歳、発症。以後、ハノイのバックマイ病院で治療を受ける。
―1952 年：21 歳、バックマイ病院で知り合った同じ患者の男性と結婚。一男一女をもうける。
―1957 年：26 歳、夫死去。
―1959 年：28 歳、同じ患者の男性と再婚するが、後に死去。
―1961 年：30 歳、同じ患者の男性と再々婚するが、この男性も後に死去。
―1990 年：59 歳、物乞いをしていたところを逮捕され、ベンサン病院に移

送される。

物乞いをしていて逮捕された男性①（56歳）

1961年、13歳の時に発症し、フエの病院で診察を受けた。クイホア病院で治療を受けた後、1961年から1963年までダナンの病院で入院した。退院後、フエに戻る。その後再発し、1971年から72年までチョークワン病院に入院。その後物乞いをしていたが、公安に逮捕され1977年からベンサン病院に滞在している。現在は完治し、薬は15年飲んでいないとのこと。ベンサン病院で知り合った元患者の女性と結婚し、3人の子どもをもうけた。長女はベンサン病院で看護師、三男はベンサン病院の会計の仕事をしている。

—1948年：ベトナム中部のフエにて7人きょうだいの3番目として生まれる。
—1961年：13歳、発症。フエの病院、クイホア病院、ダナンの病院などで治療を受ける。
—1963年：15歳、ダナンの病院を退院。その後、自宅へ戻る。
—1971年：23歳、サイゴンのチョークワン病院へ入院。
—1972年：24歳、チョークワン病院退院。退院後はサイゴンで物乞いをしていた。
—1977年：29歳、ベンサン病院内のハンセン病村（ベンサン村）へ移る。
—1978年：30歳、ベンサン村で知り合った女性と結婚。3人の子どもをもうける。

物乞いをしていて逮捕された男性②（49歳）

1955年、10歳で発症。右足に異常を感じた。1983年、28歳の時サイゴンで物乞いをしていて公安に逮捕され、ベンサン病院を紹介された。以後、ベンサン病院内のハンセン病村（ベンサン村）に在住。1994年、39歳の時に元患者の女性と結婚し、6歳の子どもがいる。きょうだいは3人いたが、他のきょうだいとは連絡が取れなくなっており、今どこで何をしているかわからない。現在も投薬治療を続けており、2003年、48歳の時に右足を切断した。

―1955 年：ベトナム中部のフエにて 3 人きょうだいの長男として生まれる。
―1965 年：10 歳、発症。
―1983 年：28 歳、サイゴンで物乞いをしていたところを逮捕され、ベンサン病院へ移送される。
―1994 年：39 歳、ベンサン病院で知り合った女性と結婚。子ども一人をもうける。
―2003 年：48 歳、右足膝下を切断。

家族から捨てられ物乞いとなった男性（17 歳）

2005 年、17 歳の時点で発症していた。街中で物乞いをしていたところを公安に逮捕され、ベンサン病院に移送されてきた。ベンサン病院に移送されてきた時点で、皮膚に皮疹が発生していた。発達障害を抱えており、何を聞いてもはっきりと受け答えができない。病院関係者の話によると、発達障害があるため家族から捨てられた可能性が高いという。

―1988 年：サイゴンで生まれる。発達障害があり、出生当時の詳細は不明。
―2005 年：17 歳、発症。物乞いをしていて公安に逮捕される。

ハンセン病による差別

一般病棟で他の患者から恐れられると語る男性（37 歳）

1991 年、23 歳の時に発病。その時は自分で発病していると気がつかず、知人から指摘されてハンセン病ということがわかった。当時は毎月ニャチャンの皮膚科病院で薬をもらっていたが、他に通院している患者が怖がるため、自分で調べてクイホア病院に来た。クイホア病院で知り合った同じ病気の女性と結婚し、現在は妻と共にクイホア村に在住している。手の浅いところは感覚がないが、深いところは感覚があるという。

―1968 年：ベトナム中南部のニャチャンにて 6 人きょうだいの 5 番目として生まれる。
―1991 年：23 歳の頃、身体に異常を感じる。知人からの指摘でハンセン病と判明。ニャチャンの皮膚科病院にて投薬治療開始。同年、クイホア病院

へ転院。
　—1992年：24歳、クイホア病院で知り合った同じ病気の女性と結婚、引き
　　続き病院内のハンセン病村（クイホア村）に滞在。

患者への差別がひどかったためハンセン病村に留まったと語る女性（51歳）

　1970年、14歳の時に発病。左腕がしびれ、顔に斑点が現れた。父もハンセン病患者だったため、父がクイホア病院に連れてきた。治療はいったん終了したものの、当時はハンセン病患者への差別がひどかったため、故郷のダナンには戻らずクイホア村に留まった。投薬治療は7、8年間続けていた。いったん症状は治まったが、再び菌が増え始めたことからその後さらに8年間治療を受けた。通算の治療期間は16年間。
　—1956年：ベトナム中部のダナンにて生まれる。一人っ子で、父もハンセン病患者だった。
　—1970年：14歳の時に発症。父に連れられてクイホア病院へ。以後、病院内のハンセン病村（クイホア村）に滞在しながら治療を受ける。
　—1979年：23歳、クイホア村で同じ患者の男性と知り合い、結婚。2人の子どもをもうける。
　—1980-87年：24歳、再び投薬治療を受ける（31歳まで）。

孤児だったケース

孤児だった女性（69歳）

　1955年、20歳の時に発症。孤児で、当時カトリックの孤児院にいた。シスターに連れられてサイゴンのホアフン（Hoa Hung）診療所、ビンチャンの診療所などで投薬治療を受けた後、サイゴンのチョークワン病院に入院。その後24歳の時にカトリックのシスターからベンサン病院を紹介され、治療を受ける。当時ベンサン病院は開設されたばかりだった。その後、症状が落ち着きカトリックの施設に戻る。1996年、61歳の時にベンサン病院内のハンセン病村（ベンサン村）に移る。以後、後遺症の治療のた

め、村と病棟を行ったり来たりしている。孤児だったため、親もきょうだいもどこに居るかわからない。配偶者はおらず、単身で生活している。
　—1935年：サイゴンにて生まれる。
　—1955年：20歳、発症。サイゴンのホアフン診療所などで治療を受ける。
　—1957年：22歳、チョークワン病院に入院。
　—1959年：24歳、ベンサン病院で治療を受ける。
　—1961年：26歳、以前生活していたカトリックの施設に戻る。
　—1996年：61歳、ベンサン病院内のハンセン病村（ベンサン村）に移る。以後、後遺症の治療のため、村と病棟を行き来する。

孤児で寺にずっと預けられていたという女性（45歳）

1999年、40歳で発症。ある日、気持ちが悪くなりチョーライ病院に1ヵ月入院していた。本人は孤児で、小さい頃から寺に預けられてきた。治療後いったん寺へ帰り、2年間投薬治療を受けていた。その後2000年になって、サイゴンの皮膚科病院に入院し右足の切断手術を受ける。後遺症が発生していたため、ベンサン病院を紹介され治療を受けている。現在、自宅はなく、寺に住んでいる。
　—1959年：ベトナム南部のティエンヤーン省（Tien Giang）にて生まれる。
　—1999年：40歳で発症。チョーライ病院で治療を受ける。
　—2000年：41歳、投薬治療を開始する。同年、皮膚科病院にて右足を切断。
　—2003年：44歳、ベンサン病院を紹介され、入院治療を受ける。

孤児となり物乞いをしていた男性（44歳）

1994年、34歳の時に発症。サイゴンの皮膚科病院を受診し治療を受ける。その後政府から紹介されてベンサン病院に入院。学校は9級（中学校3年）まで進んだが、両親が亡くなったので学校をやめた。その後の生活について、本人によれば「寺に住んでいた」と語る。発症後、物乞いとなり、共産党の社会奉仕活動によって保護され、ベンサン病院に連れてこられた。
　—1960年：ベトナム西南部タイニン省（Tay Ninh）出身。

―1975 年：15 歳、両親が死去し、学校を中退。その後寺に住んでいた。
―1994 年：34 歳、発症。サイゴンの皮膚科病院を受診。その後物乞いとなり、共産党の社会奉仕活動によって保護される。同年からベンサン病院内のハンセン病村（ベンサン村）在住。

宝くじ売りをしながら生きてきた女性（36 歳）

1979 年、11 歳の時に発症。幼い頃から孤児で、両親やきょうだいの顔は知らず、ドンナイ省の孤児院にいた。中部のクワンガイ出身だが、いつサイゴンに来たのかは覚えていない、と語る。発症当時、フックタン村（ベトナム南部のハンセン病村）のユン（Dung）医師が治療してくれた。その後、メコンデルタのキエンヤーン（Kien Giang）やラックヤー（Rach Gia）などのハンセン病村を転々とした後、サイゴンに出て宝くじ売りをしていた。ベンサン病院へは 1990 年に来て、今まで 2、3 回入院している。最初の結婚は病気のため夫から離婚された。現在は同じ病気の患者と再婚。

―1968 年：ベトナム中部のクワンガイ省（Quang Ngai）にて生まれる。
―1979 年：11 歳、発症。
―1988 年：20 歳、この頃、同じ施設出身の男性と結婚するが、後に離婚。
―1990 年：22 歳、ベンサン病院で治療を受ける。
―1996 年：28 歳、ベンサン病院で知り合った同じ患者の男性と再婚。以降、ベンサン病院内のハンセン病村（ベンサン村）に移る。

孤児で、実子との関係も疎遠になった女性（54 歳）

孤児のため、両親のことについては何も知らないと語る。1970 年、20 歳の時に腕の神経がおかしくなり、指の感覚がなくなった。最初サイゴンのチョークワン病院にて治療を受け、足の切断手術を受けた後、ベンサン病院に入院していた。1980 年、サイゴンで物乞いをしていた時に逮捕され、ドンナイ省のハンセン病村であるタンマイ村（Tan Mai）に収容される。1983 年、33 歳の時にタンマイ村で知り合った男性と結婚し、夫婦でベンサン病院内のハンセン病村（ベンサン村）に移る。以後、後遺症治療のため、何度も入院している。息子が一人いるが、現在まったく連絡が取れなくな

っている。
　—1950年：ベトナム南部のドンタップ省（Dong Thap）にて生まれる。
　—1970年：20歳、発症。チョークワン病院を受診し、足の切断手術を受ける。
　—1980年：30歳、物乞いをしていて逮捕され、ドンナイ省のハンセン病村（タンマイ村）を紹介される。
　—1982年：32歳、タンマイ村で知り合った男性と結婚。男児を一人もうける。
　—1983年：33歳、夫婦でベンサン病院内のハンセン病村（ベンサン村）に移る。

社会復帰ができなかったケース

ベンサン病院開設時から入院している男性（86歳）

　中国・広東省にて生まれる。きょうだいはいなかった。1952年、34歳の時、右足に異常を感じた。当時、サイゴンの中華街であるチョロンにあったアンヴィン（An Binh）病院に入院し、治療を受けた。その後投薬治療を続ける。1959年、41歳の時、サイゴンのチャータム教会の神父から当時開設されたばかりのベンサン病院を紹介され入院。入院当時両親は既に他界しており、きょうだいもおらず、独身だったため、以後ベンサン病院内のハンセン病村（ベンサン村）にて生活している。
　—1918年：中国・広東省にて生まれる。
　—1928年：10歳、一家で広東省からサイゴンに移る。
　—1952年：34歳、発症。
　—1959年：41歳、開設されたばかりのベンサン病院に入院。以後、病院内のハンセン病村（ベンサン村）にて過ごす。

投薬治療で完治したものの社会復帰できなかった女性（60歳）

　1958年、14歳の時に発症。その時は何の病気かわからず、いろんな薬を試してみた。1961年、17歳の時に結婚。相手はハンセン病の患者では

なく、一般の男性だった。この男性との間には6人の子どもに恵まれた。手の感覚がなくなるなどの症状が現れたため、1974年、30歳の時にパストゥール研究所病院を受診したところ、ハンセン病に罹患していると判明。1975年、サイゴンの皮膚科病院を受診し治療を受ける。その後、最初に結婚した男性と離婚したが、子どもはすべて父親側に引き取られた。1984年、40歳の時にタンビン村で1ヵ月だけ生活した。同年ベンサン病院に入院し、治療を受ける。投薬治療3年で完治するが、前の夫とは離婚してしまい、できる仕事もないため病院内のハンセン病村（ベンサン村）で過ごしている。その後同じ患者の男性と再婚し、ベンサン村で一緒に暮らしている。妹が一人いるが、妹もハンセン病患者となりベンサン村で生活している。

── 1944年：ベトナム南部のチャーヴィン（Tra Vinh）にて2人きょうだいの長女として生まれる。後に妹もハンセン病患者となった。
── 1958年：14歳、右手に異常を感じたが、ハンセン病とわからなかった。
── 1961年：17歳、結婚。後に6人の子どもをもうける。
── 1974年：30歳、サイゴンのパストゥール研究所病院を受診。
── 1975年：31歳、サイゴンの皮膚科を受診、治療を受ける。
── 1984年：40歳、サイゴンのハンセン病村（タンビン村）に1ヵ月だけ滞在後、ベンサン病院へ移る。ベンサン病院で投薬治療を3年間受け、完治した。以後、病院内のハンセン病村（ベンサン村）で過ごす。
── 1986年：42歳、ベンサン病院にて知り合った男性と再婚。

7年間の治療後に完治するが社会復帰ができなかった男性（67歳）

1952年、15歳で発症、当時左腕の一部の感覚がなくなった。その後、北部のハンセン病村を転々とする。1974年、34歳の時ハノイのハンセン病村であるフィンロップ村（Huynh Lop）に行き、そこで現在の妻と知り合った。症状が消えず、右足の機能障害も発生してきたため、1980年代半ばにベトナム北部から南部へと移り、サイゴンの皮膚科病院を受診した。1987年、皮膚科病院からベンサン病院を紹介され、治療を受けた。治療の期間は1987年から1993年までの7年間に及んだ。1993年には完治し、

現在は薬を飲んでいない。これまでずっとハンセン病村を転々とし、生活の拠点がなかったため、1987年からずっとベンサン病院内のハンセン病村（ベンサン村）で過ごしている。

— 1937年：ベトナム北部のナムハーにて7人きょうだいの3番目として生まれる。
— 1952年：15歳の時に発症。
— 1955年：18歳頃から20歳代にかけて北部のハンセン病村を転々とする。
— 1974年：34歳、北部のハンセン病村（フィンロップ村）に移る。そこで知り合った同じ患者の女性と結婚。後に男子が生まれる。
— 1986年：49歳、家族で北部から南部へ移り、サイゴンの皮膚科病院を受診。
— 1987年：50歳、サイゴンの皮膚科病院からベンサン病院を紹介され、治療を受ける。
— 1990年：53歳、右足の膝下を切断。
— 1993年：56歳、病気が完治する。

完治しているが、ハンセン病村で一人生活し続ける女性（74歳）

1940年、10歳で発症。両頬に異常を感じ、カーマウの病院に入院する。その後自宅で投薬治療を行う。症状が完全に治まらなかったため、1965年、35歳の時にサイゴンのチョークワン病院で治療を受ける。1967年、その時知り合った夫と37歳の時に結婚。当時、ハンセン病の患者夫婦が一般社会で暮らしていくことは困難だったため、1970年、40歳の時からサイゴンのハンセン病村（タンビン村）に移った。1990年、60歳の時に完治している。夫は既に死去、子どももおらず、きょうだいや親類との関係も途切れているため、ハンセン病村で一人暮らししている。

— 1930年：ベトナム南部のカーマウにて4人きょうだいの末っ子として生まれる。
— 1940年：10歳、両頬に異常を感じ、地元の病院で入院治療を受ける。
— 1941年：11歳、自宅で投薬治療を行う。
— 1965年：35歳、サイゴンのチョークワン病院で治療。

―1967 年：37 歳、チョークワン病院で知り合った同じ患者の男性と結婚。
―1970 年：40 歳、サイゴンのハンセン病村（タンビン村）に夫婦で移る。
―1990 年：60 歳、完治したとの診断が下される。

教会のシスターから病院を紹介してもらった男性（75 歳）

1931 年、17 歳の時に左耳に異変を感じ、その後顔が赤くなったが、治療を受けなかった。1952 年、21 歳の時にダナンのトラン病院に入院。当時トラン病院はカトリックが運営しており、教会のシスターが患者のケアを行っていた。トラン病院には 1952 年から 1955 年まで入院し、1955 年、24 歳の時からクイホア病院へ移り治療を受けた。クイホア病院はカトリックのシスターから紹介してもらった。その後投薬治療を 7、8 年続けた。今まで受けたハンセン病の治療については「多数」とのことで、詳細は覚えてない。ずっと単身で過ごし、現在はクイホア病院の高齢者棟で暮らしている。

―1931 年：ベトナム中部のクワンナムにて 5 人きょうだいの 4 人目として生まれる。
―1948 年：17 歳、左耳に異変を感じるが、治療を受けなかった。
―1952 年：21 歳、ダナンのトラン病院にて治療を受ける。
―1955 年：24 歳、クイホア病院へ転院。以後、病院内の高齢者棟で生活。

病院に 47 年間滞在しているという男性（65 歳）

1956 年、15 歳の時に両手に紅斑が現れ、1957 年にダナンの総合病院へ一年入院し治療を受ける。1959 年、18 歳の時にクイホア病院へ入院。クイホア病院へは自分で調べてやってきた。以後、クイホア病院内で過ごす。以前、クイホア病院では生活施設と治療施設は一緒だったが、1995 年、54 歳の時から障害者棟で生活。足に潰瘍ができていたため、2006 年 5 月から 3 ヵ月治療を受けた。足の後遺症の治療は以前に何回も受けている。ずっと結婚せず、単身で過ごしてきた。

―1941 年：ベトナム中部のダナンにて 2 人きょうだいの長男として生まれる。
―1956 年：15 歳、両手に紅斑が現れる。

―1957-58 年：16 歳、ダナンの総合病院へ一年入院。
―1959 年：18 歳、クイホア病院で入院治療を受ける。以後、クイホア病院内のハンセン病村（クイホア村）で生活。
―1995 年：54 歳、クイホア村から病院内の障害者棟に移る。
―2006 年：65 歳、足底潰瘍の治療を受ける。

従軍・戦争経験者

軍隊の健康診断で罹患が判明した男性①（65歳）

ベトナム戦争当時、バンメートートで南ベトナム政府軍に従軍していた。1971 年、30 歳の時に左腕に異変を感じ、軍隊の健康診断でハンセン病に罹患していることが判明。その時は一年間投薬治療を受ける。その後 1975 年まで薬を服用、ベトナム戦争が終結し、1976 年、35 歳の時にフーイン省の皮膚科病院から紹介されてクイホア病院へ。同年、クイホア病院で本格的な治療を受けている。

―1941 年：ベトナム中部のフーイン省にて 2 人きょうだいの長男として生まれる。
―1971 年：30 歳、軍の健康診断でハンセン病に罹患していることが判明。その後投薬治療を続ける。
―1975 年：34 歳、ベトナム戦争終結に伴い除隊。71 年からずっと薬を服用していた。
―1976 年：35 歳、フーイン省の皮膚科病院からの紹介でクイホア病院へ。以後、クイホア病院で 4 回治療を受けている。

軍隊の健康診断で罹患が判明した男性②（59歳）

1968 年、18 歳の時に南ベトナム政府軍に入隊したが、その当時から手足の痺れがあった。1974 年、24 歳の時に軍隊の健康診断で発症がわかった。その後軍隊は除隊となり、1974 年、25 歳の時にニャチャンのヌイサン病院で 5 ヵ月間治療を受ける。1975 年、ヌイサン病院からの紹介でクイホア病院に移り、3 年間入院治療を受ける。1977 年、27 歳の時クイホ

ア病院で知り合った妻と結婚、妻もハンセン病患者。1978年にいったん実家に戻るが、1981年、31歳の時から家族でサイゴンのハンセン病村（タンビン村）に移る。
- ―1950年：ベトナム中南部カインホア省ニャチャンにて4人きょうだいの末っ子として生まれる。
- ―1968年：18歳、南ベトナム政府軍に入隊。
- ―1974年：24歳、ニャチャンのヌイサン病院で治療を受ける。同時に除隊。
- ―1975-77年：25歳、クイホア病院へ移り、3年間治療を受ける。
- ―1977年：27歳、クイホア病院で知り合った同じ患者の女性と結婚。2人の子どもをもうける。
- ―1978年：28歳、ニャチャンの実家に戻る。
- ―1981年：31歳、サイゴンのハンセン病村であるタンビン村に移る。

ベトナム戦争に従軍したクメール人男性（52歳）

メコンデルタのチャーヴィン（Tra Vinh）出身のクメール人。1962年、10歳の時に発症、チャーヴィンにあった米軍病院を受診し、1965年まで治療を続ける。1965年、13歳の時チョークワン病院を受診。1970年、18歳の時に南ベトナム政府軍に徴兵される。1972年、20歳の時に兵役解除。1975年から79年までの間ベンサン病院で治療を受け、完治する。現在は一年に一回の健康診断のみ。最初の結婚はハンセン病のため妻から離婚される。1982年、30歳の時に再婚。子どもを二人もうけた。長女は会社員、長男は教育大学の学生。
- ―1952年：ベトナム南部のチャーヴィンにて3人きょうだいの2番目として生まれる。
- ―1962年：10歳、発症。米軍関連の病院で受診。
- ―1965年：13歳、サイゴンのチョークワン病院に転院。
- ―1970年：18歳、南ベトナム政府軍に徴兵され入隊。
- ―1972年：20歳、兵役解除に伴い除隊。その後自宅へ戻る。
- ―1974年：22歳、結婚。
- ―1975年：23歳、症状再発のため、ベンサン病院を受診。その後1979年ま

で治療を受ける。
—1978年：26歳、病気のため離婚。
—1982年：30歳、治療中に知り合った同じ病気の女性と再婚。子どもが二人生まれる。

南ベトナムの米軍に所属していた少数民族出身の男性（64歳）

少数民族であるサティン族の出身。23歳の時に発症、その当時はベトナム戦争で駐留していた米軍に従軍。当時の階級は中尉だった。軍隊に所属したまま、米軍内で治療を受けていた。1969年、29歳の時、症状が悪化したため、ビエンホアの空港からサイゴンのチョークワン病院へ米軍の飛行機で運ばれた。ベンサン病院はカトリック教会から紹介され、1969年からずっといる。最初の結婚は19歳の時で、相手は同じサティン族出身の15歳の女性だったが、後に離婚。1975年、35歳の時に同じハンセン病患者の女性と再婚。

—1940年：ベトナム中南部のビンロン省にて生まれる。
—1959年：19歳、結婚。
—1963年：23歳、発症。
—1969年：29歳、チョークワン病院にて治療を受ける。同年、ベンサン病院へ。以降、病院内のハンセン病村（ベンサン村）に在住。
—1975年：35歳、同じハンセン病患者の女性と再婚。

南ベトナム政府軍でMPをしていた男性（53歳）

1965年、14歳の時に発症。近所にハンセン病にかかった人が住んでおり、その人からハンセン病だと教えてもらった。1966年にサイゴンのチョークワン病院で投薬治療を受け、症状が治まった。その後、南ベトナム政府軍に入隊し、MP（Military Police, 憲兵）として従軍していた。1971年、20歳の時に再発するが、1973年にはほぼ治っていたため1975年にいったん自宅へ戻る。その後再発し、1975年の年末から1976年の旧正月までベンサン病院に入院した。入院中に知り合った看護師と結婚。サイゴンのハンセン病村であるタンビン村には1978年から在住しており、タンビン村

代表を務めている。
　—1951 年：サイゴンにて 9 人きょうだいの 3 番目として生まれる。
　—1965 年：14 歳、発症。
　—1966 年：15 歳、チョークワン病院にて治療を受ける。
　—1971 年：20 歳、南ベトナム政府軍に従軍中に再発。
　—1973 年：22 歳、米軍からもらった薬でほぼ症状が治まる。
　—1975 年：24 歳、再発のため、ベンサン病院に入院。
　—1976 年：25 歳、ベンサン病院で知り合った看護師と結婚。
　—1978 年：27 歳、サイゴンのハンセン病村（タンビン村）に移る。

数学教師を経て南ベトナム政府軍兵士となった男性（66 歳）
　高校の数学教師を経て、元南ベトナム政府軍兵士（第 25 師団中尉）となった男性。1959 年、21 歳の時に数学の教師になる。1965 年、27 歳の時に従軍し、爆撃機の操縦士となる。1968 年、30 歳の時に、操縦していた爆撃機が攻撃を受けたが、パラシュートで脱出し一命を取り留めた。1970 年、32 歳の時に教員に復帰する。1973 年、35 歳の時に発症し、その年から 1987 年までサイゴンのチョークワン病院にて治療。1989 年、51 歳の時に皮膚科病院で治療。その後ベンサン病院で治療を受け、タンビン村へ移る。
　—1938 年：サイゴンにて 9 人きょうだいの長男として生まれる。
　—1956 年：18 歳、サイゴンの高等師範短大入学。
　—1959 年：21 歳、高校の数学教師となる。
　—1964 年：26 歳、結婚。
　—1965 年：27 歳、南ベトナム政府軍に徴兵され、従軍。
　—1968 年：30 歳、戦闘時に負傷し、米軍関連施設の病院で治療を受ける。
　—1970 年：32 歳、教員に復帰。
　—1973 年：35 歳、発症。1987 年までの間チョークワン病院で治療を受ける。
　—1989 年：51 歳、サイゴンのハンセン病村（タンビン村）に移る。

カンボジアでの戦闘の際に左足を失った男性（51歳）

　1985年、30歳の時に発病。左手の指がむくんできたため針で水を抜いたら悪化したという。兄もハンセン病患者で既にクイホア病院へ入院していたため、2000年、45歳の時にクイホア病院へ移る。2000年からずっと入院していて、途中1、2ヵ月自宅へ戻るという生活を6年間続けている。左足の膝下から切断しているが、1983年、28歳の時にカンボジアで従軍した際に地雷を踏んで負傷したことによる。

　―1955年：ビンディン省にて4人きょうだいの2番目として生まれる。兄もハンセン病患者だった。
　―1978年：23歳、カンボジアでクメールルージュとの戦闘の際、地雷で左足を失う。
　―1985年：30歳、左手に異常を感じる。自宅で投薬治療を行う。
　―2000年：45歳、後遺症悪化のためクイホア病院を受診。

ベトナム戦争時に死体運搬係をしていた男性（70歳）

　ベトナム戦争当時、ベトナム中部のクイニョンで軍隊の死体運搬係をしていた。1993年、57歳で発症し、トゥイフック（Tuy Phuoc）の病院で2年間投薬治療を受ける。ハンセン病自体はMDTによって治ったが、後遺症の治療のため、1995年、59歳の時にクイホア病院へ入院。クイホア病院へは自分で調べて治療を受けに来た。子どもが8人いるが、8番目と10番目の娘がハンセン病で、現在その娘二人とクイホア村に住んでいる。初めて入院した1995年から親の命日などを除いて実家に帰っていない。故郷の家族にはあまり会いたくないと話す。

　―1936年：ビンディン省トゥイフックにて5人きょうだいの3番目として生まれる。
　―1973-75年：37歳、南ベトナム政府軍に従軍、クイニョンで死体運搬係に配属される（39歳まで）。
　―1993-95年：57歳、発症。トゥイフックの病院で投薬治療を受ける（59歳まで）。
　―1995年：59歳、クイホア病院にて後遺症の治療を行う。

戦争の影響を受けた人々

ポルポト政権によって家族が殺害された男性 (65歳)

1956年、18歳の時にカンボジアで発症するが、どのような治療を受けていたかについては不明。1971年、33歳の時にカンボジア内戦（シアヌーク派とロンノル派の戦闘）のためベトナム南部のソックチャンへ移動。この間には既に身体障害が現れ始めていた。その後1977年からドンナイ省ロンタンにあるハンセン病村で約20年間生活し、2002年、64歳の時に後遺症治療のためベンサン病院へ入院。三人きょうだいのうち、一番下の妹は1975年ポルポト軍によって殺害されている。下の弟は63歳でカンボジア在住。妻はカンボジア在住だが、2、3ヵ月に一回はお見舞いに来る。子どもは二人（いずれも娘）、長女はカンボジアのタケオ在住、次女はベトナム南部のロンタンに住んでいる。

— 1938年：カンボジアのコンポンチャムにて3人きょうだいの長男として生まれる。父はベトナム人で、母は中国人。
— 1956年：18歳、カンボジアにいた時に発症。
— 1971年：33歳、カンボジアで内戦が勃発したため、一家でベトナムの父の故郷へ戻る。
— 1977年：39歳、ドンナイ省のハンセン病村へ移る。
— 2002年：64歳、後遺症治療のためベンサン病院へ入院。以後、ベンサン病院内のハンセン病村（ベンサン病院）で生活。
— 1975年：37歳、カンボジアに残っていた妹がポルポト軍によって殺害される。

地雷撤去作業で息子二人を亡くした少数民族出身の男性 (56歳)

コントゥム省出身の少数民族（セダン族）の男性。かつて結婚していたが、妻は死亡（ハンセン病の患者ではなかった）。二人の息子が生まれたが、地雷撤去作業に従事していた時の事故で二人とも死亡。1984年、34歳の時、眉毛が脱落したが、その時は医者にアレルギーだと診断された。1992年、42歳の時にコントゥムにあるタケ病院で4ヵ月ほど治療を受ける。

それ以降の治療回数はたくさんありすぎて覚えていない。クイホア病院はコントゥム病院の医師から紹介され、2001年、51歳の時に治療を受ける。2006年8月まで5回入院している。自宅はコントゥムのタケにあり、治療が終わったらその都度家に帰っている。母語以外にベトナム語や他の少数民族の言語に通じており、病棟では他の少数民族出身の患者の通訳を務めている。

— 1950年：コントゥム省にて4人きょうだいの長男として誕生。少数民族であるセダン族の出身。
— 1984年：34歳、顔に異変を感じ皮膚科を受診するものの、医者からは「アレルギーではないか」との診断だった。
— 1988年：38歳、長男と次男二人が地雷撤去作業中の爆発事故により死去。
— 1992年：42歳、コントゥムの病院で4ヵ月の入院治療を受ける。以後、本人曰く「数え切れないほど」治療を受ける。
— 2001年：51歳、クイホア病院で治療を受ける。以後、2006年までの間で5回の入院治療を受ける。

戦争で夫と子ども6人を亡くした女性（78歳）

1943年、15歳の時に右腕と右足に紅斑が現れてきた。その当時住んでいたクワンナムの診療所で治療を受ける。その後ダナンの病院へ行き、右足を切断する。その後自宅へ戻り、1996年からクイホア病院へ。最近は右足の後遺症の治療を受けていて、また心臓病も抱えている。2005-6年にかけてはあまり後遺症の治療を行っていないが、過去はかなりの回数の後遺症治療を受けている。結婚して7人の子どもがいたが、戦争で夫と子ども6人が死亡。

— 1928年：ベトナム中部のクワンナムにて、8人きょうだいの2番目として生まれる。
— 1943年：15歳、右腕と右足に斑点が現れる。
— 1944年：16歳、ダナンの病院へ行き治療を受ける。
— 1946年：18歳、右足を切断。
— 1950年：22歳、同じ患者の男性と結婚。

—1974 年：46 歳、ベトナム戦争時の戦闘に巻き込まれ、夫と下の子ども 4
　人が死亡。また上の子ども二人は戦死。
—1996 年：68 歳、クイホア病院で後遺症の治療を受ける。以後、病院内の
　ハンセン病村（クイホア村）で生活。

長男と次男が戦死した女性（76 歳）
　1954 年、24 歳の時に発病。右ほほが赤くなり、足の太ももに斑点が現れた。当時、4 ヵ月になったばかりの子どもがいた。カトリック教会の神父によりクイホア病院を紹介され、現在はクイホア村在住。最初に結婚した夫との間には 3 人の子どもをもうけたが、息子二人はベトナム戦争で戦死したほか、夫も他界。娘は結婚して孫がいる。その後は元患者の夫と再婚し、クイホア村の中の障害者棟で生活している。
—1930 年：ベトナム中南部のフーイン省にて 6 人きょうだいの 3 番目として
　生まれる。
—1952 年：22 歳、結婚。
—1954 年：24 歳、顔と足に異常を感じる。クイホア病院にて治療を受ける。
　以後、病院内のハンセン病村（クイホア村）在住。
—1974 年：44 歳、南ベトナム軍に従軍していた長男と次男が戦死。
—1976 年：46 歳、夫死去。
—1979 年：49 歳、クイホア病院にて同じ患者の男性と再婚。

ベトナム戦争後の影響で治療が中断された男性（44 歳）
　1973 年、10 歳の時に足指の感覚がなくなった。祖父もハンセン病患者でチョークワン病院に入院していたため、祖父からベンサン病院を教えてもらった。ベンサン病院には家族が連れてきた。1973 年から 1975 年までベンサン病院で投薬治療を受けるが、1975 年のベトナム戦争終結後の混乱により治療がいったん中断。薬は DDS（ダプソン）の単独治療を受けていた。その後ベンサン病院を退院し、外部で生活するが、1979 年、16 歳の時からからベンサン村在住。職業はバイクタクシーの運転手。二人の子どもがおり（21 歳男、13 歳男）、長男は外の学校でコンピューターの勉強を

している。
- —1963 年：ベトナム南部のビエンホアにて 3 人きょうだいの 2 人目として生まれる。祖父もハンセン病患者だった。
- —1973 年：10 歳、足指の感覚がなくなる。
- —1973-75 年：家族に連れられベンサン病院で治療を受けるものの、1975 年のベトナム戦争終結後の混乱により、治療が一時中断される。
- —1976 年：13 歳、自宅に戻り投薬治療を行う。
- —1979 年：16 歳、ベンサン病院内のハンセン病村（ベンサン村）に移る。
- —1985 年：22 歳、ベンサン村で知り合った同じ病気の女性と結婚。ベンサン村に在住しながら、バイクタクシーの運転手として働く。

中越戦争の発生により北部から中部へ強制移住させられた女性（74 歳）
 1951 年、15 歳の時に発病。臀部と左腕と耳たぶがしびれ始め、やがて頬と耳が硬くなっていった。ハノイのバックマイ病院にも行ったが、特に治療らしきものは受けられなかった。1960 年頃ゲーアン省のハンセン病病院（Quynh lap 病院）に 10 年間入院する。その時知り合った中国人の男性と結婚。しかし、1977 年中越戦争が勃発すると、政府の命令により、中国人と結婚している人間は中部および南部に強制移住させられることとなった。本人も中国人だったため、1979 年、43 歳の時に患者 27 人と一緒にクイホア病院に来た。1979 年当時、リファンピシンを服用していた。1983 年になってベトナムでも MDT が導入された際、一年間にわたって投薬治療を受け直した。
- —1936 年：ベトナム中部フーイン省にて 6 人きょうだいの 4 人目として生まれる。
- —1951 年：15 歳の時に発症。顔や臀部などに異変を感じる。
- —1960 年：24 歳、ゲーアン省にあったハンセン病病院を受診、その後 10 年間入院。
- —1961 年：25 歳、同じ病気で治療中だった中国人男性と知り合い、結婚。その後、北部のハンセン病村（スアンマイ村）で生活する。
- —1977 年：41 歳、中越戦争が勃発。中部のクイホア病院に強制移住の決定

が下される。
——1979年：43歳、他の患者27人と一緒にクイホア病院へ移る。

日本軍の進駐によりラオスからタイへ移動した男性（72歳）

　ベトナム人だがタイで生まれ、タイの小学校に通っていた。その後父がラオスで仕事を始めたが、日本軍が進駐してきたため再びタイへ一家で移動した。1944年、8、9歳頃右足に障害が発生しタイの病院を受診するが原因がわからなかった。1948年、12歳の時に一家でベトナムへ戻ってきた。1978年、42歳の時にクイホア病院で治療を受け始める。1998年、62歳の時に退院したが、まだ身体に菌が残っており、その後ほぼ毎年入院して治療を行っている。右足を切断しており、少しずつ上へ上へと切っていった。6人の子どもがおり、子どもはみんな大卒。下の弟がフエ大学の医学部教授を務めている。

——1936年：タイにて3人きょうだいの2番目として生まれる。
——1944年：8歳頃、右足に障害が発生し、タイの病院を受診するが、原因がわからなかった。
——1948年：12歳、一家でタイからベトナムに戻る。
——1978年：42歳、クイホア病院にて治療を受ける。以後、ほぼ毎年入院治療を受けている。
——1990年：54歳、右足切断。
——2006年：70歳、妻死去。
——2008年：72歳、1990年に切断した右足のさらに上部を切断。

患者を支援する側に回った人々

ハンセン病村で（元）患者を支援する男性（60歳）

　1954年のジュネーブ協定によるベトナムの南北分断に伴い、一家でハノイからサイゴンへ移住。1957年、13歳の時に右足の感覚がなくなった。その時はサイゴン郊外のトゥードゥックにあった病院で診察を受ける。1957年チョークワン病院を受診。1958年、クイホア病院へ。1962年、18

歳の時に再びチョークワン病院で治療を受ける。同年、チョークワン病院で治療中に知り合った女性と結婚。1963 年、19 歳の時にベンサン病院で治療を受ける。ハンセン病を発病したことで、家族からは恐れられた。1966 年、22 歳の時にチョークワン病院へ再入院。1968 年、24 歳の時にはクイホア病院へ移り、治療を継続する。1970 年、26 歳の時にニャチャンのハンセン病村へ行き、一年間入院治療を受けた。1971 年、27 歳の時からサイゴンのハンセン病村（タンビン村）へ夫婦で移る。その後、タンビン村副代表として（元）患者住民の支援にあたっている。

—1944 年：ベトナム北部のバクザン省（Bac Giang）にて 6 人きょうだいの二番目として生まれる。
—1954 年：10 歳、ジュネーブ協定によるベトナムの南北分断に伴い、一家でハノイからサイゴンへ移る。
—1957 年：13 歳、発症。サイゴンのチョークワン病院を受診。
—1958 年：14 歳、クイホア病院で治療を受けるため、サイゴンからクイニョンへ移動。
—1962 年：18 歳、サイゴンに戻り、再びチョークワン病院を受診。同じハンセン病患者の女性と結婚。
—1963 年：19 歳、ベンサン病院で治療を受ける。
—1966 年：22 歳、チョークワン病院へ再入院。
—1968 年：24 歳、クイホア病院で治療を受ける。
—1970 年：26 歳、ニャチャンのハンセン病村へ夫婦で移動。
—1971 年：27 歳、サイゴンに戻り、タンビン村へ夫婦で移り住む。以後、タンビン村在住。

ハンセン病村の代表になった男性 (59 歳)

1959 年、13 歳の時に両耳と両手に異常を感じた。両親にダナン病院に連れて行かれて 3 ヵ月入院した。1961 年から 1967 年までクイニョンのクイホア病院に 7 年間入院。その後サイゴンに戻り、1967 年から 1974 年までチョークワン病院で入院治療を受ける。1974 年、28 歳の時から南部のハンセン病村（ビンミン村）在住。1990 年、40 歳の時からビンミン村の代

表を務める。現在の仕事はベンサン病院のチュック医師から紹介された。現在は完治したが、両手の感覚はない。既婚。妻はハンセン病患者の娘で、8人の子どもをもうける。三女もハンセン病を発症した。次男はベンサン病院で働いており、七女は教員になった。

―1946年：ダナンにて3人きょうだいの末っ子として誕生。
―1959年：13歳の時、両耳と両手に異常を感じた。両親にダナン病院に連れて行かれて3ヵ月入院。
―1961-1967年：15歳、クイホア病院に転院。7年間入院治療を受ける（21歳まで）。
―1974年：28歳、ベトナム南部のハンセン病村（ビンミン村）に移る。
―1990年：44歳、ビンミン村の代表となり、以後住民の世話係を務める。

患者から看護師となった男性（54歳）

ベンサン病院で看護師をしている男性。1974年、22歳の時に全身が腫れたため、サイゴンのチョークワン病院を受診。6ヵ月間薬を服用した。1981年、29歳の時に再び症状が現れ、チョークワン病院に6ヵ月入院。その後一時タンビン村に滞在し、1982年、30歳の時にベンサン病院に2ヵ月入院。1984年からベンサン村在住。現在はベンサン病院の看護師として20年以上働いている。

―1952年：サイゴンにて2人きょうだいの2番目として誕生。
―1974年：22歳、全身に症状が現れ、チョークワン病院にて治療を行う。
―1981年：29歳、再び症状が現れたため、チョークワン病院に入院。退院後、サイゴンのハンセン病村（タンビン村）に滞在。
―1982年：30歳、ベンサン病院に入院。
―1984年：32歳、ベンサン病院のハンセン病村（ベンサン村）に移り住む。この時から看護学校に通い始める。
―1986年：34歳、ベンサン病院の看護師として勤務を始める。

その他のライフヒストリー

2人の子どもをもうけるが1人は養子に、もう1人の子どもは亡くなったという女性(77歳)

クメール族出身の女性。1944年、17歳の時に足が痛くなり、ベトナム南部のロンスィン（Long Xuyen）の病院で受診。1951年、24歳の時、クイニョンのクイホア病院へ行き3年間治療する。1954年からベトナム南部に戻るが、症状が再発したため、1961年、34歳の時からベンサン病院で治療を開始する。1969年、42歳の時に、チョークワン病院で一年ほど治療を受ける。1982年、55歳の時にサイゴンのハンセン病村（タンビン村）へ行き7年間過ごす。その後ベンサン病院の高齢者棟で生活。これまで2回結婚した。1回目は、クイホア病院で知り合った患者と結婚。娘を一人もうけたが、生活が苦しく養子に出した。養子に出した娘の連絡先をなくしてしまい、会うことができないという。2回目はクメール人男性と結婚した。息子が産まれるものの、幼くして亡くなってしまった。

―1927年：ベトナム南部メコンデルタのバックリュウ省にて6人きょうだいの2番目として生まれる。
―1944年：17歳、足に痛みを感じ、ロンスィン病院を受診。
―1951-53年：24歳、クイホア病院にて治療を受ける。その時知り合った男性と結婚。後に娘が生まれる(26歳まで)。
―1954年：27歳、夫死去。娘を育てることができず、養子に出す。この年、南部に戻る。
―1961年：34歳、ベンサン病院へ入院。ベンサン病院で知り合った同じクメール族の男性と結婚。後に息子が誕生。
―1969年：42歳、チョークワン病院で治療を受ける。
―1972年：45歳、息子を病気で亡くす。
―1982年：55歳、サイゴンのハンセン病村（タンビン村）に移り、7年間過ごす。
―1989年：62歳、二番目の夫が死去。それを機にベンサン病院内のハンセン病村（ベンサン村）に移る。

「孤独」という名の女性（69歳）

　1953年、18歳の時に両頬に異常を感じる。1954年、ベトナム南部のバリア（Ba Ria）からドンナイ省のハンセン病村（フックタン村）へ移る。サイゴンの皮膚科病院からドンナイ省の別のハンセン病村（タンマイ村）を紹介され、11年間暮らす。その後、サイゴンにあった熱帯医学センターにて6ヵ月の投薬治療を受ける。結婚していたが、亡くなった夫もハンセン病の患者だった。夫との間に9人の子どもがいるが、長女と次女は亡くなった。自己紹介する時、名前を Cô Đơn（ベトナム語で「孤独」の意味）の Đơn だよ、と教えてくれた。

—1935年：ベトナム北部のフンイーン省にて3人きょうだいの2番目として生まれる。後に兄と妹もハンセン病患者となった。
—1845年：10歳、一家でベトナム南部へ移動する。
—1953年：18歳、両頬に異常を感じる。
—1954年：19歳、ベトナム南部のバリアからドンナイ省へのハンセン病村（フックタン村）へ移る。フックタン村からサイゴンの皮膚科病院に治療のため通う。
—1955年：20歳、別のハンセン病村（タンマイ村）へ移る。その後11年間にわたってタンマイ村で暮らす。
—1957年：22歳、タンマイ村で知り合った男性と結婚。後に子ども9人を設けるが、長男と次女は病気のため亡くなる。
—1966年：31歳、症状が一部再発し、サイゴンの熱帯医学センターにて投薬治療を受ける。
—1985年：50歳、夫死去。
—1986年：51歳、カトリック教会からの紹介により、ベンサン病院内のハンセン病村（ベンサン村）へ移る。以後、ベンサン村で過ごす。

尼僧だった女性（82歳）

　寺で尼僧をしていたことがあり、漢字の仏教書を読むことができる。ベトナム語や漢字も寺で習った。1960年、38歳の時に発症。腕の一部の感覚がなくなった。1963年、41歳の時に当時の南政府大統領であったゴー・

ディン・ジェムによる仏教徒弾圧を経験する。1970年、48歳の時からサイゴンのハンセン病村（タンビン村）に移り住む。
- ―1922年：ベトナム北部のタイビン省で生まれる。きょうだいはたくさんいたので覚えていない。
- ―1945年：23歳、タイビン省からサイゴンへ移る。
- ―1946年：24歳、サイゴンの寺で尼僧となり、その後寺で過ごす。
- ―1960年：38歳、発症。サイゴンにあったチョークワン病院で投薬治療を受ける。
- ―1963年：41歳、仏教徒弾圧を受ける。
- ―1970年：48歳、寺を離れ、サイゴンのハンセン病村（タンビン村）へ移る。以後、タンビン村で生活を送る。

シクロの運転手をしていた男性①（87歳）

1935年、18歳の時右足に異常を感じ、カンボジア近くのチャーヴィン（Tra Vinh）病院で受診。1959年、42歳の時から8年間サイゴンのチョークワン病院に入院。その後、中部のクイホア病院へ移り、3年入院。その後再びチョークワン病院へ。いったん回復し、シクロ運転手を10年続けた。1975年にベトナム戦争が終結した直後、南部のベンサン病院へ移動した。家族は貧乏だったため、1945年、28歳の時に一人でサイゴンへ来た。最初の結婚は1947年、30歳の時で、妻とはチョークワン病院で知り合った。妻もハンセン病の患者だったが、1974年に他界。子どもはいなかった。二回目の結婚は1976年、シクロをしていた時に知り合った妻と再婚。しかし、その妻からは連絡がなく、今はどこで何をしているかわからない。
- ―1917年：ベトナム南部のチャーヴィンにて8人きょうだいの5番目として生まれる。
- ―1935年：18歳、発症。
- ―1945年：28歳、単身でサイゴンへ移動。
- ―1946年：29歳の時に身体の異常を感じて、サイゴンのチョークワン病院を受診。
- ―1947年：30歳、チョークワン病院で知り合った同じ患者の女性と結婚。

― 1959-68年：42歳、サイゴンのチョークワン病院に8年間入院 (51歳まで)。
― 1969-71年：52歳、クイホア病院に転院し、治療を受ける (54歳まで)。
― 1972年：55歳、チョークワン病院に再入院。
― 1973年：56歳、シクロの運転手となる。
― 1974年：57歳、妻死去。
― 1976年：59歳、一般の女性と再婚するものの、現在は連絡が途絶えている。

シクロの運転手をしていた男性②（75歳）

1938年に中国・広東省から母と一緒にベトナムへ移住。1948年、18歳の時に右腕に異常を感じ、チョロンにあったホンバン病院を受診。1959年、現在の3月2日通りにあった病院で治療。その後一度回復し、シクロ運転手を3年ほど続ける。1971年、41歳の時からベトナム南部ドンナイ省のハンセン病村（フックタン村）で生活。ベンサン病院では一度も治療していないが、ベンサン病院の医師が来て治療してくれた。29歳の時に同じハンセン病患者の妻と結婚、5人の子どもをもうける。

― 1930年：中国広東省にて7人きょうだいの末っ子として生まれる。
― 1938年：8歳、中国・広東省から母と一緒にベトナムへ移住。
― 1948年：18歳、右腕に異常を感じ、チョロン（サイゴンの中国人街）にあったホンバン病院を受診。
― 1959年：29歳、サイゴンのフートー病院にて再び治療を受ける。同年、同じ病気で治療中だった女性と結婚。女性は同じ中国広東省の出身だった。その後回復し、シクロの運転手として生計を立てる。
― 1971年：41歳、夫婦でハンセン病村（フックタン村）に移る。

46年後に再発した女性（69歳）

1951年、14歳の時に左足の親指がむくんできて、その後足の親指が欠損する。その時叔母（母の妹）に連れられニャチャンのヌイサン病院を紹介され、4年間入院する。その後いったん自宅に戻り、ニントゥアン（Ninh Thuan）の開拓地に移住するが、その時にはハンセン病は治まっていた。

その後再発し、2001年、64歳の時にクイホア病院に7ヵ月入院、左足を切断する。2002年3月に退院、その後義足で歩いていた。2006年、69歳の時に再入院。

— 1937年：ベトナム中南部のニントゥアン省にて誕生。一人っ子。
— 1951年：14歳、左足親指に異常を感じる。
— 1951–54年：17歳になるまでニャチャンのヌイサン病院で4年間の入院治療を受ける。
— 1955年：18歳、ニントゥアン省の開拓地へ移動。しばらくの間ハンセン病の症状は治まっていた。
— 2001年：64歳、足に異常を感じ、クイホア病院に入院。左足を切断する。
— 2002年：65歳、クイホア病院を退院する。
— 2006年：69歳、症状が再発し始め、再入院。

昔フランスとアメリカが患者にお金をくれたと語る男性（83歳）

1952年、30歳で発症。1955年から1958年までチョークワン病院で投薬治療を受ける。1958年、33歳の時からベンサン病院へ来た。当時ベンサン病院は開設されたばかりで、病院内にあったハンセン病村では4家族26人しか生活していなかった。その後1958年から1970年までベンサン病院に入院。1970年に完治する。ドンナイ省のハンセン病村フックタン村では1970年から現在まで生活している。1955年、33歳の時に同じハンセン病患者の妻と結婚したが、2001年に他界。亡くなった妻との間には、長男が一人いる。1970年当時、フランスとアメリカが患者にお金をくれたと語る。

— 1922年：ソンベー省（当時）にて7人きょうだいの末っ子として生まれる。
— 1952年：30歳で発症。
— 1955年：33歳、チョークワン病院で投薬治療を受ける。同年、同じ病院で治療を受けていた女性と結婚。
— 1958年：36歳、開設されたばかりのベンサン病院に移る。
— 1959–70年：37歳、ベンサン病院にて入院治療を受ける（48歳まで）。
— 1970年：48歳、ハンセン病が完治するものの、一般社会での生活が困難

とのことで、夫婦でハンセン病村（フックタン村）に移る。
—2001年：79歳、妻死去。

6人の子どもが全員教師となった男性（66歳）

　1975年、35歳の時、北部のハイフォンで建設労働者をしていたが、全身の肌に異常を感じハイフォンの皮膚科を受診する。当時、入院治療を受ける場合はゲーアン省まで行かなければならなかったため、自分で薬を飲んでいた。1975年、35歳の時に手が変形し始めた。後にハイフォンからダックノンに移住する。2006年、66歳の時にクイホア病院の出張診断により発見される。妻はダックノンに在住しているが、この病気については理解してくれているという。子どもが6人おり、全員が学校の先生をしている。

—1940年：ベトナム北部のハイフォンにて誕生。一人っ子。
—1975年：35歳、建設労働の仕事をしていた時、全身の肌に異常を感じ皮膚科を受診。投薬治療を受ける。その後、手が変形し始める。
—1978年：39歳、中南部の高原地帯ダックノンに移住。
—2006年：66歳、クイホア病院の出張診断にて発見され、クイホア病院にて治療を受ける。

娘が看護師になったという女性（73歳）

　1955年、23歳の時に右ほほと右目に異常を感じ、パストゥール病院を受診。1958年、26歳の時にサイゴンのチョークワン病院に2年入院し、その時に知り合った同じ患者の男性と結婚。夫婦でクイホア病院に移り、3年間過ごす。その後故郷のミトーへ帰り、1980年からビンミン村で生活している。夫は2003年、71歳の時に他界。4人の子どもがおり、娘はベンサン病院の看護師をしている。

—1932年：メコンデルタのミトーにて4人きょうだいの3番目として生まれる。
—1955年：23歳の時に右ほほと右目に異常を感じ、パストゥール病院を受診。

― 1958-59 年：26 歳、チョークワン病院に 2 年入院。その際に知り合った同じ病気の男性と結婚。
― 1960-1962 年：28 歳、夫婦でクイホア病院に移り、同病院のハンセン病村で過ごす（30 歳まで）。
― 1963-80 年：31 歳、生まれ故郷のミトーへ帰る（48 歳まで）。
― 1980 年：夫婦でハンセン病村（ビンミン村）へ移る。
― 2003 年：71 歳、夫死去。

1950 年代後半、クイニョン市内で患者が集められていたと語る女性（69 歳）

1957 年、20 歳の時に左耳に異変を感じた。その後顔に斑点が現れた。その後、ベトナム中部のクワンナムから移動し、クイホア病院を受診。その当時、クイニョン市内で病院関係者がハンセン病患者を集めてクイホア病院へ移動させるということが行われていた。1957 年、20 歳の時からクイホア村に在住で、夫も元患者だったが、1989 年に亡くなった。

― 1937 年：ベトナム中部クワンナムにて 5 人きょうだいの長女として誕生。
― 1957 年：20 歳、左耳に異常を感じる。その後、クイホア病院を受診。以後、病院内のハンセン病村（クイホア村）に在住。
― 1960 年：24 歳、クイホア病院にて同じ患者だった男性と知り合い結婚。
― 1989 年：52 歳、夫他界。

「生まれつきハンセン病にかかっている」と言われた女性（35 歳）

ジャライ族出身の女性。1976 年、5 歳くらいの時に足裏に斑点が現れたので、周りの人から「生まれつきハンセン病にかかっている」と言われていた。1996 年以前は感染していることがわからなかったので、特に治療を受けたことはなかった。しかし、同じ村の人が以前クイホア病院に入院していたことがあり、ハンセン病に感染しているということを教えてくれた。最初の治療は 1997 年、26 歳の時だった。夫（バナ族）も患者。娘が一人いる。ジャライ語以外にベトナム語での会話もできるため、他の少数民族出身の患者の通訳もしている。

―1971 年：ジャライ省にて 7 人きょうだいの 4 番目として生まれる。きょうだい 7 人のうち 3 人が既に亡くなっている。
―1976 年：5 歳くらいの時、足裏に斑点が現れるが、何の病気かわからなかった。
―1997 年：26 歳、同じ村の人から自分がハンセン病に罹患していることを教えてもらい、クイホア病院を受診。
―2003 年：32 歳、バナ族の男性と結婚。
―2005 年：34 歳、長女を出産。
―2006 年：35 歳、後遺症治療のため、クイホア病院へ 5 回目の入院。

病気のため今まで一度も仕事をしたことがない男性（64 歳）

1952 年、10 歳の時に顔に斑点が現れ、次に両手足に斑点が現れた。1964 年、22 歳の時に足と手に潰瘍ができ、1971 年まで漢方薬と南薬[1]、抗生物質などで治療していた。1971 年、自分からクイホア病院のハンセン病であるクイホア村へ。小さい頃から神経障害が現れたので、現在に至るまでの間仕事をしたことがない。2002 年、60 歳の時からクイホア病院の障害者棟で生活。後遺症の治療はあまり受けていないというが、手足指の拘縮と欠損がみられる。胃が時々痛むので入院して治療を受けるという。

―1942 年：ビンディン省アンニョンにて 5 人きょうだいの末っ子として生まれる。
―1952 年：10 歳、顔と両手足に斑点が現れる。
―1964 年：22 歳、足と手に潰瘍が発生。漢方薬などで治療。
―1971 年：29 歳、自分からクイホア村へ移る。
―2002 年：60 歳、クイホア病院内のハンセン病村から障害者棟へ移る。

3 年間声が出なくなった男性（68 歳）

1951 年、13 歳の時に左大腿部に斑点が現れたが、何が原因なのかわからなかった。しかしその斑点は一年後に自然に消滅したという。その 20

---

[1] 南薬（Thuốc Nam）とは、ベトナムに伝わる伝統医薬を指す。

年後の33歳の時に顔と全身に斑点が現れ、ニントゥアン省で治療を受けた。1982年から1984年の間しゃべれなくなった。1984年にクイホア病院の患者が帰省した際に紹介してもらい、1984年、46歳の時からクイホア村に在住。クイホア病院で5ヵ月薬を飲んでいたら、再び話せるようになった。1998年、60歳の時から障害者棟で生活。右足に潰瘍ができて何回か後遺症の治療を受けたが、最近は後遺症の治療は受けていない。

─1938年：ベトナム中南部のニントゥアンにて6人きょうだいの末っ子として生まれる。
─1951年：13歳、左の大腿部に斑点が現れる。
─1971年：33歳、顔と全身に斑点が現れ、ニントゥアン省で治療を受ける。
─1982年：44歳、突然声が出なくなる。3年間話せなくなったが、理由はわからなかった。
─1984年：46歳、クイホア病院のハンセン病村（クイホア村）に移る。同時に、クイホア病院で投薬治療開始。治療開始後、声が再び出るようになる。
─1998年：60歳、クイホア村からクイホア病院内の障害者棟へ移る。

事故によってハンセン病の罹患が判明した男性（56歳）

少数民族のチャム族出身。1971年、20歳の時に症状が現れていたが、ハンセン病とはわからなかった。1975年、24歳の時に建設作業員として参加していた工事中に事故が起こり、左手を石に挟まれて切断。その時には手や腕の感覚に麻痺があったが、事故発生時までハンセン病だとはわからなかった。その後、ニントゥアン省に自宅に近いファンランの病院にて投薬治療を受ける。薬をもらって飲んでいた。結婚していたが、ハンセン病になってから妻と子が離れていってしまった。治療が終わったらそのままクイホア村にいたいと考えているが、まだ病院が認めてくれていないという。チャム族のイスラム教徒。

─1951年：ベトナム中部のニントゥアン省にて4人きょうだいの末っ子として生まれる。
─1971年：20歳、ハンセン病の症状が現れるが、発症当時ハンセン病とわからなかった。

―1975 年：24 歳、仕事中の事故により左手首から先を切断。事故の入院治療中にハンセン病に罹患していると判明。
―1976-1977 年：25 歳、ファンランの病院にて投薬治療を受ける（26 歳まで）。
―1978 年：27 歳、妻から離婚を切り出され、離婚。以後単身での生活を送る。
―2007 年：56 歳、クイホア病院にて足底潰瘍の治療を受ける。

スズメバチに刺されて妻を亡くした男性（52歳）

1968 年、13 歳の時、右頬に斑点が現れ感覚がなくなった。フエの病院を受診し、6 年間入院。毎日薬を飲んでいた。母がハンセン病の患者だったため、1982 年、27 歳の時に母がクイホア病院に連れてきてくれた。診察を受けたら菌が発見された。クイホア病院に来た 1982 年から一年間ずっと薬を飲んでいた。1985 年、30 歳の時に同じハンセン病の患者だった女性とクイホア村で結婚。長女もハンセン病の患者であるという。2005 年、妻がスズメバチに刺されて死んでしまった。2001 年に目の手術をし、現在はまぶたが閉じられない。

―1955 年：ベトナム中部のフエにて 11 人きょうだいの末っ子として生まれる。母と 10 番目の兄もハンセン病患者。
―1968-73 年：13 歳の時に発症。フエの病院にて 6 年間入院治療を受ける。
―1982 年：27 歳、ハンセン病患者だった母に連れられクイホア病院へ。その後病院内のハンセン病村（クイホア村）へ移り、単身で生活を送る。
―1985 年：30 歳、クイホア村にて同じ患者だった女性と結婚。
―2001 年：46 歳、クイホア病院にて目の手術を受ける。
―2005 年：50 歳、妻がスズメバチに刺され死亡。

ハンセン病のため仕事と家族を失った男性（42歳）

1980 年、15 歳の時に発症。左手の甲に赤い斑点が現れたが、その時は病院に行かなかった。2005 年、40 歳の時にクイホア病院の出張診断で発見された。公務員として事務の仕事をしていたが、病気のため仕事を辞めざるを得なくなった。クイホア病院に最初に入院したのは 2005 年で、そ

の時は 4 ヵ月ほど入院治療を受ける。その後自宅で過ごしていたものの、また出張診断によって病院に入院した。2 回目の入院は 2006 年。2007 年、3 回目の入院治療を受ける。結婚していたが、発病後妻から離婚された。兄と姉がいたが、二人ともダウン症の障害があり、既に亡くなっている。

— 1965 年：ベトナム中部のクワンガイにて 3 人きょうだいの末っ子として生まれる。少数民族であるフレ族（H're）の出身。上の兄と姉は生まれた時からダウン症であった。
— 1980 年：15 歳の時に発症するが、病院で治療を受けなかった。
— 2005 年：40 歳、クイホア病院の出張診断で発見される。公務員として働いていたが、病気のため仕事を辞める。
— 2006 年：41 歳、再び出張診断で症状が確認され、クイホア病院で治療を受ける。発症後、妻から離婚される。
— 2007 年：42 歳、手足の治療を受けるため、再びクイホア病院へ入院。

日本軍から薬をもらっていたという男性（77 歳）

1945 年、14 歳の時に発症。左腕がだんだん縮んできて、左足に潰瘍ができた、臀部の感覚がなくなった。その当時、ベトナム中部のクワンガイに進駐していた日本軍から漢方薬などをもらって服用していたが、効き目はなかった。1950 年、19 歳の時にクイホア病院にいる人が紹介してくれて、クイホア病院へ入院。1954 年までは投薬治療（DDS）を行っていたが、それ以外の治療は特に何も行わなかった。1997 年と 98 年に MDT の一斉治療が行われ、本人も MDT を受けることとなった。10 番目の弟もハンセン病の患者で、同じ時期に発病したという。

— 1931 年：ベトナム中部のクワンガイにて 10 人きょうだいの 4 番目として生まれる。
— 1945 年：14 歳、左腕、左足などに異常を感じる。当時クワンガイに進駐していた日本軍に漢方薬などをもらい、服用していた。
— 1950 年：19 歳、知人の紹介により、クイホア病院を受診。1954 年まで投薬治療を受ける。
— 1954 年：23 歳、クイホア病院内のハンセン病村（クイホア村）に移る。以

後、単身でクイホア村での生活を送っている。

川魚を食べて感染したという男性①（58歳）
　カンボジアで仕事をしていた時、川魚を7、8年間食べていた。1978年、27歳の時に同じ川の魚を食べていた全員がハンセン病になったという。サイゴンのチョークワン病院で治療を受けたが、アレルギー反応やだるさ、身体のかゆみなどが出てきた。1981年、30歳の時にソンベーの病院で治療を受けた。息子が4人いるが、そのうちの3人は医者になった。1983年、32歳の時に完治。現在の職業は運転手。
　—1951年：カンボジア生まれのベトナム人。5人きょうだいの末っ子。
　—1978年：27歳、カンボジア在住時にて発症。
　—1979年：28歳、ベトナムに戻り、チョークワン病院にて治療を受ける。
　—1981年：30歳、ソンベー省（現ビンユーン省）の病院で治療を受ける。
　—1983年：32歳、ハンセン病が治癒する。
　—2009年：58歳、足の指に潰瘍ができ、ベンサン病院で治療を受ける。

川魚を食べて感染したという男性②（58歳）
　漁業に従事していたが、本人いわく「魚を食べてから発病した」という。発症したのは1995年、45歳の時で、全身にかゆみが発生し身体が赤くなった。チョークワン病院の皮膚科を受診し、自宅にて投薬治療を受ける。しかし、ときどき薬を飲み忘れることがあった。1996年、45歳の時にベンサン病院に1ヵ月入院し、治療を受ける。その時には精神障害も発症していた。漁業をしていた時に事故に遭い、左足を切断した。その後ハンセン病の後遺症のため、右手首の切断手術を受ける。1970年、19歳の時に結婚し、3人の子どもがいるが、本人はベンサン村にて一人で生活している。妻はカーマウでエビの養殖をして生計を立てている。
　—1951年：ベトナム南部のベンチェーにて9人きょうだいの2人目として生まれる。
　—1970年：19歳の時に結婚。
　—1995年：44歳、身体全体にかゆみが発生。

―1996 年：45 歳、ベンサン病院にて治療を受ける。

第 4 節　（元）患者のライフヒストリーにみられる特徴

　ハンセン病（元）患者のライフヒストリーにおいてエピファニーとなるイベントはハンセン病の発症である。ハンセン病の発症が患者にもたらす影響とは、スティグマによる離婚や婚約解消、家族関係の疎遠といった家族関係の変容、そして治療の長期化に伴う経済的困窮の発生によりハンセン病村での生活を余儀なくされるという点である。これらの点が、ベトナムにおけるハンセン病（元）患者のライフヒストリーの特徴となっている。
　家族や地域社会からの関係を絶たれた具体的な象徴として挙げられるのは「物乞い」となった（元）患者たちの存在である。物乞いとは、家族や共同体から関係を絶たれ、あるいは自ら関係を絶ち物乞いとなった放浪患者を示す。物乞いをしていたという（元）患者は 30 歳代の若年層から高齢層にまでみられる他、夫婦で物乞いをしていたケースや女性単身者、少数民族出身者などの物乞い経験者の事例もみられた。その他、病気を怖れて子どもが面会に来ない（女性、80 歳）、一般病棟で他の患者から怖がられる（男性、37 歳）といった事例もみられることから、ハンセン病および患者に対する偏見や差別は解消されていないという状況を物語っている。
　家族関係の変化では、家族がお見舞いに来ない、連絡が途絶えるなど家族との関係が疎遠となるケースがみられた他、発症をきっかけとした離婚や婚約破棄などがみられた。子どもがいながらも離婚されるというケースもあり、（元）患者のライフヒストリーにおいてハンセン病に対するスティグマを最もよく象徴する事例である。しかし、家族が本人との関係の継続を望んでいても、家族の経済的事情（子どもが経済的に困窮しているためにお見舞いに来ることができない、など）などにより関係が途絶えがちになっている事例もあり、家族関係の疎遠化はスティグマを原因とするものばかりとは限らなかった。また実の弟に養ってもらいながら生活していた男性のケースや、頻度は少ないものの家族がお見舞いに訪れているケースなども

あり、罹患によってすべての患者が家族との関係が疎遠になるということではない。

しかし、収集されたライフヒストリーの結果では、生まれながらにして孤児だった事例のように、家族との関係をまったく経験しないまま人生を送り、物乞いや宝くじ売りなどを経て治療を受けることとなった（元）患者や、生涯未婚のまま高齢者となった（元）患者などもみられた。その中には「社会復帰ができなかったケース」でみられたように、ハンセン病が完治しながらもハンセン病村に滞在し続け、結果的にハンセン病村が実質的な生活の場所となった者も少なくない。

現在のベトナムではハンセン病対策が確立され、ハンセン病村を離れ一般社会での生活を送るという選択も可能である。客観的にみればハンセン病村は社会から距離を置かれた空間であるものの、「ハンセン病患者である」あるいは「ハンセン病患者であった」という共通性を持つ（元）患者たちにとって、社会の偏見や差別から逃れられ、ハンセン病患者である／あったということを隠さなくとも過ごすことのできる場所として受け止められている。

戦争に関わるライフヒストリー

ベトナムのハンセン病（元）患者固有の特徴として、ライフヒストリーと戦争との関係が挙げられる。ベトナムでは1950年代におけるフランスによる植民地支配からの独立闘争や、ベトナムが南北に分かれて戦ったベトナム戦争（1960-1975）、さらには1970年代後半のカンボジアとの戦争など、ベトナムの歴史において戦争はベトナム人にとって身近な出来事であり、その生活に影響を与えてきた。

ハンセン病（元）患者のライフヒストリーにも戦争の影響は主に二点みられ、一つは兵士として戦争に参加した（元）患者、そしてもう一つは被害者として戦争に巻き込まれたパターンである。前者の場合、ベトナム戦争従軍時に発症が確認されたというエピソードが主であるが、古くは旧宗主国であったフランス軍の兵士をしていた男性や、クメール・ルージュと

の戦闘に兵士として駆り出された男性、アメリカ軍に徴用されたモン族など少数民族出身者も含まれている。

前者に共通するのは、従軍によりハンセン病の罹患が発見され、治療の機会を得ていることであり、特に南ベトナムに従軍していたケースにおいて顕著にみられる。アメリカ軍から持ち込まれた薬によって治療を受けたり、軍の病院で治療を受けるなど、当時のハンセン病治療の水準からみれば比較的程度の良い治療を受ける機会を得ている。しかし、こうしたケースは男性の（元）患者のみに限られている。

対照的に、後者の場合は同じハンセン病患者であっても、戦争の発生により病いと戦争の二重の苦しみを受けたグループである。1979 年に中越戦争が勃発した際、中国人であることを理由にベトナム北部から中部へ強制移住させられた女性患者や、ベトナム戦争の影響で治療が中断されたケースなど、戦争の発生により治療機会や生活の場が失われている。特に女性の（元）患者の場合、夫や子どもが戦死するなどして経済状況が不安定となり、結果的にハンセン病村などでの生活を余儀なくされるケースもみられた。

このように、ベトナムの場合、他国と事情が異なるのは、戦争の発生により治療の機会が奪われ、支え手である家族を失っている（元）患者が一定数存在しているという点に表れているだろう。

［参考文献］

1) Denzin Norman K., 関西現象学的社会学研究会『エピファニーの社会学——解釈学的相互作用論の核心』マグロウヒル出版, 1992; xvii, 266p.

第5章　ハンセン病（元）患者を親に持つ子どもたちの被差別経験と葛藤

第1節　本章における関心と目的

　本章における主要な関心は、ハンセン病村に住む子どもたちが、ハンセン病（元）患者の親を持つという事実によってどのような経験をし、またその経験が子どもたちの意識をどのように変えたのか、そしてハンセン病村で育った子どもたちがハンセン病村という場所をどのように捉え、意味付けているのかという点にある。本章ではこれらの点を踏まえ、①子どもたちの基本的な属性および生活状況の把握、②子どもたちの被差別経験の有無の把握、および被差別経験がある場合はその内容の分析、③被差別経験がもたらす意識変容の分析、という三つの作業課題を設定することによって、ハンセン病村の子どもたちが置かれている状況について明らかにしたい。

第2節　問題の背景

　これまで述べてきたように、ベトナムには「ハンセン病村」と呼ばれる施設が存在し、治療を終えたものの様々な理由によって帰る場所を失った（元）患者およびその家族に生活の場所を提供している。ベトナム語でハンセン病村は「チャイ・フォン」（Trại Phong）と呼ばれ、日本語に直訳すると「ハンセン病患者の村」という意味になる。同様の施設は中国（井芹 2008）[1]や韓国（杉原・周藤 2002）[2]（大町 2010）[3]などの東アジアをはじめ、タイやインドなどの東南・南アジア（Kumar 1983）[4]、さらにアフリカ、南

米（Lesshafft 2010）[5]にまで広く存在している。

　かつてフランスの植民地であったベトナムでは、宗主国フランスのカトリックなどの宗教関係者によって1920年代からハンセン病患者の収容施設がつくられており、1927年にはジーリン療養所（ラムドン省）、1929年にはクイホア療養所（ビンディン省）などが設立されている。これらの施設は、差別や偏見のため定住地を失った放浪患者の収容保護を行い、生活の場所と簡易な医療の提供を行っていた。

　Bangらの指摘によると、ベトナムではハンセン病患者の隔離法が存在しなかったにもかかわらず、多くの患者は自らこうしたハンセン病療養所やハンセン病村へと移動していったという（Bang et al. 2008）[6]。そうした患者の中には罹患をきっかけに家族と疎遠になった者も多く含まれ、ハンセン病村内部で知り合った（元）患者同士で結婚もしくは再婚する者が多く現れた。ベトナムではハンセン病患者に対する出産制限等も存在しなかったため、やがてハンセン病村では患者を親に持つ子どもたちが誕生することとなる。

　子どもたちはハンセン病村で成長し、やがて就学や就労などの機会を通じて外部社会との関わりを持つようになっていく。しかし、子どもたち本人はハンセン病に罹患していないにもかかわらず、ハンセン病村に住んでいるということで偏見をもたれ、しばしば被差別的な経験に遭遇することとなる。

第3節　ハンセン病（元）患者の親を持つ子どもたちに焦点を当てた先行研究

　Enwerejiらはナイジェリアの3ヵ所のハンセン病村において86名の子どもたちを対象に調査を行い、子どもたちが利用可能な保健医療サービスの種類、子どもたちの将来設計、課外活動への参加、教育機会の程度、ハンセン病村にとどまりたい理由などについて聞き取りを行っている（Enwereji et al. 2008）[7]。

その結果、子どもたちはらい菌に感染しているのではないかという偏見を持たれることによって社会的に孤立し、医療や福祉といった社会サービスの利用からも遠ざかっている状態にあるとEnwerejiらは指摘している[7]。また、子どもたちの大部分が何らかの疾病を有しており、健康管理やHIV／AIDSなど疾病予防、避妊や家族計画に関する知識が著しく欠如している状態であると指摘されている[7]。

Enwerejiらの先行研究では、そうした状態に置かれながらも子どもたちの学習意欲は高く、医師や看護師といった職業に従事することを将来の目標とし勉学に励んでいる様子が描き出されている[7]。しかし、子どもたちの親は経済的に貧しく、週4日以上学校に通える子どもは全体の3、4割程度にとどまっているという現状も紹介されている[7]。これらの実情を踏まえ、Enwerejiらは子どもたちに対する無料の教育機会の提供や医療サービスの拡充を訴えている[7]。

Enwerejiらの研究では、ハンセン病の親を持つ子どもたちが置かれている状況とその問題点について一定のアウトラインを描き出しているという点において評価できる。しかし、子どもたちに必要な社会・医療サービスがどの程度行き渡っているのかという問題の分析が主要なテーマとなっているため、親がハンセン病患者であるという属性に起因する子どもたちの被差別経験や精神的な葛藤についてはほとんど触れられていない。

第4節　研究方法

調査対象者と場所

本研究の調査の対象としたのは、直系の祖父母もしくは両親のいずれかがハンセン病（元）患者であり、現在もハンセン病村に家族とともに同居・在住している子どもたちである。

調査を行ったのは、ベトナム南部のハンセン病村4ヵ所（BS村、TB村、PT村、BM村）を対象に行った。これら4ヵ所のハンセン病村は、ハンセ

ン病専門治療施設である病院 B の管轄下に置かれている。各ハンセン病村の概要は以下の通りである（表 5-1）。調査は 2006 年から 2009 年にかけてそれぞれ 8 月に実施し、80 名からデータが得られている。

表 5-1　各ハンセン病村の概要

設立年度	BS村 1959年	TB村 1964年	PT村 1968年	BM村 1974年	合計
（元）患者数	489	181	82	126	878
家族人員数	250	220	250	420	1,140
合計	739	401	332	546	2,018

・病院 B 提供資料より（2009 年提供）
・家族人員数の中には、（元）患者の配偶者や子どもなどが含まれる

調査方法および質問項目

　調査の実施にあたり、まずハンセン病村の管理者に調査の趣旨を説明し、調査への許諾と協力を得た。その後、調査に応じてくれる子どもたちを管理者から紹介してもらい、質問紙を用いた半構成インタビュー法によって質問を行った。

　調査項目はベトナム語によって作成し、①基本的属性、②自己についての情報開示、③周囲の人間関係における理解の程度、④被差別経験の有無、⑤将来の住む場所について、という構成となっている。①の基本的属性については、調査対象者の性別、年齢、出身地、宗教、学歴、進学先の学校の場所、婚姻形態、職業、家族内のハンセン病患者についての質問が含まれている。

　インタビューは筆者がベトナム語で行ったが、ベトナム人コーディネーターに調査アシスタントとして同行してもらい、調査場面において聞き取りの確認を依頼した。こうしたインタビューは初めて、という子どもたちがほとんどで、とりわけ 10 歳代の年少者に対しては質問の意味を一つひとつ確認し、適切な回答が引き出せるように配慮を行った。また調査に関わる精神的圧迫感を軽減するために、遊び場や広場とつながった集会所な

どハンセン病村内部のオープンスペースを調査時に利用させて頂いた。

以上の方法によって集められたデータはIBM SPSS Ver.19 for Macによって統計的処理を行い、有意差についてはx2検定およびFisherの直接確率法によって検定を行い、5％未満を有意水準とした。

倫理的配慮

調査にあたってはホーチミン保健局、ヴィンユーン省（Binh Dương）人民委員会に調査研究の申請を行い、調査ライセンスを取得した上で実施した。ハンセン病村の施設管理者に対しては調査の趣旨と目的をまとめた研究計画書と調査票を提出し、調査研究への協力依頼を行った。子どもたち本人に対しては、調査の趣旨を説明し匿名性の保持を確約するとともに、この調査結果が本人に対して不利益にならないということ患者自治会と保護者に説明した上で同意を得ている。またインタビューに応じる条件として、ベトナム国内で調査結果の公表は差し控えてほしいという要望が寄せられたが、日本を含めた海外での成果発表については許諾を得ている。

第5節　結　果

調査対象者の性別および年齢層別割合

調査対象者の性別構成割合は男性43.8％（35名）、女性56.2％（45名）で、平均年齢は22歳（標準偏差±9.157、最小年齢10歳、最高年齢46歳）となっている。また、10歳代の年齢層が調査結果全体の53.7％を占めている。以下、年齢層別の割合を示す（図5-1）。

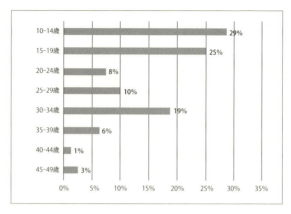

図 5-1　対象者の年齢階層別割合
n ＝ 80

同居家族における(元)患者

　同居家族における（元）患者は誰かという質問に対し、「父」または「母」のいずれか、あるいは祖父母が（元）患者であるという合計は 130 名である（図 5-2、複数回答）。

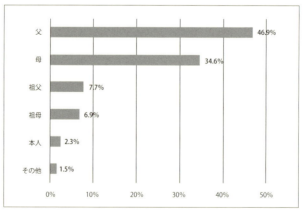

図 5-2　家族内の（元）患者の割合（複数回答）
n ＝ 130
注 1：「本人」は回答者本人がハンセン病患者であるケース
注 2：「その他」には同居する親族などが含まれる

第5章　ハンセン病(元)患者を親に持つ子どもたちの被差別経験と葛藤　191

同居家族の内訳で最も多いのが「父」46.9％（61名）、ついで「母」34.6％（45名）となっており、子どもたちの両親がともに（元）患者である割合は調査結果全体の51.2％（41名）となっている。

婚姻の状況

子どもたちの婚姻経験をみると、未婚者が全体の67.5％（54名）、既婚者が31.3％（25名）、離婚が1.3％（1名）となっている（表5-2）。既婚者の場合、配偶者が「（元）患者の子ども」である割合は56％（14名）、「（元）患者の子どもでない」割合は44％（11名）という結果となっており（図5-3）、既に子どもを持つものも含まれる。

表5-2　年齢層別にみた婚姻の状況

年齢層	人数および%	未婚	既婚	離婚	合計
-19歳	n (%)	43 (53.7%)	0 (0%)	0 (0%)	43 (53.7%)
20-29歳	n (%)	8 (10.1%)	6 (7.6%)	0 (0%)	14 (17.7%)
30-39歳	n (%)	3 (3.8%)	16 (20.1%)	1 (1.3%)	20 (25.2%)
40-49歳	n (%)	0 (0%)	3 (3.8%)	0 (0%)	3 (4%)
合計	n (%)	54 (67.5%)	25 (31.3%)	1 (1.3%)	80 (100%)

n = 80
%は総和の%を示す

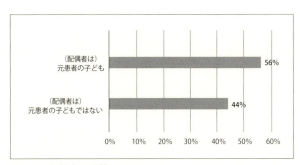

図5-3　配偶者の属性（既婚の場合）
n = 25

子どもたちの教育と学歴

最終学歴別でみた場合、最も多いのが「高校卒業」18.8％（15名）、次いで「専門学校卒業」11.3％（9名）となっている。加えて、現在大学や短大、専門学校などで高等教育を受けている者の数を合算すると、全体の24％（19名）が高等学校以上の教育を受けているという結果となった（表5-3）。ハンセン病村には学校も併設されているが、調査の時点でハンセン病村内部の学校に就学している子どもはおらず、大部分はハンセン病村外部の学校へ進学している。

表5-3 子どもたちの教育と学歴

教育機関	人数および%	就学の状況 卒業	就学の状況 在学中	就学の状況 中退	合計
大学	人数 総和の%	2 2.5%	1 1.3%	1 1.3%	4 5.0%
短大	人数 総和の%	1 1.3%	1 1.3%	1 1.3%	3 3.8%
専門学校	人数 総和の%	9 11.3%	3 3.8%	0 0%	12 15.0%
高校	人数 総和の%	15 18.8%	9 11.3%	1 1.3%	25 31.3%
中学	人数 総和の%	2 2.5%	23 28.7%	3 3.8%	28 35.0%
小学校	人数 総和の%	3 3.8%	3 3.8%	2 2.5%	8 10.0%
合計	人数 総和の%	32 40.0%	40 50.0%	8 10%	80 100.0%

n = 80

子どもたちの現況と職業

全体の半数が「学生」（50％、40名）という結果となり（図5-4）、内訳は「大学・短大生・専門学校生」6.4％（5名）、「高校生」11.3％（9名）、「中学生」28.7％（23名）、「小学生」3.8％（3名）となっている（図5-4）。

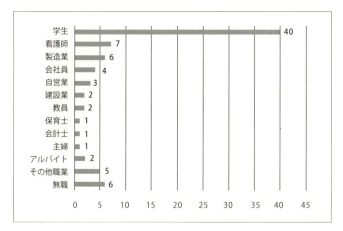

図 5-4 子どもたちの現況と職業
n = 80

「学生」以外で最も多かった回答は「看護師」(7.5%、7名)で、次いで「製造業」(5%、6名)、「その他職業」(5%、5名)という結果となった(図5-4)。また、看護師や教員などの専門職に従事している者の割合は12.6%(11名)となっており、「無職」の占める割合は2.5%(6名)である。

自己の情報開示について

自分の家族について

職場や学校などハンセン病村以外の場所で自分の家族について話題が及んだ場合、周りの人間関係に対して親がハンセン病(元)患者であるという事実を打ち明けるかという点について質問を行った。「周りの人間関係」の範囲とは、ハンセン病村に在住している友人・知人などは除外し、ハンセン病村外部における人間関係のみに限定している。

自分の親について「話す」と回答した割合は全体の33.8%(27名)にとどまり、61.3%(49名)が「話さない」との回答だった。この他に「話すが全部言わない」とする回答が5%(4名)みられた(図5-5)。

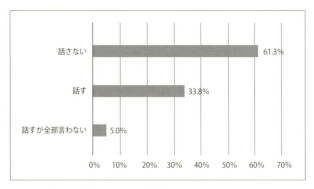

図 5-5　自分の家族についての情報開示
n = 80

住んでいる場所について

　自分がハンセン病村に住んでいるという事実をハンセン病村外部の人間関係において打ち明けるかという質問に対しては、「住んでいる場所について話す」48.8％（39名）、「住んでいる場所について話さない」51.2％（41名）という結果となった（図5-6）。

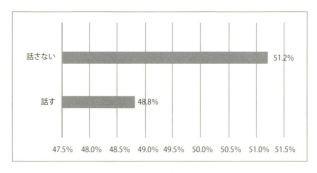

図 5-6　住んでいる場所についての情報開示
n = 80

被差別経験の有無とその内容

　被差別経験の有無については、被差別経験が「ある」との回答が 57.5％

(46名)、「ない」との回答が42.5％（34名）となった。また「被差別経験あり」グループの自由回答からアフターコード化した結果、被差別経験の具体的内容は、①【学校や職場でのいじめ・いやがらせ】、②【学校や職場での無視・仲間はずれ】、③【自分のことを言いふらされる】、④【周囲の無理解】、⑤【周囲からの暴力】の5カテゴリーが抽出された。

【学校や職場でのいじめ・いやがらせ】は、他者から侮蔑的な内容の悪口を言われる、からかわれるなど言葉によるいやがらせ行為が含まれる。自由回答の中では、「ハンセン病患者の子ども」の意である「コン・クーイ」(con cùi)、「チャイ・クーイ」(trai cùi)とからかわれるという回答が最も多かった。

【学校や職場での無視・仲間はずれ】では、「クラスで無視された」、「遊びに誘ってもらえない」、「職場で自分だけ食事に誘ってもらえない」といった回答が含まれている。

【自分のことを言いふらされる】は、子どもたちがハンセン病村から通学・通勤していることを自ら明らかにしていないにも関わらず、偶然にその事実を知った第三者が子どもたちの通う学校や職場に他言するというものである。

【周囲の無理解】は、ハンセン病への無理解によってもたらされる偏見や差別的態度である。友人や同僚ばかりでなく、学校の教師や職場の上司から不安がられる、怖がられるといった回答が含まれていた。

【周囲からの暴力】は、小中学校在学時に周りの友人から殴る、蹴るなどの身体的な暴力が加えられた経験が含まれる。

これらの被差別経験は就学期間中ばかりでなく就職後にも発生がみられ、一人の人間が複数の被差別経験を持つことは少なくない。また、こうしたいじめやいやがらせを受けたことにより学校を中退したり、仕事を辞めるまでに至った深刻なケースもみられた。

周囲の人間の理解

上司・教師の理解

ハンセン病村外部で就労したり外部の学校に進学する場合、子どもたちは勤め先や学校に自宅の住所を提出しなければならない。企業の人事管理担当者や学校の教師はそうした個人情報を通じて、住所などから子どもたちがハンセン病村に在住しているという事実を知りうる場合がある。

上司や教師がそうした事実を知り得た場合、その後どのような態度で子どもたちに接しているのだろうか。職場の上司や学校の教師が自分に対して理解が「ある」と感じている子どもたちの割合は47.5％（38名）、「ややある」は8.8％（7名）、理解が「あまりない」と回答したグループは6.3％（5名）となっている（図5-7）。それ以外の回答として、自分がハンセン病村から通ってきていることを上司や教師に話をしていないので、自分に対して理解があるかどうかわからないという回答が37.5％（30名）という結果になっている。

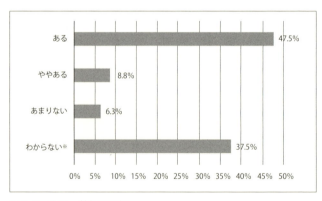

図 5-7　上司・教師の理解
n = 80
※城址や教師に何も話していないので、自分に対して理解があるかどうかわからない、との回答が含まれている。

第5章　ハンセン病(元)患者を親に持つ子どもたちの被差別経験と葛藤　197

同僚や友人の理解

　職場の同僚や学校の友人関係などにおいて、自分に対してどの程度理解があると感じているかという質問であるが、この質問は自分がハンセン病村から通勤・通学しているということが既に周知されているという前提に行っている。

　この質問に対して「理解がある」と回答したグループは48.8%(39名)、「やや理解がある」5%(4名)、理解が「あまりない」と回答したグループは21.3%(17名)という結果となった(図5-8)。また、同僚や友人に対して自分の家族や住所などの情報について一切話していないため、自分に対して理解があるかどうかわからない、という回答が25%(20名)みられた。

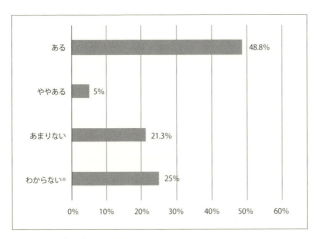

図5-8　同僚や友人の理解
n = 80
※同僚や友人に何も話していないので、自分に対して理解があるかどうかわからない、との回答が含まれている。

仲間の理解と自己開示

　同僚や友人など仲間の理解および自己開示についての回答の関連性をみると、仲間の理解が「あまりない」と感じているグループの場合、家族や住所について「話さない」とする割合が高く($p<.05$、表5-4)、仲間の理解が「ある」と感じているグループの場合は自己開示を行いながら人間関係

を築いていこうとする傾向にあると言える（表5-5）。

表5-4　仲間の理解と自己開示（家族について）

			家族について		合計
			話す	話さない	
仲間の理解	ある*	n	23	20	43
		%	53%	47%	100%
	あまりない	n	3	14	17
		%	18%	82%	100%
合計		n	26	34	60
		%	43%	57%	100%

n＝60
*「ある」の項目に「ややある」の回答（n＝4）を統合
$\chi^2 = 6.3736$、df＝1、p<.05

表5-5　仲間の理解と自己開示（住所について）

			住所について		合計
			話す	話さない	
仲間の理解	ある*	n	30	13	43
		%	70%	30%	100%
	あまりない	n	3	14	17
		%	18%	82%	100%
合計		n	33	27	60
		%	55%	45%	100%

n＝60
*「ある」の項目に「ややある」の回答（n＝4）を統合
$\chi^2 = 13.3723$、df＝1、p<.01

子どもたちの恋愛と結婚

　ハンセン病村内部で交際相手をみつけた場合、恋愛や結婚においてお互いの家族に（元）患者がいるという事実は問題とならない。しかし、村外部の進学先や就職先などで相手から好意を持たれても交際に至らず、自分から関係を絶ってしまうケースがみられた（表5-6）。

　また交際から結婚に発展したケースでは、自分の家族や住所について、

いつ、どのように相手に伝えるかという葛藤がみられた（表5-7）。

表5-6　恋愛と他者との関係性

性別	年齢	職業	他者との関係性
女性	31	看護師	以前、自分のことを好きになってくれた男性もいたが、誘われても自分の家族のことを話すのがいやで、ずっと誘いを断っていた。不審に思ったその男性が後をずっとつけてきたこともあった。
女性	35	縫製業	以前ラジオ番組でハンセン病村と外部の交流の機会を持つプログラムがあった。その時に知り合った男性と手紙のやりとりなどをしていた。相手が会いたいと言ってきたが、自分の家族のことなどを考えて断ってしまった。
男性	45	看護師	看護師の資格を取るためにサイゴンの学校に通っていた時、自分を好きになってくれた女の子がいた。しかし、自分の家が貧乏で、ハンセン病の子どもであるということを話したら絶対嫌われるだろうと思い、仲良くなろうとしなかった。

表5-7　恋愛関係における自己の情報の開示

性別	年齢	職業	自己の情報の開示
男性	32	建設業	現在の妻と交際中、自分の親や住んでいる場所については一切話さなかった。だんだんと結婚の話が出てきたため、勇気を出して妻を実家に誘い、初めて自分の親がハンセン病の元患者であることを打ち明けた。
男性	27	無職	結婚する前、妻と妻の家族にはずっと自分の家族のことを隠していた。婚約した後に初めて自分の家族がハンセン病村に住んでいるということを話した。しかし、妻も妻の家族も理解してくれて、結婚に反対されるということはなかった。

　結婚に際し、相手の家族から反対されたという事例はなかったものの、「結婚式に元患者である祖父を出席させないこと」（男性、29歳、建設業）を要求されたり、「夫の母親が病気を怖れ、生まれた子どもを連れ去ってしまう」（女性、25歳）などの事例がみられた。またある男性は「自分の妻はハンセン病村外部の人間で、現在も妻の両親にはハンセン病村に住んでいると話していない。村の外部に離れの家があるので、そこに住んでいると

いうことにしている」(男性、29歳、会社員)のように、結婚後もハンセン病村に住んでいるという事実を隠している事例もみられた。

被差別経験の有無と自己の情報開示

被差別経験をもつ子どもたちの場合、外部の人間関係において自分の親がハンセン病(元)患者であるということや、自分自身がハンセン病村に住んでいるという事実の情報開示に消極的になるという可能性が考えられる。そのため、被差別経験の有無と自己の情報開示(自分の家族、住所)の関連性について分析を行った(表5-8、表5-9)。

被差別経験の有無と自分の親がハンセン病(元)患者であるという事実の公開について有意差はみられなかったが、被差別経験が「ある」と「ない」グループ双方において、いずれも自分の親について「話さない」とする回答が約6割前後を占めている(表5-16)。被差別経験のあるグループの場合、自分の家族について「話さない」とする割合は65.2%となっており、「話す」との回答と比較すると有意に多くなっている(p<.05)。

表5-8 被差別経験の有無と家族についての情報開示

			家族について		合計
			話す	話さない	
被差別経験の有無	ある	n	16	30	46
		%	34.8%	65.2%	100%
	ない	n	14	20	34
		%	41.2%	58.8%	100%
合計		n	30	50	80
		%	37.5%	62.5%	100%

n = 80
$\chi^2 = 0.341$、df = 1、n.s.

また、被差別経験の有無と住所の開示については有意差がみられ(p<.05)、被差別経験のあるグループの場合、自分がハンセン病村に住んでいるという事実の公開についてより消極的であるという結果になった(表5-9)。

表 5-9　被差別経験の有無と住所についての情報開示

			住所について		合計
			話す	話さない	
被差別経験の有無	ある	n	19	27	46
		%	41.3%	58.7%	100%
	ない	n	22	12	34
		%	64.7%	35.3%	100%
合計		n	41	39	80
		%	51.3%	48.8%	100%

n = 80
χ^2 = 4.2852、df = 1、p<.05

将来の生活の場所について

　将来もハンセン病村に住み続けたいかという質問に対しては、このまま「定住希望」43%（35名）、「転出希望」53.8%（43名）、「どちらでもよい」2.5%（2名）という結果となった。また、きょうだいや夫婦でも定住／転出希望がそれぞれ異なるケースもみられた。

　定住／転出希望それぞれの理由をみると、ハンセン病村に定住を希望しているグループは「家族や友人の存在」、「外部社会での偏見や差別」、「ハンセン病村への愛着感やなじみ」を理由として挙げており、ハンセン病村から転出を希望しているグループでは「村に住むことの精神的負担感」、「仕事や勉強のため」を理由として挙げている（表5-10）。

表 5-10　ハンセン病村への定住希望理由（複数回答）

アフターコード化した カテゴリー	ハンセン病村への主な定住希望理由
家族や友人の存在 （32.3%、n = 20）	・親のそばにいて、親を助けたい。 ・両親と一緒にいたいし、自分自身ここ（ハンセン病村）に残りたいと思っている。 ・友達がたくさんいるので、BS村※に住み続けていたい。 ・BS村※にいると、みんなが助けてくれて世話をしてくれるし、友達もたくさんいるからここに住み続けていたい。

アフターコード化した カテゴリー	ハンセン病村への主な定住希望理由
外部社会での偏見や差別 (25.8%、n = 16)	・まだみんなハンセン病のことを恐れていて、他人の態度が怖いと感じる時があるから。 ・父が元患者で、もし外に住んだら他の人は怖がるかもしれない。
ハンセン病村への 愛着感・なじみ (22.6%、n = 14)	・BM村※は生まれ育った場所。ふるさと。ここでの人間関係もとてもよい。だからずっとここに住んでいたい。 ・なぜなら、僕はここ（ハンセン病村）が好きだから。 ・ここは楽しいから。外には友達があまりいないし、友達の家には遊びにも行かない。
社会経済的理由 (8.1%、n = 5)	・自分がハンセン病患者の子どもということで差別されることは別に怖くはない。しかし、外部で生活するのにはお金がかかる。BM村※に住んでいたいと思うのは、ここで生活している限りはお金がかからないから。
外部社会への適応不安 (3.2%、n = 2)	・外部社会に適応できるか不安。

n = 62
※ハンセン病村の名称

被差別経験の有無と将来の生活の場所について

　被差別経験の有無と住む場所の希望との関連性をみると、「被差別経験がある」としたグループはハンセン病村からの転出希望者の割合が高く、「被差別経験がない」グループの場合はこのままハンセン病村に住み続けたいという定住希望者の割合が高くなっている（表5-11）。住む場所の希望が「どちらでもよい」との回答2名を除外し検定を行った結果（n = 78）、被差別経験があるグループとないグループとでは生活の場所についての希望に有意差がみられた（$p<.05$）。

　この結果からみると、過去に何らかの被差別経験があるグループの場合、可能であればハンセン病村の外部へと生活の場所を移したいと考えていることになる。

表 5-11　被差別経験の有無と将来住む場所の希望

			住む場所の希望		合計
			定住希望	転出希望	
被差別経験の有無	ある	人数	15	29	44
		%	34.1%	65.9%	100%
	ない	人数	20	14	34
		%	58.8%	41.2%	100%
合計		人数	35	43	78
		%	43.8%	53.8%	100%

n = 78
$\chi 2$ = 4.743、df = 1、p<.05

被差別経験と自己の情報開示

　自己の情報開示についての項目（家族および住所）をクロス集計によって確認してみると、「家族や住んでいる場所について話す」(36.3%)というグループと「家族や住んでいる場所について話さない」(48.8%)という二つのグループが抽出された（表5-12）。以下、前者をオープングループ（open group）、後者をクローズドグループ（closed group）とする。この結果から判断すると、ハンセン病村以外の人に対して自分の情報を話さないというクローズドグループが全体の半数近く(48.8%)存在するということが明らかとなった（表5-12）。

表 5-12　自己の情報開示（家族と住所について）

			住所について		合計
			話す	話さない	
家族について	話す	n	29	2	31
	（オープングループ）	%	36.3%	2.5%	38.8%
	話さない	n	10	39	49
	（クローズドグループ）	%	12.5%	48.8%	61.3%
合計		n	39	41	80
		%	48.8%	51.2%	100%

n = 80
%は総和と%を示す

オープン／クローズド双方のグループにおける被差別経験の有無を確認すると、両グループとも被差別経験が「ある」とする回答が多く、特にクローズドグループにおいてその割合が高くなっている（表5-13）。

表5-13 オープン／クローズドグループにおける被差別経験の有無

		被差別経験 ある	被差別経験 ない	合計
オープングループ	n	16	13	29
	%	55.2%	44.8%	100%
クローズドグループ	n	26	13	39
	%	66.7%	33.3%	100%
合計		42	26	68
%		62%	38%	100%

n = 68

10歳代グループにおける定住／転出希望の割合

本調査データ全体の半数以上は10歳代グループによって占められている。その10歳代グループにおける定住／転出希望の割合を比較すると、10歳代前半のグループ（10-14歳）ではハンセン病村への「定住希望」が高いのに対し、10歳代後半のグループ（15-19歳）ではハンセン病村からの「転出希望」の割合が逆転している（表5-14）。

表5-14 10歳代グループにおける将来の住む場所の希望

年齢層		定住希望	転出希望	どちらでもよい※	合計
10-14歳	n	16	6	1	23
	%	70%	26%	4%	100%
15-19歳	n	7	12	1	20
	%	35%	60%	5%	100%
合計	n	23	18	2	43
	%	53%	42%	5%	100%

n = 43
※住む場所はハンセン病村でも外部でもどちらでもかまわないという回答

定住／転出希望の回答結果から「どちらでもよい」（n = 2）の回答を除外し Fisher の直接確率法によって検定を行ったところ、「10-14 歳」と「15-19 歳」のグループとでは住む場所の希望について有意差がみられた（p<.05）。

また、10 歳代の二つの年齢カテゴリーと被差別経験の有無のデータを見ると、10 歳代前半グループでは被差別経験者が少ないのに対し、10 歳代後半では被差別経験を持つ者の割合が逆転している（表 5-14）。このデータについて同様の検定を行うと、10 歳代前半グループと 10 歳代後半グループとでは有意差がみられ（p<.05）、10 歳代後半グループでは被差別経験を持つ者の数が有意に多くなっている（表 5-15）。

表 5-15　10 歳代グループにおける被差別経験の有無

年齢層		被差別経験の有無 ある	被差別経験の有無 ない	合計
10-14 歳	n	5	18	23
	%	22%	78%	
15-19 歳	n	11	9	20
	%	55%	45%	
合計	n	16	27	43
	%	37%	63%	100%

n = 43
$\chi^2 = 5.0654$、df = 1、p<.05

他者との関係における困難性

オープングループにおける被差別経験者の割合は 55.2％（表 5-21）となっているが、オープングループの場合、過去に被差別経験があったとしても積極的に自己開示を行い、人間関係を形成しようとしている点が特徴的である。たとえば、ある女性（看護師、31 歳）の場合、小学校時代にいじめられるなどの被差別経験を持つが、現在では自分からハンセン病村に住んでいるということを周りに話しているという。また、友人もたくさんお

り、職場の上司や同僚との関係も良好であると語る。ある女性（専門学校生、19歳）の場合、中学校で仲間はずれに遭うなどのいじめを経験したが、現在の友人たちには自分がハンセン病村に住んでいるということを話し、友人も自宅に遊びに来たりするという関係を保っている。

　一方クローズドグループの場合、被差別経験によって自己の情報開示に消極的になったと考えられる事例がみられた。たとえばある女性（会社員、35歳）の場合、小中学校に通っている時期、友達から殴られたりするという経験を持っていた。中学校進学後もいじめは続き、中学2年生で中退を余儀なくされた。現在の職場でもみんなが自分のことを怖がっているため、ハンセン病（元）患者である両親のことや住んでいる場所について話すことはできない。住んでいる場所について尋ねられた時にはハンセン病村とは言わずあいまいに濁しているという。

　またある女性（27歳、保育士）の場合、過去に被差別経験があり自己の情報開示に消極的であったが、仲良くなった男性ができたため自分がハンセン病村に住んでいるということを告白した。しかし、その後男性からの連絡が途絶えがちになり、関係は自然に消滅してしまったという。同様に、ある女性の場合（14歳、中学生）も過去に被差別経験があったが、学校の友達がどこに住んでいるか尋ねてきたので「ハンセン病村に住んでいる」と正直に話した。それ以来友人は怖がってしまい、距離を置かれるようになってしまった。

　人間関係の親密さと自己の情報開示の程度は比例すると仮定した場合、自分についてあいまいにしなければならない部分が多いほど他者と親密な関係を形成することは困難となる。しかし、以上の事例にみられるように子どもたちにとって自己の情報開示を行うということは、他者から距離を置かれ学校や職場などで孤立してしまうかもしれないというリスクをもたらし得るのである。

　とりわけ被差別経験がある子どもたちの場合、自己の情報開示に慎重になるのは当然であり、親しくなった人がいても自己の情報をどう打ち明け、どのように相手との距離を保つべきなのかという葛藤を抱えることとなる（表5-16）。

第 5 章　ハンセン病 (元) 患者を親に持つ子どもたちの被差別経験と葛藤　207

表 5-16　他者との関係における自己の情報開示について

性別	年齢	職業	自己の情報開示
女性	23	会社員	今まで自分がハンセン病村に住んでいるということを一部の親友は知っているが、他の友だちには話していない。友だちを家に連れてくる時もあるが、〝ハンセン病村〟と看板が掲げられている正面入り口からではなく、裏の通り道から案内するようにしている。自分がハンセン病村に住んでいるということを知られたくないため。友だちには、〝TH 村 ※1 に住んでいる〟としか話さず、BM 村 ※2 に住んでいるとは言わない。
男性	18	農業	小学校 4、5 年の時に〝コン・クーイ（con cùi, ハンセン病患者の子どもの意）〟と言われていじめられたことがある。きっと怖がるだろうから、まわりの友達には自分の住んでいる場所についてなるべく話さないようにしている。遊びに来てくれる友達がいても、元患者である祖父には会わせないようにしている。
女性	19	学生	親しい友達だったら話すけれど、あまり事情を知らない人から「なぜここ（ハンセン病村）に住んでいるのか」と聞かれることがある。そういう場合、詳細に理由を話すのを避けてしまう。
男性	13	学生	友達にからかわれるのが怖くてどこに住んでいるか話していないし、友達も自分がどこに住んでいるか誰も知らない。だから誰も遊びに来ない。どこに住んでいるのか聞いてくる友達はいるけれど、本当のことは話さず病院の周辺に住んでいると答えている。

※1. 行政上の町村の名称
※2. ハンセン病村の名称

　過去の被差別経験により自己の情報開示に消極的な子どもたちの場合、「ハンセン病とは何も関係のない自分」を呈示しながら他者との関係を維持し、被差別経験の発生を事前に回避しようとする心理的な機制がうかがえる。

子どもたちに対する周囲の理解

　一方で、子どもたち本人が差別や偏見を怖れていたとしても、周囲の人間がまったく無理解であるとは限らないということも調査結果によって明

らかになっている。本研究のデータでは、職場の同僚や学校の友人が「理解がある」「やや理解がある」との回答が53.8％（39名）（図5-8）、職場の上司や学校の教師は「理解がある」との回答が56.3％（45名）（図5-7）と、職場や学校などの人間関係においても子どもたちに対し一定の理解が進んでいる状況にある。

　たとえばある女性（31歳、看護師）の場合、看護学校時代には親しい友人に対しても一切自分の家族や住所について一切話していなかった。やがて結婚することとなったが、結婚式を挙げるため看護学校時代の友人数名をハンセン病村に招いたところ、友人たちは「どうして今まで（ハンセン病村に住んでいるということを）教えてくれなかったの？」という反応だったという。

　またある男性（19歳、大学生）の場合、誰にも自分がハンセン病村に住んでいることを話していなかったが、進学先の外部の中学校ではなぜかみな自分がハンセン病村に住んでいるということを知っていた。しかし、いじめられたりするということはなく、ごく普通の交友関係を保っている。この例と同様にある中学生の女子（13歳）の場合も、友人たちは特に怖がりもせずハンセン病村にある自宅へ遊びに来たりしているという。また自分の情報について「親友には話す」とする回答が一定数みられたが、子どもたちにとって「親友」とは、ハンセン病村出身であるという事実を直接的あるいは間接的に知り得ても、距離を置かずに親密な関係を保ってくれている存在であるということがうかがえる。

　ハンセン病村の子どもたちが多く通っている外部の学校では教員がハンセン病について授業を行ったり、学級内でハンセン病村の子どもたちに対していじめなどが発生しないように配慮しているケースもみられた。「先生が家まで来て宿題を手伝ってくれた」（男性、15歳、高校生）という回答も複数みられ、子どもたちの置かれた立場に理解を示し、勤務時間外においてもさまざまな形で支援を行っている教員の様子がうかがえる。こうした教員たちは、子どもたちがハンセン病村から通ってきているということに精神的な負担を感じさせないよう、クラスでハンセン病への啓発教育を行うなど子どもたち同士が自然な人間関係を結べるような働きかけを行っ

ている。

　しかし、「高校時代、国語の授業でハン・マック・トゥ（Hàn Mặc Tử, 1912-1940、ベトナムの国民的な詩人であり、ハンセン病の患者であった）の詩が取り上げられたことがあった。その時先生からハンセン病についても説明があったが、自分が（ハンセン病村から通って来ていることで）注目されるような感じがして悲しくなってしまった」（女性、19歳、大学生）といった回答にみられるように、こうした教員による働きかけも子どもたちの側からするt複雑な心境をもたらす場合もあるようだ。

　また、「以前学校の先生が〝ハンセン病は怖い病気だ〟と話していたことがあった。それ以来誰にも自分がハンセン病村に住んでいるということは話していない」（女性、16歳、高校生）、「学校の先生は普通に接してくれているが、ちょっと怖がっている感じがする」（女性、14歳、中学生）といった回答にみられるように、ハンセン病に対して理解がない、あるいはハンセン病を怖れている教員が存在していることも明らかになっている。

ハンセン病村に住むということ

　「将来の住む場所についての希望」の質問において、ハンセン病村からの転出を希望するグループで最も多くその理由として挙げられたのは「ハンセン病村に住むことの精神的負担感」との回答であった。また、定住を希望するグループの場合でも「外部社会での偏見や差別の存在」を理由とする割合が一定数みられ、両グループとも外部社会でのハンセン病に対する偏見や差別の存在を感じているということが明らかとなっている。また転出希望グループの場合、被差別経験者の割合が有意に高かったことから、自らの被差別体験がベースとなり外部社会での生活の志向性につながっているものと解釈される（表5-11）。

　一方、定住希望グループで最も多い理由は「家族や友人の存在」（32.3%）であり、「ハンセン病村への愛着感・なじみ」（22.6%）という回答を含めると、定住希望グループはハンセン病村を一つの「コミュニティ」として捉えていることがわかる（表5-10）。しかし、定住希望グループの中にも被

差別経験を持つ者が一定数いることから（34.1%、15名）、ハンセン病村に住んでいることについて何も葛藤を感じていないということではない。子どもたちは「家族や友人たちと一緒に暮らすことができる」ことに価値を見出し、ハンセン病村に対して「生まれ育った場所への愛着感」を抱いていると考えられる。

また、「家族や友人の存在」、「ハンセン病村への愛着感・なじみ」という定住希望理由は10歳代前半（10-14歳）のグループに集中していることから、年齢が近い集団において同胞感覚が形成され、ハンセン病村に対する愛着感やコミュニティとしての一体感が共有されていると考えられる。

10歳代グループの特徴

10歳代前半グループの場合、村外部の小中学校への進学などで外部社会での人間関係を持ち始めた段階にあり、他の年代グループより外部社会との接触は比較的少ない。そのため被差別経験者の割合が低く、また定住希望者の割合も高くなっていると考えられる。

表5-15のデータから考えると、①外部との関わりにおいて子どもたちの被差別経験が発生するのは10歳代前半から後半にかけての時期であるということ、②10歳代前半の定住希望グループの場合、今後の被差別経験の有無によっては転出希望へと変わる可能性がある、ということが言えるだろう。また、被差別経験がある子どもたちの場合、ハンセン病村からの転出希望者の割合が有意に高くなっていることからもこの点が裏付けられる。

しかし、被差別経験のみが転出希望の要因となっているわけではない。なぜなら転出希望グループの場合、「自分のやりたい仕事や勉強のため」にハンセン病村から転出したいという回答も含まれているためである（表5-17）。

第 5 章　ハンセン病(元)患者を親に持つ子どもたちの被差別経験と葛藤　211

表 5-17　ハンセン病村からの転出希望理由例

性別	年齢	学年	転出希望理由例
女性	13	中学生	外に出ていろんな勉強をしてみたい。たとえば社会での交渉術やコミュニケーションの勉強をしてみたい。
女性	14	中学生	ここから学校に通っていると差別されることがある。だから将来は外で生活したい。外で生活していれば差別されることはないから。もっと勉強したいし、外で暮らしていれば勉強する機会もいろいろある。将来は化学の勉強をしたい。そして、食物の成分分析や検査の仕事をしたい。
男性	15	高校生	将来は外で生活したい。外の方が仕事を探しやすいから。できれば家族で一緒に外部で生活したい。将来は建築関係の勉強をしたい。

　将来への夢や希望を持ち、自分の人生の可能性を拡げようとするのは、子どもや若者が抱く当然の希求である。10歳代後半グループの場合、「ハンセン病村に留まることによって自分のやりたいことが制限される」ことに対する不便さを感じている様子がうかがわれ、被差別経験とともに転出希望の要因を形成していると思われる。

　また希望する将来の職業・職種も10歳代では「ITエンジニア」(大学生、男性、19歳)、「イラストレーター」(中学生、女性、13歳)、「小児科の医師」(中学生、女性、13歳)、「スポーツ選手」(中学生、女性、13歳)、「義足製作の仕事」(中学生、男性、15歳)、20歳代では「音響関係の仕事」(専門学校生、男性、21歳)、「看護師」(短大生、女性、21歳)、「ホテルのレセプション係」(大学生、女性、20歳)など多岐に渡っており、現代的な感覚を有した若者の姿が浮かび上がってくる。

[参考文献]
1)　井芹和幸『中国湖南省ハンセン病快復者村——ワークキャンプ報告』ハンセン病市民学会年報　2008: 217-223.
2)　杉原たまえ，周藤明子『韓国におけるハンセン病患者・回復者による「定着村」

の成立過程』村落社会研究　2002; 8 (2): 12-23.
3) 大町麻衣『韓国ハンセン病「定着村」とそこに生きる人々の視点』恵泉アカデミア 2010; 15: 45-64.
4) Kumar A., Anbalagan M. Socio-economic experiences of leprosy patients. Leprosy In India 1983; 2: 314-321.
5) Lesshafft H., Heukelbach J., Barbosa J.C. Perceived social restriction in leprosy-affected inhabitants of a former leprosy colony in Northeast Brazil. Lepr Rev. 2010; 81: 69-78.
6) Bang P.D., Suzuki K., Ishii N., et al. Leprosy situation in Vietnam -reduced burden of stigma. Japanese journal of leprosy 2008; 77: 29-36.
7) Enwereji Ezinna, E., Eke Reginald, A., Enwereji Kelechi, O., et al. Services Available to Children of Leprosy Patients in Leprosy Settlements in Abia and Oyo States of Nigeria 2009.

第6章　ハンセン病(元)患者のQOL

第1節　本章の目的

　第3章でみたベトナムにおけるハンセン病(元)患者の実態調査では、対象者の70.1%に可視的身体障害の発生がみられ、年齢層別にみると60歳代と70歳代に集中していた。またMDTが導入される以前に発病した(元)患者の多くは現在もなおハンセン病による後遺症に苦しみ、重い身体障害のためにハンセン病村等での生活を余儀なくされるといった状況に置かれているという状況が明らかとなった。

　一般社会での生活が困難となることにより大部分の(元)患者は専門治療施設やハンセン病村が実質的な終の棲家となり、それらの場所で人生を完結させる可能性が高くなっている。その点から考えると、施設や病院といった日常生活の場所におけるQOL（Quality of life 生活の質）を高めることが(元)患者の処遇改善にとって必要であると考えられる。

　本章では、そうした状況を踏まえ、ベトナムのハンセン病(元)患者のQOLについて明らかにすることを目的とする。

第2節　ハンセン病患者のQOLについての先行研究

　ハンセン病患者のQOLについての把握を試みたJoseph（Joseph 1999）[1]、Tsutsumiら（Tsutsumi et al. 2007）[2]、J-Gあんら（J-G An et al. 2009）[3]、Protoら（Proto et al. 2010）[4]、Lustosaら（Lustosa et al. 2010）[5]などの先行研究においては、一般群と比較してハンセン病患者のQOLは有意に低いという結果が

報告されている。例えば Tsutsumi らがバングラデシュで行った調査では、患者群は身体的および精神的領域の QOL が一般群より低くなっており、教育を受けた期間、読み書き能力、世帯年収などの社会経済的状況が一般群より有意に低いという結果が示されている[2]。また Tsutsumi らの研究では、男性患者群の場合、身体障害の発生している患者群の方が発生してない患者群より QOL スコアが低くなっているほか、精神的領域におけるスコアも障害発生患者群の方が低く、心理的なサポートや介入の必要が説かれている[2]。

志賀（志賀 2002）がタイのハンセン病療養所に入所している（元）患者を対象に行った研究では、社会的関係の程度、周囲環境、地域への浸透度という3点から QOL の把握を試みている[6]。また Kataoka ら（Kataoka et al. 1998）はらい予防法廃止直後の時期に日本国内のハンセン病療養所において入所者の QOL 調査を実施している[7]。Kataoka らの研究では入所者の治療の状況、身体的領域、精神的領域、社会的関係について調査が行われているが、年齢層を74歳以下と75歳以上にグループ化し性別で比較した場合、身体的領域のスコアは男女とも74歳以下グループが高いのに対し、精神的領域における生活の満足度では75歳以上グループ女性のスコアが74歳以下グループ女性より低いという結果となっている[7]。また精神的領域における生活の満足度についても75歳以上グループ女性の方が74歳以下グループ女性よりスコアが高いという結果が示されている[7]。

QOL の測定においては、何らかの健康関連 QOL（Health-related QOL）が用いられるが、健康関連 QOL は「包括的 QOL 尺度」と「疾患（症状）特異的 QOL 尺度」の二つに大別される（福原＆鈴鴨 2011）[8]。以上に挙げた先行研究において、志賀は独自に測定スケールおよび項目を作成[6]、Kataoka らの研究では身体的領域の把握に ADL および IADL に関する項目、精神的領域の把握に Delighted terrible scale が用いられているが[7]、Joseph[1]、Tsutsumi ら[2]の研究では WHOQOL-BREF、J-G An[3] ら、Proto ら[4] の先行研究では DLQ、Lustosa ら[5] の研究では SF-36 といった QOL 評価尺度が用いられている。

これらのうち、WHOQOL-BREF（World Health Organization Quality of Life

Assessment BREF）および SF-36（The Medical Outcomes Study 36 Item Short Form Health Survey）は特定の疾患を持つ患者に限定しない包括的 QOL 尺度であり、DLQI（Dermatology Life Quality Index）は、皮膚疾患に焦点を当てた疾患（症状）特異的 QOL 尺度である。

第3節 方　法

　ベトナム国内にある2ヵ所のハンセン病専門治療施設（それぞれ病院 A および病院 B とする）において、一年以上滞在している患者および元患者（本章では以下「患者群」とする）を対象とし、QOL 尺度を用いてその生活の質の状態の調査を行った。

　本研究の対象としたのは、現在両病院においてハンセン病に関する治療を受けているグループと、ハンセン病によって生じた後遺症などの治療を受けているグループである。今日、ハンセン病は MDT によって身体障害を残すことなく回復が可能であるとされているが、新規患者であっても既に身体障害が発生しているケースもみられたことや、身体障害によって社会復帰が困難になる事態が予想されるため、患者および元患者（患者群）を調査の対象とした。

　それぞれの病院の立地であるが、病院 A のある市の人口規模は約 31 万人、農業や漁業などの産業が中心であるが、近年は自然の景観を生かしたリゾート開発なども進められている。病院 A は市街中心地から国道に入り車で 7km ほど移動後にある小高い岩山に囲まれた海沿いの低地に位置している。国道から病院に至るまでの山道は高低差があるため徒歩での移動は難しく、病院スタッフが移動する際にはバイクや車などを利用している。一方の病院 B は、ベトナム南部の主要大都市から 40km ほど離れた郊外の省に位置している。病院 B のある省の人口は約 160 万人で、近年工業団地の誘致や経済投資が行われていることもあり急速に開発が進んでいるエリアであるが、病院の周辺は静かな農村のたたずまいを残した環境である。

調査にあたってはまず両病院に調査依頼を行い、管理者および患者自治会の許可を得た上で、調査に応じてくれる患者群に対して自己記入式で調査を行った。QOL の測定には包括的健康関連 QOL である SF-36v2（SF-36 の改訂版）を使用した。SF-36v2 は健康状態に価値付けをしないプロファイル型尺度であり（竹上＆福原 2012）[9]、人間の生活を身体的健康度および精神的健康度の二つの側面から捉え、八つの下位尺度によって QOL を測定する。身体的健康度の下位尺度は身体機能、日常役割機能（身体）、身体の痛み、全体的健康感、精神的健康度の下位尺度としては活力、社会生活機能、日常役割機能（精神）、心の健康といった項目がある（表6-1）。SF-36v2 のスコア評価は 0-100 点となっており、その得点が高いほど QOL の状態が高いと判断される。また、健康関連指標としての SF-36v2 の妥当性とその解釈については様々な先行研究によって実証されている（Fukuhara et al. 1998）[10]。

表 6-1　SF-36v2 の下位尺度について

下位尺度	得点の解釈 低い	得点の解釈 高い
身体機能 PF (Physical functioning)	健康上の理由で、入浴または着替えなどの活動を自力で行うことがとても難しい	激しい活動を含むあらゆるタイプの活動を行うことが可能である
日常役割機能（身体） RP (Role Physical)	過去 1 ヵ月間に仕事や普段の活動をした時に身体的な理由で問題があった	過去 1 ヵ月間に仕事やふだんの活動をした時に、身体的な理由で問題がなかった
身体の痛み BP (Bodily pain)	過去 1 ヵ月間に非常に激しい体の痛みのためにいつもの仕事が非常にさまたげられた	過去 1 ヵ月間に体の痛みはぜんぜんなく、身体の痛みのためにいつもの仕事がさまたげられることはぜんぜんなかった
社会生活機能 SF (Social functioning)	過去 1 ヵ月間に家族、友人、近所の人、その他の仲間とのふだんの付き合いが、身体的あるいは心理的な理由で非常にさまたげられた	過去 1 ヵ月間に家族、友人、近所の人、その他の仲間とのふだんの付き合いが、身体的あるいは心理的な理由でさまたげられることはなかった
全体的健康感 GH (General health perceptions)	健康状態がよくなく、徐々に悪くなっていく	健康状態は非常に良い

下位尺度	低い	高い
活力 VT (Vitality)	過去1ヵ月間、いつでも疲れを感じ、疲れ果てていた	過去1ヵ月間、いつでも活力にあふれていた
日常役割機能（精神） RE (Role emotional)	過去1ヵ月間、仕事やふだんの活動をした時に心理的な理由で問題があった	過去1ヵ月間、仕事やふだんの活動をした時に心理的な理由で問題がなかった
心の健康 MH (Mental health)	過去1ヵ月間、いつも神経質でゆううつな気分であった	過去1ヵ月間、おちついていて、楽しく、おだやかな気分であった

福原俊一、鈴鴨よしみ：SF-36v2™日本語版マニュアル．特定非営利活動法人健康医療評価研究機構．京都．2004 より

　本研究のパイロットスタディを実施した際、先行研究で用いられている二つのQOL評価尺度（WHOQOL-BREFおよびDLQI）とSF-36v2を調査予定先の病院に持参し、病院のスタッフ（医師・看護師）と各QOL評価尺度の項目についてディスカッションを行った。

　ディスカッションの結果、WHOQOL-BREFとSF-36v2の二つが本研究の目的に合致しているとの意見が得られた。しかし、WHOQOL-BREFには性的関係について問う項目が含まれており、患者が答えにくいのではないかという意見が病院スタッフから出された。DLQIにも性的関係について問う項目があるが、J-G Anらが行った中国のLL型ハンセン病患者の研究においても、性的関係（「性生活への影響」）についての質問に対して患者は回答しにくい、答えたがらないという調査上の問題が発生したと報告されている（J-G An et al. 2009）。

　また、ハンセン病（元）患者の場合、身体障害や後遺症が発生し、日常生活上の支障や社会復帰の妨げとなっているケースが多い。バングラデシュにおけるハンセン病患者のQOLを調査したTsutsumiらの研究では、身体機能の測定にはBarthel Index（機能的評価）、QOLの測定にはWHOQOL-BREF、精神的な状況の測定にはSelf-Reporting Questionnaire（SRQ）がそれぞれ用いられており、ハンセン病患者のQOLについて総合的かつ詳細な把握を試みている。しかし、これらの項目について同時に調査を行うとなると、対象者への負担が大きくなることも考慮しなくてはならない。

SF-36v2は身体機能についての下位尺度項目があり身体障害や後遺症発生による自立への影響が測定可能であること、また下位尺度に性的関係について問う項目が含まれていないこと、精神面、社会生活面などの下位尺度によりQOLの総合的な把握に適していると判断し、SF-36v2を採用することとした。

　SF-36v2は自己記入式で行うことが推奨されているが（福原＆鈴鴨 2011）、障害や後遺症などの影響により文字の識別が困難な対象者や、少数民族出身者でベトナム語の理解が困難な対象者がいることを想定し、自己記入の際には数名のベトナム人調査アシスタントを配置した。

　その他、対象者の許諾を得て身体部位の写真撮影を行い、WHOのハンセン病身体障害類型（WHO disability grading system for leprosy）（Brandsma 2003）[11]に従って、知覚麻痺もなく目に見える変形や損傷がない状態をGrade0（G0）、目に見える変形や損傷はないが知覚麻痺がある状態をGrade1（G1）、目に見える変形や損傷がある状態をGrade2（G2）として分類した。

　また、ベトナムの一般市民を対象に同様の調査を行い、比較対照群（本章では「一般群」とする）としてのデータを収集した。一般群の設定としては、年齢層や性別割合、患者群との比較において母数がほぼ一致することを目標とした。一般群のデータ収集対象地域は、病院AおよびBが置かれている地域に似通った地域特性を持つ場所を2ヵ所選定し、調査を行った。一般群の調査候補地の選定にあたってはベトナム国家統計局が発行している統計年鑑[12),13)]を使用し、住民の人口規模、年齢構成、主要な産業、地理的条件（農漁村エリア・都市近郊エリア）といった地域特性を考慮したうえで、病院A・Bの立地条件に近いと判断される2ヵ所を選定した。

　一般群（20-50歳代）の抽出についてはベトナムの民間リサーチ会社に委託し、2ヵ所の調査候補地から無作為に抽出された対象者リストの中から許諾が得られた者のみに調査を行った。調査対象者には自己記入式であることを事前に説明し、調査票を自宅に持ち帰ってもらい後日回収したが、調査項目に不明な点がある場合には回収時に必ず確認してもらうように依頼した。一般高齢者層の抽出にはベトナム高齢者協会（Hội người cao tuổi Việt

Nam）に協力を依頼し、2ヵ所の調査候補地の会員から無作為に選ばれた対象者に対して許諾を得た後に調査を行った。

これらのデータの分析には SPSS Statistics 19.0 for Mac を用いた。分析カテゴリーとして調査カテゴリー（患者群・一般群）を設定した他、年齢を10歳単位で区切った年齢カテゴリーを設定して比較を行った。また、対象者数が少ない10歳代および90歳代はそれぞれ「10-29歳代」「80歳以上」へ統合した。

同時に病院間（病院 A および B）の比較を行ったが、病院 A には 10-29 歳のグループが 11 名（12.1％）いるのに対し、病院 B の場合には 0 名だった。そのため、病院間の比較においては 10-29 歳グループを除外して検定を行った。

2群間の有意確率の測定については t 検定、調査カテゴリーと年齢カテゴリーの比較については一元配置分散分析および Bonferroni 法による多重分析を用い、5％未満を有意水準とした。その他 QOL に関する自由回答が得られた場合はその内容をすべて記録し、収集情報の切片化およびコード化作業を行った後にカテゴリー化を行った。

本章における調査は 2010 年から 2012 年にかけてそれぞれ 8 月に実施した。

第4節　倫理的配慮

本調査の実施にあたり、ホーチミン保健局、ヴィンユーン省（Binh Dương）、ビンディン省（Binh Định）、ロンアン省（Long An）人民委員会、調査対象となったハンセン病専門治療施設に調査研究の申請を行った。その際、研究計画書および質問票を提出し、調査のライセンスを取得した他、専門治療施設の患者自治会を通して調査の趣旨説明および調査協力の依頼を行った。調査は完全に匿名で行われること、質問の内容は個人が特定できない形でデータ処理することを説明し、同意が得られた場合のみを調査の対象とした。一般群の調査においては、調査依頼機関を通じて同様の説

第5節 結　果

対象者の基本的属性

　患者群は143名（男性86名、女性57名）、一般群は146名（男性61名、女性85名）のデータが得られた。対象者の平均年齢は患者群が61.4歳（標準偏差±17.2）、一般群が55.2歳（標準偏差±20.0）である。病院別内訳では病院Aが59.0歳（標準偏差±18.4）、病院Bが65.6歳（標準偏差±14.0）となっている。

患者群の身体障害程度

　患者群の身体障害程度別構成割合は、G0が2.1%（n = 3）、G1が33.6%（n = 48）、G2が64.3%（n = 92）となっている。

患者群と一般群の下位尺度スコア比較

　下位尺度スコア全体の平均をt検定によって比較すると、患者群と一般群との間には有意差がみられた（$t(286) = 4.336$、$p<.01$、表6-2）。

表6-2　患者群と一般群の下位尺度スコア合計比較

	n	平均値	標準偏差
患者群	143	55.92	19.151
一般群	146	65.59	18.696

$t(286) = 4.336$、$p<.01$

　各下位尺度スコアを個別に比較した場合、身体機能、日常役割機能（身

体)、身体の痛み、活力、日常役割機能（精神）の項目において患者群と一般群との間に有意差がみられたものの、全体的健康感、社会生活機能、心の健康の項目においては有意差がみられなかった（図6-1）。

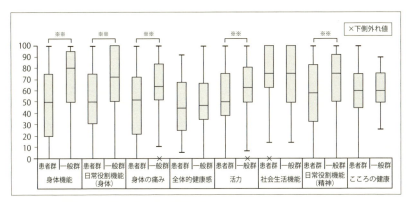

図6-1　患者群・一般群の下位尺度結果比較
** p<.01

　この結果をBonferroni法の多重比較（患者群・一般群×年齢層）によって検定すると、平均値スコアでは有意差のみられなかった全体的健康感、社会生活機能の両項目においてそれぞれ10-29歳代に有意差がみられた（表6-3）。また患者群と一般群との比較において、完全に有意差がみられなかったのは心の健康のみである。

身体機能

　身体機能の項目において有意差がみられたのは30-39歳（p<.01）、40-49歳（p<.01）、50-59歳（p<.05）、60-69歳（p<.01）の各年齢層である（表6-3）。しかし年齢層が上がるにつれて患者群・一般群ともに身体機能は漸次低下していく傾向がみられる（図6-2）。

表 6-3　各下位尺度における患者群・一般群×年齢層の比較

		患者数群 スコア平均	度数	SD	一般群 スコア平均	度数	SD	患者群一般群の差	標準誤差	単純主効果の検定
身体機能	10-29歳	75.0	11	15.3	91.5	23	9.1	±16.5	8.634	.057
	30-39歳	58.0	5	28.0	94.0	24	7.1	±36.0	11.579	.002 **
	40-49歳	56.6	16	29.6	86.0	10	13.1	±29.4	9.495	.002 **
	50-59歳	63.8	23	29.8	79.7	19	14.2	±15.9	7.169	.027 *
	60-69歳	41.5	26	28.5	64.3	22	24.0	±22.7	6.823	.001 **
	70-79歳	44.2	47	27.4	47.5	31	25.6	±3.4	5.450	.537
	80歳以上	40.0	13	28.3	43.8	17	22.9	±3.8	8.678	.660
日常役割機能	10-29歳	55.1	11	23.4	83.0	23	14.0	±27.9	9.658	.004 **
(身体)	30-39歳	51.3	5	45.1	86.0	24	16.1	±34.7	12.951	.008 **
	40-49歳	56.7	16	25.8	83.2	10	21.6	±26.5	10.620	.013 *
	50-59歳	55.8	25	26.9	65.9	19	23.5	±10.1	8.018	.208
	60-69歳	47.6	26	36.4	65.1	22	27.8	±17.4	7.632	.023 *
	70-79歳	52.3	47	29.6	57.0	31	20.3	±4.7	6.096	.442
	80歳以上	61.6	13	29.6	57.8	17	28.2	±3.7	9.707	.700
身体の痛み	10-29歳	45.8	11	37.7	81.7	23	15.8	±35.8	9.840	.000 ***
	30-39歳	45.8	5	34.8	78.5	24	17.7	±32.7	13.195	.014 *
	40-49歳	46.3	16	28.2	79.2	10	20.6	±33.0	10.820	.003 **
	50-59歳	57.0	25	30.1	70.5	19	16.3	±13.5	8.169	.099
	60-69歳	51.8	26	32.4	59.5	22	31.2	±7.7	7.775	.321
	70-79歳	50.8	47	30.4	50.0	31	23.2	±0.8	6.210	.895
	80歳以上	45.5	13	26.9	42.5	17	25.1	±3.1	9.889	.757
全体的健康感	10-29歳	43.8	11	22.8	62.9	23	20.0	±19.1	7.620	.013 *
	30-39歳	51.6	5	21.2	67.0	24	22.1	±15.4	10.218	.132
	40-49歳	58.6	16	24.7	58.1	10	15.8	±0.5	8.379	.956
	50-59歳	52.4	25	23.9	47.7	19	19.3	±4.8	6.326	.453
	60-69歳	44.9	26	25.2	46.9	22	18.0	±1.9	6.021	.747
	70-79歳	39.2	47	20.5	38.4	31	16.7	±0.8	4.809	.864
	80歳以上	52.3	13	21.5	39.1	17	15.7	±13.2	7.658	.085
活力	10-29歳	44.9	11	20.1	78.5	23	16.7	±33.6	8.527	.000 ***
	30-39歳	55.0	5	20.4	76.3	24	18.2	±21.3	11.435	.063
	40-49歳	63.7	16	24.3	77.0	10	17.7	±13.3	9.377	.157
	50-59歳	60.8	25	27.4	61.9	19	8.81	±1.1	7.080	.873
	60-69歳	53.6	26	27.0	61.2	22	24.1	±7.6	6.738	.263
	70-79歳	54.1	47	24.7	48.9	31	23.6	±5.3	5.382	.328
	80歳以上	53.4	13	26.4	46.1	17	24.5	±7.3	8.570	.393

		患者数群			一般群			患者群一般群の差	標準誤差	単純主効果の検定
		スコア平均	度数	SD	スコア平均	度数	SD			
社会生活機能	10-29歳	44.3	11	35.1	89.3	23	16.4	±45.0	9.058	.000 ***
	30-39歳	60.0	5	32.4	81.4	24	21.5	±21.4	12.147	.080
	40-49歳	80.5	16	18.2	83.8	10	20.5	±3.3	9.960	.738
	50-59歳	80.5	25	22.3	77.7	19	18.4	±2.8	7.520	.714
	60-69歳	78.9	26	29.1	72.4	22	21.1	±6.5	7.158	.366
	70-79歳	73.1	47	29.0	64.7	31	20.4	±8.5	5.717	.140
	80歳以上	70.2	13	30.8	59.1	17	30.5	±11.1	9.104	.222
日常役割機能（精神）	10-29歳	50.0	11	26.4	83.3	23	14.4	±33.3	9.595	.001 **
	30-39歳	55.0	5	41.5	85.4	24	14.2	±30.4	12.867	.019 *
	40-49歳	54.2	16	30.9	78.3	10	23.2	±24.1	10.551	.023 *
	50-59歳	67.7	25	26.2	70.5	19	23.1	±2.9	7.966	.720
	60-69歳	57.1	26	33.1	65.5	22	27.5	±8.5	7.582	.266
	70-79歳	53.9	47	31.8	58.4	31	20.5	±4.5	6.056	.463
	80歳以上	62.6	13	29.2	50.6	17	21.8	±12.1	9.644	.206
心の健康	10-29歳	55.0	11	15.8	65.9	23	14.0	±10.9	6.290	.085
	30-39歳	65.0	5	17.0	64.6	24	15.5	±0.4	8.435	.961
	40-49歳	53.4	16	20.6	66.5	10	12.7	±13.1	6.917	.060
	50-59歳	61.4	25	21.3	61.8	19	16.3	±0.4	5.222	.933
	60-69歳	57.9	26	19.8	57.3	22	14.6	±0.6	4.971	.902
	70-79歳	56.6	47	19.0	54.5	31	12.5	±2.1	3.970	.601
	80歳以上	60.0	13	20.8	53.2	17	14.2	±6.8	6.322	.286
全体結果比較	10-29歳	51.8	11	16.5	79.5	23	10.5	±27.7	6.269	.000 ***
	30-39歳	55.8	5	22.8	79.3	24	11.2	±23.4	8.407	.006 **
	40-49歳	58.7	16	16.9	76.5	10	12.5	±17.9	6.894	.010 *
	50-59歳	62.4	25	17.4	67.0	19	11.8	±4.6	5.205	.379
	60-69歳	54.2	26	20.8	61.5	22	20.5	±7.3	4.954	.141
	70-79歳	53.0	47	20.1	52.4	31	16.1	±0.6	3.957	.872
	80歳以上	55.7	13	19.5	48.9	17	16.1	±6.8	6.301	.279

注：単純主効果の検定において信頼区間の調整はBonferroni法を用いた。
*** p<.001、** p<.01、* p<.05

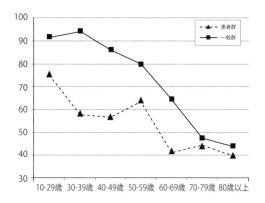

図 6-2　患者群と一般群の比較：身体機能

日常役割機能（身体）

　日常役割能（身体）の項目では 10-29 歳（p<.01）、30-39 歳（p<.01）、40-49 歳（p<.05）、60-69 歳（p<.05）で有意差がみられた（表 6-3）。とりわけ 30-39 歳代での平均値の差が顕著である。60-69 歳代では一般群のスコアが有意に高いものの、70-79 歳代では有意差がなくなり、80 歳以上になると患者群が一般群を上回るという結果になっている（図 6-3）。

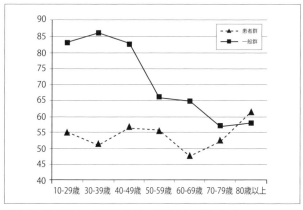

図 6-3　患者群と一般群の比較：日常役割機能（身体）

身体の痛み

身体の痛みの項目では10-29歳（p<.01）、30-39歳（p<.05）、40-49歳（p<.01）の各年齢層で有意差がみられ、患者群の方がより身体の痛みの感覚を有しているという結果となった（表6-3）。また50歳以上になると患者群・一般群ともにスコアが下がる傾向がみられる（図6-4）。

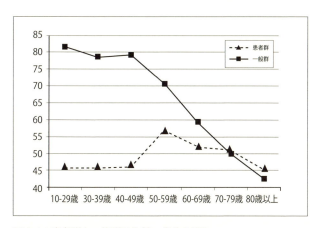

図6-4　患者群と一般群の比較：身体の痛み

全体的健康感

全体的健康感の項目では10-29歳代に有意差がみられたが（p<.05）、30歳代以上では有意差はみられない（表6-3）。また、有意差はないものの80歳以上になると患者群のスコアが一般群を上回っている（図6-5）。

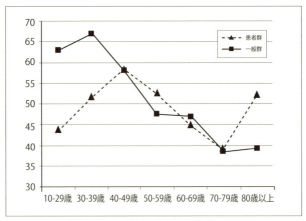

図6-5　患者群と一般群の比較：全体的健康感

活　力

　活力の項目では10-29歳代が患者群と一般群との間に有意差がみられ（p<.01）、患者群全体においてもこの年代層のスコアが最も低くなっている（表6-3）。また、70-79歳、80歳以上の年齢グループにおいては患者群の方が一般群よりスコアが高いという結果となった（図6-6）。

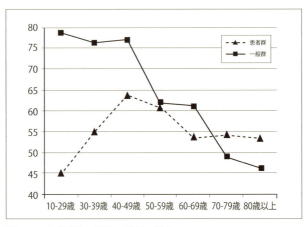

図6-6　患者群と一般群の比較：活力

社会生活機能

社会生活機能の項目では 10-29 歳の年齢グループに有意差がみられた (p<.01、表 6-3)。また有意差はみられないものの、50 歳代以降になると患者群のスコアが一般群を上回り、スコアの低下も一般群と比較して緩やかである (図 6-7)。

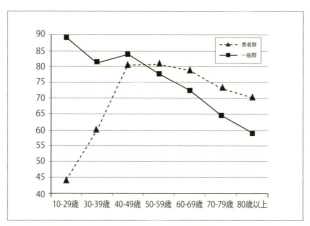

図 6-7　患者群と一般群の比較：社会生活機能

日常役割機能 (精神)

日常役割機能 (精神) の項目においては 10-29 歳 (p<.01)、30-39 歳 (p<.05)、40-49 歳 (p<.05) の各年齢層で有意差がみられた (表 6-3)。50 歳から 79 歳までの各年齢層には有意差がみられず、80 歳代では患者群が一般群を上回っている (図 6-8)。

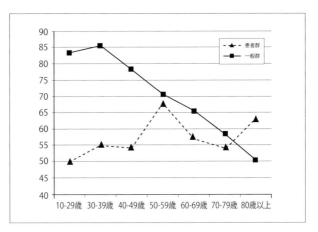

図 6-8　患者群と一般群の比較：日常役割機能（精神）

心の健康

　心の健康については、年齢層別の調査カテゴリーにおける有意差はみられなかった（表6-3）。また平均値の比較においても有意差がみられず、患者群・一般群とも心の健康においては違いがみられない（図6-9）。

全体平均の比較

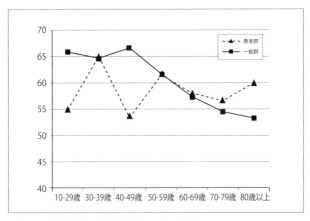

図 6-9　患者群と一般群の比較：心の健康

10-49歳までの各年齢層において患者群と一般群との間に有意差がみられるが（表6-3）、50歳以上からは有意差はなくなる。また、有意差はみられなかったものの、80歳以上では患者群のスコアが一般群を上回るという結果になった（図6-10）。

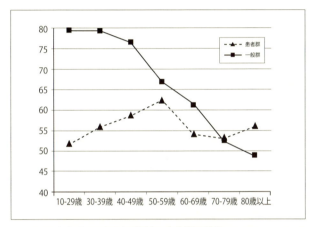

図6-10　患者群と一般群の比較：全体結果比較

病院間の比較結果

分散分析によって病院間（病院AおよびB）の比較を行ったところ、有意差がみられたのは「日常役割機能（身体）」、「日常役割機能（精神）」の二つの下位尺度である（図6-11）。

病院間および年齢カテゴリーをBonferroniの多重比較によって分析すると、日常役割機能（身体）は30-39歳（$p<.01$）、40-49歳（$p<.01$）、60-69歳（$p<.05$）、80歳以上（$p<.05$）の年齢カテゴリーにおいて有意差がみられた（表6-4）。特に30-39歳のグループにおいて平均値の差が最大となっている（±81.2、表6-4）。

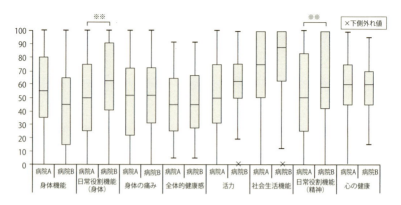

図6-11 病院間の下位尺度比較
** p<.0.1

表6-4 病院A・B×各下位尺度×年齢層の比較

		病院A スコア平均	度数	SD	病院B スコア平均	度数	SD	病院A－病院Bの差	標準誤差	単純主効果の検定
身体機能	30-39歳	65.0	3	32.8	47.5	2	24.7	±17.5	25.812	.499
	40-49歳	52.5	10	31.9	63.3	6	26.6	±10.8	14.601	.460
	50-59歳	58.9	14	29.0	70.0	11	31.0	±11.1	11.393	.333
	60-69歳	45.5	19	30.0	30.7	7	22.3	±14.8	12.502	.238
	70-79歳	49.1	29	28.6	36.1	18	23.7	±13.0	8.485	.127
	80歳以上	53.0	5	36.5	31.9	8	20.3	±21.1	16.120	.193
日常役割機能	30-39歳	18.8	3	10.8	100.0	2	0.0	±81.2	25.833	.002 **
(身体)	40-49歳	41.3	10	13.3	82.3	6	20.3	±41.0	14.613	.006 **
	50-59歳	51.4	14	27.1	61.4	11	26.8	±10.0	11.402	.381
	60-69歳	40.5	19	35.4	67.0	7	34.4	±26.5	12.512	.036 *
	70-79歳	51.5	29	30.3	53.5	18	29.3	±2.0	8.491	.817
	80歳以上	86.3	5	11.2	46.1	8	26.9	±40.1	16.133	.014 *
身体の痛み	30-39歳	4.3	3	25.6	78.0	2	8.5	±53.7	26.805	.048 *
	40-49歳	36.9	10	26.5	61.8	6	25.6	±24.9	15.163	.103
	50-59歳	61.1	14	31.9	51.7	11	28.1	±9.3	11.831	.431
	60-69歳	44.0	19	32.9	72.9	7	20.3	±28.9	12.983	.028 *
	70-79歳	53.6	29	30.5	46.2	18	30.5	±7.4	8.811	.403
	80歳以上	58.4	5	20.7	37.5	8	28.4	±20.9	16.740	.214

		病院 A			病院 B			病院 A －病院 B の差	標準誤差	単純主効果の検定
		スコア平均	度数	SD	スコア平均	度数	SD			
全体的健康感	30-39 歳	43.0	3	24.8	64.5	2	3.5	± 21.5	20.639	.300
	40-49 歳	52.0	10	29.2	69.5	6	8.2	± 17.5	11.675	.137
	50-59 歳	50.2	14	25.5	55.3	11	22.6	± 5.1	9.109	.580
	60-69 歳	45.4	19	24.3	43.7	7	29.4	± 1.7	9.996	.869
	70-79 歳	43.4	29	22.0	32.4	18	16.5	± 11.0	6.784	.109
	80 歳以上	63.6	5	13.8	45.3	8	23.2	± 18.4	12.889	.157
活力	30-39 歳	45.9	3	13.0	68.8	2	26.5	± 22.9	23.378	.330
	40-49 歳	58.2	10	26.0	72.9	6	19.6	± 14.8	13.225	.266
	50-59 歳	60.3	14	33.7	61.4	11	18.3	± 1.1	10.318	.916
	60-69 歳	48.0	19	27.3	68.8	7	21.0	± 20.7	11.323	.070
	70-79 歳	54.3	29	26.7	53.8	18	21.9	± 0.5	7.684	.949
	80 歳以上	63.8	5	27.7	46.9	8	25.0	± 16.9	14.600	.250
社会生活機能	30-39 歳	37.5	3	12.5	93.8	2	8.8	± 56.3	24.695	.025 *
	40-49 歳	80.0	10	17.9	81.3	6	20.5	± 1.3	13.970	.929
	50-59 歳	79.5	14	24.3	81.8	11	20.4	± 2.4	10.900	.829
	60-69 歳	80.9	19	28.1	73.2	7	33.4	± 7.7	11.961	.521
	70-79 歳	73.7	29	29.6	72.2	18	28.9	± 1.5	8.117	.855
	80 歳以上	77.5	5	22.4	65.6	8	35.8	± 11.9	15.422	.443
日常役割機能（精神）	30-39 歳	25.0	3	8.3	100.0	2	0.0	± 75.0	27.049	.006 **
	40-49 歳	41.7	10	26.3	75.0	6	27.9	± 33.3	15.301	.031 *
	50-59 歳	63.1	14	28.6	73.5	11	22.6	± 10.4	11.939	.386
	60-69 歳	51.3	19	34.1	72.6	7	26.2	± 21.3	13.101	.107
	70-79 歳	54.0	29	32.5	53.7	18	31.6	± 0.3	8.891	.971
	80 歳以上	80.0	5	19.2	52.1	8	30.1	± 27.9	16.892	.101
心の健康	30-39 歳	68.3	3	20.8	60.0	2	14.1	± 8.3	17.818	.641
	40-49 歳	49.5	10	22.2	60.0	6	17.6	± 10.5	10.079	.300
	50-59 歳	55.0	14	23.0	69.6	11	16.3	± 14.5	7.864	.067
	60-69 歳	56.3	19	20.5	62.1	7	18.5	± 5.8	8.630	.501
	70-79 歳	60.5	29	17.2	50.3	18	20.6	± 10.2	5.857	.083
	80 歳以上	72.0	5	11.5	52.5	8	22.4	± 19.5	11.127	.082
全体結果比較	30-39 歳	42.0	3	16.4	76.7	2	9.9	± 34.6	17.151	.046 *
	40-49 歳	51.5	10	16.2	70.8	6	10.0	± 19.3	9.702	.049 *
	50-59 歳	59.9	14	19.8	65.6	11	14.1	± 5.6	7.570	.459
	60-69 歳	51.5	19	20.9	61.4	7	20.4	± 9.9	8.307	.237
	70-79 歳	55.0	29	22.1	49.8	18	16.5	± 5.3	5.638	.353
	80 歳以上	69.3	5	14.1	47.2	8	18.1	± 22.1	10.711	.041 *

注：単純主効果の検定において信頼区間の調整は Bonferroni 法を用いた。
*** p<.001、** p<.01、* p<.05

身体の痛みは 30-39 歳のグループの差が大きく、病院 B のスコアが有意に高い（$p<.05$）ほか、60-69 歳のグループでも有意差がみられた（$p<.05$）。社会生活機能は 30－39 歳グループにおいて有意差がみられ（$p<.05$）、病院 B のスコアが高くなっている。日常役割機能（精神）は 30-39 歳（$p<.01$）、40-49 歳（$p<.05$）で有意差がみられたが、ここでも病院 B のスコアが病院 A のスコアを上回るという結果になった。また、全体的健康感、活力、心の健康については病院間および年齢カテゴリーによる有意差はみられなかった。

自立支援プログラムへの参加状況

病院 B には（元）患者が携わることができる軽作業や自立支援のプログラムが用意されている。軽作業は障害程度によって作業内容を選ぶことができ、簡単な清掃、自立困難な患者の身の回りの世話、家具の組み立てなど様々な種類が用意されており、患者の希望によって参加する、しないという選択が可能である。また、事業資金を希望者に融資しマイクロクレジット方式による農業や養鶏、養豚といった自立支援プログラムが行われ、病院 B 患者群の 83% がこうした軽作業への従事またはプログラムを利用していた。

自由回答として挙げられたもの

その他、患者群の自由回答では QOL を妨げる要因として身体の痛みや麻痺、社会経済的な問題等がみられたが（表6-5）、こうした問題を挙げたのはほとんどが 50 歳代以降の中高年齢層であった。

表 6-5　QOL 低下の要因として考えられるもの（患者群・自由回答）

身体の痛み・麻痺・しびれ	身体障害の発生
－ 背中の痛み － 腰痛 － 頭痛 － 痛風 － 胃痛 － 手足の痛み － 手足の麻痺 － 足のしびれ － 身体のしびれ	－ 歩行に松葉杖が必要 － 左足下の切断手術を受けた － 視力低下 － 視力障害の発生
精神的問題	その他の身体症状
－ ホームシック － 精神的な落ち込み － 実家にいた時、近所の人と会いたくなかった。入院してから同じ患者同士会うのは気にならない － よく物忘れをする － 自分一人では何もできず無力感を感じる	－ 鼻づまり － 身体のだるさ － 食後に不整脈が発生 － 糖尿病 － 不眠
社会経済的問題	その他の問題
－ 仕事のことが心配 － お金がないこと	－ 病気はもう心配していないが、子どものことが心配 － 交通事故に遭い2ヵ月間入院した

一般群の QOL 結果について

　一般群の QOL を都市部と農村部に分け年齢層別で比較したところ、スコア全体では 50-59 歳代（p<.05）および 70-79 歳代（p<.05）で有意差がみられた（図6-12）。なお、都市部・農村部ともに 20-49 歳代の母数が少数のため、50 歳代以上を比較の対象としている。

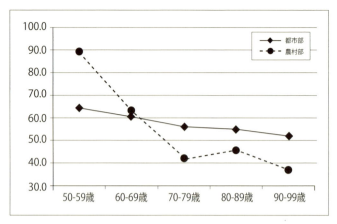

図6-12　一般群の下位尺度平均の比較（都市部・農村部）

　各下位尺度の結果を年齢層別の多重比較によって分析したところ、日常役割機能（身体）、全体的健康感、心の健康において有意差がみられた。
　日常役割機能（身体）では50-59歳（p<.05）、70-79歳（p<.05）、80-89歳（p<.01）で有意差がみられるが、50-59歳では農村部のスコアが高いものの、70歳代以降からスコアが逆転している（図6-13）。

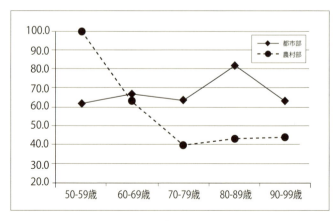

図6-13　一般群の下位尺度結果比較：日常役割機能（身体）

心の健康においては、50-59歳（p<.05）および70-79歳（p<.05）で有意差がみられた（図6-14）他、全体的健康感では50-59歳（p<.05）および70-79歳（p<.01）に有意差がみられた（図6-15）。いずれも50歳代では農村部のスコアが有意に高いものの、農村部は50歳代から70歳代にかけて急激なスコアの落ち込みがみられる。一方、都市部では全体的健康感および心の健康において大きなスコアの変化はみられない。

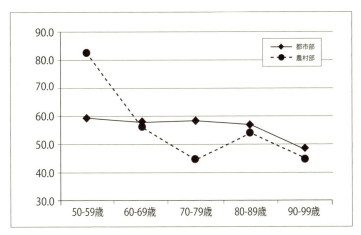

図6-14　一般群の下位尺度結果比較：心の健康

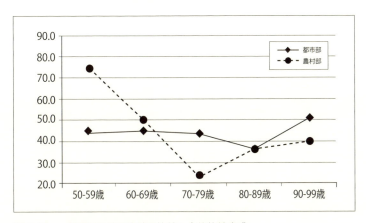

図6-15　一般群の下位尺度結果比較：全体的健康感

[参考文献]

1) Joseph G. A., Rao P. S. Impact of leprosy on the quality of life. Bull World Health Organization. 1999; 77: 515-517.
2) Tsutsumi A., Izutsu T., Islam A. M., et al. The quality of life, mental health, and perceived stigma of leprosy patients in Bangladesh. Soc Sci Med. 2007; 64: 2443-2453.
3) J-G An, J-H Ma, S-X Xiao, et al. Quality of life in patients with lepromatous leprosy in China. Journal of the European Academy of Dermatology and Venereology 2009; 24: 827-832.
4) Proto R. S., Machado Filho C. D., Rehder J. R., et al. Quality of life in leprosy: a comparative analysis between patients in the Amazon region and patients in Santo Andre in the ABC region of Sao Paulo, Brazil. An Bras Dermatol 2010; 85: 939-941.
5) Lustosa A. A., Nogueira L. T., Pedrosa J. I., et al. The impact of leprosy on health-related quality of life. Rev Soc Bras Med Trop 2011; 44: 621-626.
6) 志賀文哉「タイ王国南部・ハンセン病患者/元患者の社会保障とQOLに関する研究」社会福祉学．2002; 42 (2): 195-205.
7) Kataoka M., Ihara K., Imai Y., et al. Questionnaire Survey Life Style and Health Conditions Among Leprosarium Patients: One Year After the Abolition of the Leprosy Prevention Law. Bulletin of Allied Medical Sciences of Kobe 1998; 14: 101-109.
8) 福原俊一，鈴鴨よしみ『SF-36v2[TM]日本語版マニュアル――健康関連QOL尺度』東京：健康医療評価研究機構，2011.
9) 竹上未紗，福原俊一『誰も教えてくれなかったQOL活用法――測定結果を研究・診療・政策につなげる――SF-36活用編』東京：健康医療評価研究機構，2012.
10) Fukuhara Shunichi, Ware John E, Kosinski Mark, et al. Psychometric and clinical testsof validity of the Japanese SF-36 Health Survey. Journal of Clinical Epidemiology 1998; 51: 1045-1053.
11) Brandsma J. W., Van Brakel W. H. WHO disability grading: operational definitions. Lepr Rev 2003; 74: 366-373.
12) VIETNAM GENERALSTATISTICS OFFICE. STATISTICAL YEARBOOK 2010. HANOI: STATISTICAL PUBLISHING HOUSE, 2011.
13) VIETNAM GENERALSTATISTICS OFFICE. STATISTICAL YEARBOOK 2011. HANOI: STATISTICAL PUBLISHING HOUSE, 2012.

第 7 章　ハンセン病（元）患者に対する自立支援

第 1 節　本章の目的

本章ではハンセン病（元）患者の社会経済的な状況について概観し、（元）患者の社会復帰および自立支援のための方策についての諸概念について整理する。そして、ベトナムのハンセン病専門治療施設にて行われている自立支援プログラムを事例として取り上げ、（元）患者の社会復帰および自立支援についての可能性について検討することを目的とする。

第 2 節　（元）患者の社会経済的状況と自立支援の必要性

ベトナムと他国と比較してみた場合、ハンセン病（元）患者には身体障害の発生と社会生活上の困難の発生が共通の問題として観察されている。身体障害の発生予防（POD: prevention of disability）はハンセン病の流行が終息の段階にある、もしくは終息したとみなされる国々、たとえばベトナムやミャンマーといった国々においてもいまだに重要なハンセン病対策として位置付けられている[1]。

身体障害の発生予防に重点が置かれる理由として、ハンセン病に伴うスティグマの問題が挙げられる。Chen ら（Chen et al. 2005）が指摘するように、ハンセン病への罹患によって生じる身体障害はスティグマを生じせしめ、（元）患者ばかりでなく、その家族に対してまで大きな影響を与える[2]。しかし、Nicholls（Nicholls 2000）が指摘しているように、ハンセン病のスティグマによってもたらされる失業、貧困問題、地域社会からの孤立、困窮状

態といった諸問題はハンセン病対策において重要視されておらず[3]、ベトナムにおいてもその状況は当てはまる。

　インドやアフリカ諸国、南米などハンセン病が流行状況にある国々において、患者の早期発見・治療体制の確立はハンセン病対策における最重要課題である。しかし、登録有病率の引き下げがハンセン病対策の最終目標と設定されることによって、スティグマに苦しみ、不安定な社会経済状況に置かれた（元）患者の生活改善が後回しにされるという問題が生じている。

　そうした状況において懸念されるのは、社会生活上の困難を抱えた（元）患者は一定数存在するにもかかわらず、当該国内でのハンセン病問題が終息したとみなされてしまうという点である。本研究の対象となった病院Bの元院長は以前、「ベトナムがWHOの削減目標値を達成した途端、それまで行われていた海外からの援助の大部分がストップしまった」と筆者に語った。援助を取りやめた団体の中には、日本の組織も含まれるという。

　ベトナムの場合、ハンセン病村や専門治療施設に在住し、ハンセン病患者として認定された（元）患者の場合、政府から月額76万ドン（約38ドル）の生活支援金と米・魚醤などの現物が支給されている。それ以外にベトナム国内外のNGO団体からの支援金が月に約6ドルが提供されているが[*1]、合計しても約44ドル程度である。これはベトナムの一人当たりの名目GDPと比較して8倍近く低くなっている[*2]。また、前述のように（元）患者の高齢化および身体障害の重度化がみられ、社会経済的状況はますます困難を極めている。

　しかし、ベトナムばかりでなく、中国などの国においてもハンセン病村在住の（元）患者の高齢化は進み、加齢とともに自立能力が低下しているという状況が報告されている[2]。Chenらの研究によれば、中国山東省のハンセン病村に在住する（元）患者たちは基本的な医療ケアが提供されていないばかりか、生活に必要な衣類や食糧を購入する経済的な収入が十分

[*1] 2009年8月10日、病院B副院長 Vo Duc Huy 医師（当時）からの聞き取りによる。
[*2] IMFホームページより。
http://www.imf.org/external/pubs/ft/weo/2014/01/weodata/weorept.aspx?sy=2012&ey=2019&scsm=1&ssd=1&sort=country&ds=.&br=1&pr1.x=73&pr1.y=13&c=582&s=NGDPD&grp=0&a=

に得られず、不安定な社会経済上に置かれているとの結果が報告されている[2]。

身体障害が発生している（元）患者の場合、ハンセン病村外部において仕事を得ることは非常に困難である。また（元）患者の場合、自分自身をスティグマ化してしまうことによって、公共の場所に行きたくない、他人との接触を避ける、という精神的な困難を抱える場合もみられる[2]。

さらに身体障害や後遺症の発生と不安定な社会経済的状況、残存する社会的偏見などの要因によって（元）患者の社会復帰が拒まれ、地域社会での生活を回復できない要因になっていると考えられる。

こうした状況を改善するためにさまざまな方策がとられてきた。その中で最も広く知られているのは地域に根ざしたリハビリテーション（Community-based rehabilitation, 以下 CBR）の考え方である。CBR の考え方は広く障害者全体を対象とし、地域社会の資源を生かしながら障害者のエンパワーメントを志向するというもので、「施設中心のリハビリテーションに代わる有効な方法」として多くの国々で実践されてきた（中西 2006）[4]。

一方、Nicholls（Nicholls 2000）は、ハンセン病（元）患者の社会経済状況改善を目的とした社会経済的リハビリテーション（Social and economic rehabilitation, 以下 SER）を提唱している[3]。Nicholls によれば、SER は（元）患者の社会経済的状況の改善ばかりでなく、（元）患者の「自己尊厳を回復する手段」として位置付けられている[3]。

以下、CBR と SER の概念整理を行い、ハンセン病（元）患者への自立支援の可能性について検討していくこととする。

第3節　自立支援の諸概念——IBR および CBR の概念

障害者支援のアプローチ——IBR、アウトリーチ活動、CBR

ハンセン病（元）患者ばかりでなく、世界のさまざまな地域において広く身体障害者向けの自立支援活動が行われており、その代表的な考え方に

ついてまとめておきたい。

中西は障害者に対する支援のアプローチとして、施設に根ざしたリハビリテーション（Institution-based Rehabilitation, IBR）、アウトリーチ活動、地域に根ざしたリハビリテーション（Community-based Rehabilitation, CBR）の三つを挙げている（図7-1）[4]。

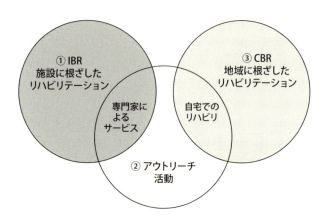

図7-1　IBR、アウトリーチ活動、CBRの基本的アプローチ
出典）中西 由紀子. 地域に根ざしたリハビリテーション（CBR）の現状と展望.「開発問題と福祉問題の相互接近──障害を中心に」調査研究報告書. 139-164: アジア経済研究所 ;2006.

中西によるとIBRは中央集権型アプローチの手法であり、支援者と利用者は上下関係に置かれるという点にその特徴があり、障害者自身が施設まで出向いてサービスを受けるという形態を取る。このため上下関係の一番下のレベルに置かれる障害者は二流市民とされ、また障害者自身の主体性や権利が尊重されるということはない（中西 2006）[4]。

IBRの問題点を補う形で登場したアウトリーチ活動は、専門家が直接地域活動に出向きサービスを提供する訪問型サービスである。しかし、専門家がサービスを提供するという点においてIBRと同じ医療モデルのサービスであると位置付けられている[4]。中西によればアウトリーチ型の活動の場合、医療機関や医療専門家養成校における医療サービス提供を中心とした小規模な活動が多く、職業訓練においてもアウトリーチ型活動がみら

れる[4]。

CBR 登場の背景

　わが国において CBR は「地域に根ざしたリハビリテーション」と紹介され、その目的は地域社会への障害者のエンパワーメントにあり、実践の手段としては地域資源の利用が想定されている[4]。

　CBR の源流となる考え方は1970年代に登場したプライマリー・ヘルス・ケア（Primary Health Care: PHC）の思想と関連が深い。PHC は1978年のアルマ・アタ宣言によって定義づけられた考え方で、すべての人にとって健康を基本的な人権として認め、その達成の過程において住民の主体的な参加や自己決定権を保障する理念である。また同年 WHO と UNICEF によって「2000年までに万人に健康を」のスローガンが採択されたが、PHC はその戦略的な中心概念とされた。

　WHO は PHC のアプローチを障害者サービス分野へ応用すべく検討を重ね、1979年に最初の CBR マニュアル（Training in the Community for People with Disabilities）が発表された。その後、途上国9ヵ国において CBR の試験的な取り組みが3年計画によって開始されたが、1982年に開かれた WHO の CBR 試験プロジェクト評価会議において CBR の有効性が広く認められるようになった。また1983年に国連で採択された行動計画（「障害者に関する世界行動計画」）においては、勧告の一部として CBR の実践が奨励されている[4]。

　また CBR の考え方を広めた人物としてワーナー（David Werner）の功績も大きい。ワーナーは生物学教師として教壇を執っていたが、自然観察のフィールドワークで訪れたメキシコ西部山岳地帯で深刻な健康問題が存在することを発見した。その後、メキシコにおいてプロジェクト・ピアクストラ（Project Piaxtla）に着手、簡易な治療や予防活動を中心に地域に根ざした活動を開始した。この時の経験を元に作成されたマニュアル「医師のいないところで」（Where There is No Doctor）、「保健ワーカーの学びを助ける」（Helping Health Workers Learn）はその後 CBR の入門書として世界的に有名で

ある。

メキシコのプロジェクトはプロジェクト・プロヒモ（Project PROJIMO）として継続され、その活動内容は 1987 年に「障害のある村の子どもたち」（Disabled Village Children）としてまとめられた。また、CBR における障害者の当事者性を強調した「私たち抜きで決めないで」（Nothing About Us Without Us）を 1998 年に発表した。ワーナーは自身の著作において、地域が指揮するプログラム（Community-directed rehabilitation）、村に根ざしたリハビリテーション（Village-based rehabilitation）を提唱し、最終的には家族に根ざしたリハビリテーション（Family-based rehabilitation）を目指している。

その家族を支援するのがヴィレッジ・リハビリテーションセンター（Village rehabilitation center）であり、それを中心とするサブセンターが子どもたちのためのグループ活動の支援、障害児も遊ぶことのできる遊び場の提供、地域啓発活動、父母会の開催などを行う（中西・久野 1997）[5]。ヴィレッジ・リハビリテーションセンターは学習会の開催やサブセンター開設の支援、訪問に訪れた障害者の宿泊手配などを行う他、地域の青年たちに対し CBR についての知識や技術を提供する。CBR の実践について学んだ青年たちは自分たちの村に知識や技術を持ち帰ることにより、障害者を支援することが可能となる。

また、これらの場所において活動を担うのは障害者自身であり、家族カウンセリング、治療、技能訓練、障害者のための機器や車椅子の制作にまで及ぶ。ワーナー自身のプロジェクトにおいても多くの障害者が関わっており、地域社会の一員としての自覚を持つとともに、支援を受ける側から支援を提供する側としての役割を持つ機会を創出している。

CBR の定義と目的

1981 年の WHO リハビリテーション専門家会議において CBR とは「障害者自身やその家族、その地域社会の中の既存の資源に入り込み、利用し、その上に構築されたアプローチ」として定義された（WHO 1981）[6]。しかし、CBR の概念は多義多様に解釈され実践されてきたという背景が

あり、あらためてその概念を見直す必要に迫られてきた。

2004年にはWHO、UNESCO、ILOの三者によって作成されたジョイントペーパーにおいてCBRの定義がまとめられ、「CBRとは地域開発におけるすべての障害者のためのリハビリテーション、機会の均等、社会への統合のための戦略である」とされ、また「CBRは障害者自身、家族、地域社会の共同の運動、そして保健、教育、職業、社会サービスによって実施される」とされた（ILO, WHO & UNESCO 2004）[7]。このジョイントペーパーでは障害者の権利と貧困削減のための行動などが強調されているほか、コミュニティによる障害者の受け入れ、障害者団体の役割などの概念が新たに追加されている。

CBRの主たる目的について中西・久野は①障害者の生活の質の向上、②適正技術の移転、③地域社会の意識の向上、④障害者のエンパワーメントの4点を挙げている[5]。障害者の生活の質の向上は、障害者が自分の生まれ育った地域社会で学習、職業訓練、労働、家庭生活、社会参加ができるように、各種サービスを提供するという考え方である。

適正技術の移転であるが、適正な知識や技術を地域社会に移転することにより、地域にある材料で補装具、自助具を製作し、自宅でリハビリを行うことが可能になるとする考え方である。また、地域社会は身につけた技術を地域の他の分野での問題の解決に応用することもできる。

地域社会の意識の向上は、地域社会における障害者への偏見をなくすという活動を示す。活動のイメージとしては、地域社会のあらゆる人たちがCBRの当事者となり、障害者問題を一つひとつ解決していくことによって地域社会がエンパワーされるというものである。

障害者のエンパワーメントとは、障害者自身も自由に意見を述べ、地域社会のメンバーと一緒に自分たちの問題を解決できるよう支援することである。障害者自身がエンパワーメントされることによって、地域社会の一員としての自覚が得られるともに、責任を伴った行動を果たすことができるようになることが期待される。またCBRへ障害者自身が参加するということの意味として、同じ障害を持つ仲間に対するピアサポートが可能となること、障害を持つ仲間が抱える感情や問題を理解し、適確なニーズが

把握できること、そしてロールモデルとしての役割がある（中西 2006）[4]。

CBR の実践方法

　CBR のプロジェクトをどのように展開していくかという方法については、WHO が具体的なガイドラインを提示している（ESCAP 1988）[8]。その実践の方法については、①プロジェクト候補地の選択、② CBR 委員会の設置、③プロジェクトコーディネーターの任命、④活動計画の策定、⑤地域レベルワーカーの選定、⑥地域レベルワーカーの訓練、⑦自宅でのリハビリテーション活動の推進、⑧地元での自助具の製作、⑨他の機関・団体との連携、⑩障害者の自助団体の育成、⑪その他の活動の推進、⑫ CBR のモニタリングと評価、となっている（表7-1）。

表 7-1　CBR の実践の各段階

実践の各段階	内容
プロジェクト候補地の選択	・新規に活動を行う候補地を選定する。 ・場合によっては移動が困難な小規模集落やボランティアの募集が困難なエリアの場合は候補地から外されることもある。
CBR 委員会の設置	・CBR 委員会のメンバーには地区の村長、行政や地域団体の代表などの主要メンバーの他に、サービス提供者、障害者が含まれる。 ・委員会活動のメンバーが確保できない場合は新たにボランティアを募集し、訓練する。
プロジェクトコーディネーターの任命	・中間レベルにおいてプロジェクトを管理するコーディネーターを決める。コーディネーターの業務として、障害の種類とリハビリテーション方法の判断、中間レベルでの様々なサービス提供、CBR 委員会の計画策定、CBR ワーカーへの技術訓練などにわたる。
活動計画の策定	・障害者を含めた地域の人々のニーズ把握を行い、地域レベルの CBR 委員会が活動計画を策定する。
地域レベルワーカーの選定	・定期的な活動が可能な CBR ワーカーの募集及び選定を行う。
地域レベルワーカーの訓練	・WHO が作成した CBR マニュアルに基づき、専門家の指導により訓練を行う。

実践の各段階	内容
自宅でのリハビリテーション活動の推進	・CBRワーカーは障害者の家族に対してマニュアルを配布し、自宅でのリハビリテーションに必要な知識や技術を指導する。
地元での自助具の製作	・特定のマニュアルに頼らず、個々のニーズに基づき自助具を作成する。 ・障害児のためのおもちゃ作りや各種遊具のそろった遊び場づくりなども含む。
他の機関・団体との連携	・サービスを提供する際のリソースとして、専門的知識・情報・経験を持つ他の諸機関・団体と協力関係を築いておく。
障害者の自助団体の育成	・障害者自助グループの結成を奨励する。
その他の活動の推進	・正しい障害者間や障害予防の知識を育てるための啓発活動や障害発生原因の予防、障害者雇用の推進などを含む。
CBRのモニタリングと評価	・政府やNGOの関与、地域の参加、医療のみでなく教育や雇用などにも及ぶサービスの提供の制度、障害者の機能回復度など観点が中心に行われる。

出典) Economic and Social Commission for Asia and the Pacific. Community-based Disability Prevention and Rehabilitation: Guidelines for Planning and Management. Bangkok; 1988.

現状におけるCBRの問題点

　このように、世界の各地においてCBRの考え方が普及してきたものの、その考え方についてはさまざまな問題点も指摘されている。中西（中西 2006）は「CBRの目的は明確であり、それを推進する体制のモデルも提示されているのに、障害者が望むようなCBRはまだないと言える」とした上で、その最大の問題点を「障害者の参加の欠如」にあると指摘している[4]。

　障害者の参加が進まないという理由について中西は、①専門家や行政担当者が障害者をサービスの受益者としてみている点、②サービス供給がトップダウンの体制になっているという点、③障害者団体育成のための努力が欠如しているという点、④CBRの目的がリハビリテーションに片寄っているという点、の4点であると述べている[4]。

　IBRとCBRとの最大の違いは、IBRが医療モデルに基づいたトップダ

ウン型の支援を行うのに対し、CBR においては地域社会がサービス決定・実践のイニシアチブを取り、それを CBR ワーカーや CBR マネージャーが支えるというボトムアップ型の形式となっていることである。この点において当事者である障害者自身や地域住民の参加・協力が不可欠である。

中西の指摘した問題点を要約すると、①の「専門家や行政担当者が障害者をサービスの受益者としてみている」という問題は、専門家が「障害者は支援を必要とする存在である」という依存的なイメージを有している場合に起こりうるとされる。障害者とは「常に助けられる存在であり、積極的に意見を述べ有効な活動ができない」という障害者観があり[4]、専門家のこうした考え方が技術とともに地域社会の人々に引き継がれてしまうと、それまで地域社会において障害者が担っていた役割を否定してしまうことになりかねない。

②の「サービス供給がトップダウンの体制になっている」という点であるが、CBR の初期の段階では医療面に重点が置かれることから、リハビリテーション専門家をトップとする技術移転のピラミッドが形成されてしまう問題として現れる[4]。そうした状況において、障害者は底辺に位置付けられることとなる。

③の「障害者団体育成のための努力が欠如している」という点であるが、中西によれば「専門家や行政がイニシアチブをとって始めた CBR プログラムでは障害者団体の育成がほとんど進まない」とされている[4]。CBR の委員会や CBR ワーカーの中に障害者が参画しておらず、ロールモデルが存在しないという状況がその原因として考えられるが、CBR のプロセスにおいて障害者が立案、政策決定に関与していくためには、当事者である障害者自身が団体を組織して声を上げていくことが必要不可欠である。

④の「CBR の目的がリハビリテーションに片寄っているという点」は、機能訓練を通してのリハビリテーションが先行することにより、障害者の社会参加に必要な権利擁護活動やバリアフリー環境の整備が後回しにされてしまうという状況を招く[4]。結果的にみれば IBR との違いがみられず、またその目的もまったく変わらない。

中西の指摘の核心にあるのは、CBR の活動と名乗っていても従来の障害者観が修正されず、医療モデルからの完全な脱却がなされない点、また WHO が CBR の活動内容について見直しや再定義を行っても、現場ではさまざまな解釈に基づいた実践が生まれ、そうした実践の中にはややもすれば医療モデルへと傾斜しかねない活動も含まれるという点に集約されるだろう。こうした諸問題が発生するということは、CBR プログラム策定の段階で活動内容および到達目標の見通しを立てたとしても、実際の現場では CBR の活動内容がプログラムの全体目標から少しずつずれていくということが起こりやすいという可能性を示唆している。こうしたズレを修正していくのは CBR マネージャーの役割であるが、なぜ CBR が行われなければならないのか、CBR を行うことによって何が変わるのかという点を活動の中でたえず問い直していくことが必要とされる。

わが国における CBR の体系的入門書とも呼べる「障害者と社会開発」をまとめた中西由紀子（中西・久野 1997）によると、上記に挙げた以外の CBR の問題点として「人間関係」が存在すると指摘している[5]。CBR のメンバーや CBR ワーカー、サービス利用者、関係諸機関のネットワークに関わる人々など、多種多様な人たちが CBR に関わっていく過程において意見の違いが出てくるのは当然である。そのため、CBR の概念や目的、意義の徹底、話し合いの機会の設定などを定期的に試みると同時に、コミュニケーションの円滑化を図るためにニュースレターの発行などが行われる場合も珍しくない[5]。

また、活動を続ける中で、スタッフの熱意の減退、目的意識の後退といった問題がみられる場合もある。こうした問題の集積が活動内容と到達目標のズレを生み出していく原因ともなるため、CBR に関わるスタッフのモチベーション維持や活動に対する奨励、活動目的の明確化などが重要となる。

CBR の現状を踏まえた課題

CBR の考え方は地域社会がサービスの必要性を決めるという点に強調

が置かれ、またその考え方の根本は障害者が地域社会での平等な一員であるという当事者主義に立脚する。CBRの考え方と実践は完全に定着したと言えるものの、現状においてはさまざまな問題点も指摘されていることが明らかとなった。

CBRは当事者主義という支点に乗りながらも、そのバランスの一方は医療モデルへ、もう一方はアウトリーチ活動へと傾斜しやすいという状況も存在する。そうした状況の打破を目指すべく、自立生活運動 (IL) へ模索する活動が登場するなどCBRの方向性をあらためて問い直す動きも出ているが[4]、CBRのこれまでの歩みを振り返ってみるとさまざまな実践アイディアが加わることによってその活動が発展してきたという側面もある。しかし、中西も指摘するように、CBRの方向性としては真に社会モデルに立脚しない限り障害者の主体性は無視されることとなってしまう[4]。CBRの理念を実現するためには、住民の参加意識やワーカーの資質向上なども含め、障害者が地域社会の当事者でありCBRの主人公であるという共通認識の確認が必要である。

第4節　ハンセン病(元)患者に対する自立支援をめぐる議論

Nichollsによる社会経済的リハビリテーション (SER) のガイドライン

CBRがあらゆる障害者を対象としているのとは対称的に、Nichollsの唱える社会経済的リハビリテーション (Social Economic Rehabilitation: SER) の概念においてはハンセン病（元）患者に対象を限定し、その実践内容も「社会経済的状況的の改善」という点に強調が置かれている (Nicholls 2000)[3]。

さまざまな国においてハンセン病（元）患者に対するリハビリテーションプログラムが実践されているが、その内容の多くは農業や畜産、縫製技術の習得などが中心となっている。Nichollsはこうした状況について「（元）患者たちは自らの生存のためという理由で、施設における完全な依存者とならざるを得ない」としており、農業や畜産、縫製技術の習得といった施

設ベースで行われているリハビリテーションプログラムを「時代遅れ」であると批判する[3]。また、それらのプログラムは（元）患者の社会参加の一端を担い、わずかばかりの収入をもたらしてはいるものの、（元）患者が以前の生活を取り戻し、自分の家族とともに過ごすという機会までは実現していないとしている。そして、（元）患者たちが依存者となってしまうのは、自立できるだけの収入がそうしたプログラムから得られていない、という見方を示している[3]。

以下、Nichollsの示したハンセン病（元）患者に対するSERの概念に基づき、その概念の整理と本論における自立支援との関係について述べていく。

SERの目的と原則

NichollsはSERの重要性について「ハンセン病の患者たちが尊厳ある生活を取り戻すに十分な社会経済的地位が得られるまで、ハンセン病の治療は終わったとは言えない」と述べている[3]。

Nichollsは2000年のLeprosy Review誌においてハンセン病（元）患者に対するSERの実践ガイドラインを提唱している[3]。その中において（元）患者に対する理解とニーズの把握、地域社会への働きかけ、現場における実践者の役割、活動資金獲得に至るまで包括的な概念を示している。まずSERの目的として、（元）患者の自己尊厳の回復、経済的な所得増加、ハンセン病に対するスティグマを減少させることと、患者の社会参加と社会への統合（Integration, インテグレーション）の達成が示されている[3]。

NichollsはSER実践の方法として、①ハンセン病が患者に対して与える幅広い影響の理解、②ハンセン病患者への対応、③家族と地域への対応と配慮、が必要であるとしている[3]。

①のハンセン病が患者に対して与える影響とは、身体的なものばかりでなく精神的・社会的な範囲にまで及ぶことから、（元）患者に対し幅広い対応が必要であるとしている。②のハンセン病患者への対応としては、（元）患者に社会参加の機会を与え、自信を育むことによって自己尊厳と

自己肯定感を取り戻させることである。③は、リハビリテーションにおいて大きな役割を果たすものとして患者の家族と地域社会の存在を挙げている。すなわちSERの実践的意義とは「地域社会の自立したメンバーとして誰かの役に立つために生きる」ということにあり、SERを通じて失われた(元)患者の自己尊厳と自己肯定感を取り戻すという点にある。

NichollsはSER実践において支援者が参照すべき六つの原則があると述べる[3]。それは、全体的原則(The holistic principle)、参加型原則(The participatory principle)、継続性(Sustainability)、社会への統合(Integration)、性別に対する配慮(Gender sensitivity)、固有なニーズに対する配慮(Sensitivity to special needs)である。

全体的原則

全体的原則とはハンセン病(元)患者の身体的、精神的、社会経済的な満足感の向上を目的とするものであり、(元)患者の生活全般に対する対応を意味する。(元)患者への支援を行うにあたり多様な分野の専門家が必要となることから、SER支援者の役割としてそのチームワーク調整が第一に挙げられる。患者がハンセン病と診断を受けた直後は大きなショックを受けることとなるが、具体的な支援としては診断による患者のインパクト軽減を図るということも挙げられている。また全体的原則においてはハンセン病の持つスティグマ軽減のための啓発活動や教育が重視され、主に地域社会への理解の促進、あるいは国家レベルでの啓発活動を促進するという点が強調されている。

参加型原則

参加型原則とは(元)患者に対しSERを通じて自信をつけさせること、すなわちエンパワーメントの獲得が狙いである。エンパワーメントとは自分で物事を決めることができる自己決定能力、日常の生活の様々な出来事を自分でこなせるようになることである。その過程において重要な役割を

果たすのは（元）患者の家族、そして地域社会である。(元)患者はエンパワーメントされることによって、自分が受けているプログラムについての見方や感じた点について客観的かつ自由に評価することが可能となる。

継続性

　この概念が想定している内容は（元）患者に対して安定した収入をもたらす活動、すなわち就労を想定している。例えばインドのプロジェクトにおいては職業訓練センターを通じた（元）患者の雇用支援を行っている他、雇用状況の厳しい地域ではワークショップの開催を通じて仕事の提供を行っている[3]。この原則において最も重要なのは「定期的に得られる収入はスティグマを克服しうる」という点にある[3]。

　Nicholls が（元）患者の就労の場として想定しているのは地域社会である。しかし、地域社会が患者に対して積極的なサポートを行うということをはじめから目標とせず、地域社会に患者が受け入れられるということが肝要であると述べている[3]。また最も継続的な支援として、家族からの「勇気づけられる支え」(encouraging support) が挙げられており、家族および地域社会のメンバーと共同で支援を分かち合うことによって継続性は安定していく。最終的には（元）患者が地域社会に対して利益をもたらすようなるという到達点が想定されている[3]。

社会的統合

　この概念は、いかに既存の社会福祉サービスを（元）患者に対して利用可能とさせるかという部分に力点が置かれており、(元)患者と既存の社会福祉サービスをつなぎ合わせるというアイディアである。

　Nicholls は（元）患者向けに新たなサービスをつくり出すことより、他の機関において一般社会向けに提供されている既存のサービスや社会資源を利用すべきであると述べる[3]。多くの国々においてハンセン病対策が一般医療に組み込まれているが、この統合された方法（Integrated approach）は、

ハンセン病患者が少ない国や民間活動が活発な地域により適している。例えばネパールでは、様々な種類の障害を持つ人々とハンセン病（元）患者を支援するNGOの活動が知られている他、タンザニア、ウガンダ、エジプトでは障害を持つ人に対する政府のプログラムとCBR、ハンセン病対策が統合されている[3]。

既存のサービスを利用するメリットとしては他の身体障害者向けサービスの専門家、とりわけCBRの専門家からの助言・知識を得られるという点にある。しかし、既存の社会福祉サービスをすぐ利用できるとは限らず、さまざまな局面での調整作業が発生するため、支援者はサービス間に発生するギャップを解消する役割が期待されている。

性別に対する配慮

ハンセン病はとりわけ女性に対して大きなインパクトを与え、ハンセン病に罹患することで、女性はしばしば家族や地域社会から排除されることがある。しかし、これまでのSERの実践において性別への配慮は特に関心が向けられておらず、男性側の視点に偏りがちであったという問題点が指摘されている[3]。Nichollsのガイドラインにおいて、女性がサービスを利用する際に支援者が配慮を行うとともに、すべての活動への参加が保障されているということを示す必要性が述べられている[3]。

固有のニーズへの配慮

Nichollsによれば、子どもや高齢者などの患者は固有のニーズを持っているとされる[3]。SERにおいてはかれらの持つ固有のニーズについて把握した上で支援を行うことが必要とされ、また言語の違いや宗教、居住地などについても注意を払うことが求められている。

第5節　SERの具体的な実践

具体的な実践段階

　現場における実践として中心となる活動は、①固有のニーズへの対応、②職業訓練の提供、③ローンの提供、が挙げられている[3]。

固有のニーズへの対応

　高齢者、子ども、女性といったように、固有のニーズを持つ人々への対応としては、①ニーズの明確化、②危険因子の明確化、③支援の根拠となる原則の明確化、が必要とされている。
　重度の身体障害が発生している高齢（元）患者のように、生活を支えるニーズが長期化している場合、Nichollsは療養所での生活を提供するか、継続的なケアを行う必要があると述べる[3]。Nichollsはまた継続的なケアを必要とする患者と、自立できる可能性を秘めている患者を見分けるのは困難であるとも述べているが、すべてのハンセン病（元）患者が必ずしも一般の地域社会での生活を絶対な目的としていない。固有のニーズに対応するという視点からすれば、療養所で生活したいという（元）患者の希望も尊重されるべきということとなる。
　危険因子の明確化という点についてであるが、ここではとりわけ子どもの問題に焦点化されている。Nichollsによれば、子どもは「ハンセン病のもたらす影響にさらされやすい」存在であるという[3]。親が患者である場合、保護者の一時的もしくは恒久的な不在は子どもの現在の生活ばかりでなく、家族観や将来の生活設計に対しても影響をもたらすとされる[3]。また親あるいは自身がハンセン病の患者であることで地域社会での交友関係を絶たれる、学校において仲間はずれにされる、自分を恥ずべき存在と考える（自己スティグマ化）、といった変化がもたらされうる。こうした問題に対応するためには、地域社会や家族に対して子どもの権利条約（The

Convention on the Rights of the Child）を示し、子どもの権利の重要性を示すことが必要であるとNichollsは述べる[3]。また、子どものニーズに対応してくれるキーパーソンや施設などを確保しておくことが重要となる。

支援の根拠となる原則の明確化であるが、現場において支援を行う際には、先述べたSERの掲げる六つの原則（全体的原則、参加型原則、継続性、社会への統合、性別に対する配慮、固有なニーズに対する配慮）を遵守しなければならないということを意味している。

職業訓練の提供

Nicholls（Nicholls 2000）は、多くのハンセン病（元）患者が極度の貧困状態にあり、収入を得る機会に恵まれてこなかったこと、そして十分な収入がないことがハンセン病によるスティグマを克服できない理由であるとしている[3]。そのため職業訓練の拠点を設置し、（元）患者に対し職業訓練の機会を提供することが必要であると述べている[3]。

職業訓練の内容は（元）患者が地域社会に受け入れられるということを念頭に置き、地域社会の雇用状況を反映したものが求められる。SERはこの点において、施設での生活をベースにしたリハビリテーションとは概念的志向性が異なることがわかる。

ローンの提供

SERにおいては、他の身体障害者の社会復帰支援プロジェクトと同様に小規模な事業への就労が推奨されている。必要となる運転資金はマイクロクレジット方式によって提供される。資金の融資にあたり、事業計画、融資される金額、利子の設定、返済計画の作成が必要となるほか、ローン提供における個別のニーズなどが配慮されなければならない。また必要に応じて銀行口座を開設し、金銭の自己管理に役立てる。Nichollsは経済的なニーズに対する働きかけの例として、貯蓄を奨励し、そのための手段として貯蓄口座の開設を勧めている[3]。

SER におけるニーズ評価

　SER において最初の作業となるのは、SER を必要とする対象者がどの程度存在するかという状況の把握である。Gopal は、ハンセン病（元）患者の状態と SER の必要性について以下の表の通りに整理した（表 7-2）[3]。

表 7-2　ハンセン病（元）患者の分類と SER の必要性

	ハンセン病（元）患者の分類	SER の必要性
1	身体障害が発生しておらず、社会経済的な問題も発生してない	社会経済的リハビリテーションの必要性はない
2	身体障害が発生しているが、社会経済的な問題は発生していない	
3	身体障害もなく、社会経済的な問題も発生していない	カウンセリングもしくは精神的サポートが必要地域社会でスティグマを減少させるプログラムを実施
4	身体障害が発生しており、社会経済的にひどい困窮状態にある	SER の主要な対象者
5	身体障害が発生しており、社会経済的に困窮状態にある	
6	高齢化し、長期間に渡って施設等に隔離され困窮状態にある	社会福祉プログラムの利用が必要

出典）Nicholls P. G. Guidelines for social and economic rehabilitation. Lepr Rev 2000; 71: 422-465.

　また Gopal はハンセン病（元）患者を、①身体障害が発生しておらず、社会経済的な問題も発生してない、②身体障害が発生しているが、社会経済的な問題は発生していない、③身体障害もなく、社会経済的な問題も発生していない、④身体障害が発生しており、社会経済的にひどい困窮状態にある、⑤身体障害が発生しており、社会経済的に困窮状態にある、④高齢化し、長期間に渡って隔離され困窮状態にある、の六つのカテゴリーに分類している[3]。

　この中で SER の主な対象となるのは、④および⑤の（元）患者であるが、この分類はハンセン病（元）患者のすべてが SER を必要としているわけではなく、あくまでも社会経済的に困窮状態にあるということが前提となっ

ている。別の言い方をすれば、社会経済的な困窮状態の解消を必要としているのは、どんな人々であるのかということを見定めることがSERにおけるニーズ評価となる。

次に必要となるのは、情報収集と計画の策定である。情報収集にあたっては（元）患者とその家族、地域社会の視点を最優先とし、開かれた態度によって情報を集めなければならない[3]。また単純な質問によって情報収集を図るのではなく、観察や比較など多種多様かつ広い方法が用いられる。情報収集の対象となるのは、対象者の人数把握と個人的なニーズの把握が中心となる。同時に対象者が住む地域社会においてそうしたニーズがどのように受け止められ、理解されているかという点についても情報収集を行う。

たとえばこの点についてNichollsは、当該地域でハンセン病がどのような言い回し（local term）によって説明されているかについて調べるということを提案している[3]。そうした言い回しの中には他者が安易に受け入れてしまいやすい否定的な意味が含まれており、ハンセン病に対する地域社会の態度の源泉となっているとNichollsは指摘する[3]。

計画の策定においては、SER実践において必要とされるスキルや材料、資金等についての見積もりを作成することと、SERを支えてくれる支援者や地域の有力者を確保することも含まれている[3]。SERの実践においてはハンセン病および（元）患者への理解や関心を高めるという課題も含まれ、地域のキーパーソンからの情報収集と協力が必要不可欠となる。

SERにおけるマンパワーと資金

NichollsはSERにおいて最も重要なのは訓練を受けたスタッフの存在であると述べている[3]。また、場合によってはローカルスタッフの育成も必要となる。そのほかに、ソーシャルワーカー、企画立案者、プロジェクトの財務管理者などの人材を得られるかどうかがプロジェクト成功の鍵となるが、Nichollsによれば他の組織で働いた経験を持つ者はプロジェクトに対して必ず貢献しうるだろうと述べている[3]。

また、プロジェクトにおいて活動資金の獲得は重要な課題である。資金提供者に対してはプロジェクトの意義や目的の説明以外に、SERの先行事例の紹介や到達目標までのアウトラインを具体的に示す必要がある。その際に、プロジェクトの目的を明文化したものを事前に準備しておく必要がある。

ニーズの多様性と支援のあり方

　これらのSERの実践方法は必ずしも絶対的なものではなく、実践場所によって優先順位を変更したり、(元)患者のニーズに合わせて方針を決定していくことが求められる[3]。支援の各段階において変更は必ず発生するが、個々の決定においては上記に挙げた活動の原則（全体的原則、参加型原則、継続性、社会への統合、性別への配慮、固有なニーズに対する配慮）を守ることが求められる。

NichollsのSER概念の総括

　Nichollsは世界のハンセン病療養施設などで行われているリハビリテーションプログラムに対して以下のように批判する[3]。

　　近年においても、家族から見捨てられた患者たちはケア付きの施設やシェルターなどで生活している。そして、何年間にもわたる治療により、患者たちにとってそれらの施設は終の棲家となった。彼らは施設の中で農業、畜産、縫製や洋裁など様々な職業に従事しているが、それらの活動は「リハビリテーション」であると考えられている。そうしたシステムにおいて、患者たちは施設における完全な依存者とならざるを得ない。以前の生活に戻ったり、自分の家族と過ごしたり、過ごしていた場所に戻るという機会は一切ない。しかし、治療手段の進歩に伴い、この施設生活ベースの「リハビリテーション」は時代遅れとなった。社会経済的なリハビリテーションを通じ、ハンセン病の回復者たちは再び一

般社会の中で生きる場所を得ることができる。彼らを助けるための生産的な雇用の機会、自分の家族を自ら支えるための機会、地域社会での役割を果たし、自立した人間としての尊厳を得る機会は徐々に増えている。家族と地域社会がリハビリテーションの過程を支えるのだ[3]。

以上の主張において、Nicholls のアプローチは施設内でのリハビリテーション（IBR）ではなく、あくまでも地域社会への復帰、地域社会での生活を志向していることがわかる。

Nicholls の議論では経済的な収入の確保と社会復帰、社会的統合の過程を同時進行させていきながら（元）患者の社会復帰を構想するというアイディアが盛り込まれている。その基礎として職業訓練の提供とローンの支給が想定され、同時に、地域社会における理解と協力を拡大していくという点が SER 実践の要諦となっている。そして、その過程で必要となる地域への働きかけや組織づくり、プロジェクト立ち上げなどの実践的な課題が立ち上がってくる。

Nicholls はハンセン病療養所や施設において「リハビリテーション」として行われているさまざまな活動を「時代遅れ」であると批判する。たしかに、療養所や施設において生活している限り（元）患者は自立のために働く必要はない。しかし、ハンセン病（元）患者にみられる自己スティグマ化の発生要因の一つが社会経済的な脆弱性にあり、その解消のためには就労による収入が得られることが望ましい。そして経済的な就労活動を行う場は療養所や施設ではなく、地域社会であるということが SER において示されている方向性である。その点において SER は CBR の視点に立ったアプローチであるということがわかる。

「社会復帰を望まない」というニーズに対して

SER の掲げる理念とハンセン病（元）患者の置かれた状況を対比させた場合、理論的な整合性の取れない問題がいくつか出てくる。その代表例が、一般社会での生活を望まず、諸事情により施設や療養所での生活を希

望する一定数の（元）患者や、高齢の（元）患者、重度の身体障害が発生している場合など地域社会への復帰が困難なケースである。

この点において Nicholls は「重度の身体障害が発生している（元）患者で、家族からの支援が全くない場合、療養所での生活を提供するか、継続的なケアを行う必要がある。継続的なケアを必要とする患者と、自立できる可能性を秘めている患者を見分けるのは困難であるが、これは最も望ましい結果のように思われる」と述べているが、その主張のトーンはやや歯切れが悪くなる。

SER においては（元）患者の固有なニーズに配慮することの重要性が繰り返し強調されている。「一般社会で働き、生活したい」という固有のニーズが尊重されなければならないのならば、「このまま施設や療養所で暮らしていきたい」という固有のニーズもまた尊重されるべきである。

第6節　その他の SER の議論

Withington らのバングラデシュにおける研究

社会経済的な困窮状態に置かれた（元）患者にとって、ハンセン病による身体障害の発生はスティグマをもたらすばかりでなく、失業や社会関係の喪失、貧困といった状態へと導きうる（Withington et al. 2003)[9]。

Withington ら（Withington et al. 2003)[9] は MDT によって病が回復しても、ハンセン病の治療履歴によって社会経済的な問題に直面している回復者がいると指摘し、現在のハンセン病対策が診断と MDT の供給に限定して行われているという点を批判している[9]。Withington らの指摘によると、MDT の普及はハンセン病治療において劇的な治療効果をもたらし、ハンセン病の流行を減少させることとなったが、現在のハンセン病対策において、社会経済的な原因とハンセン病に伴って発生した身体障害、ハンセン病に対する社会的なスティグマに対しては十分に対応されていない、としている[9]。

Withingtonらはバングラデシュで行われているハンセン病(元)患者を対象としたSERについて紹介している[9]。Withingtonらの紹介する事例では、ハンセン病(元)患者に対し収入創出のためのローンが提供されており、雑貨小売店や生鮮食料品の販売、脱穀などの小規模事業、農業と農業生産物の加工、養鶏などの家畜養殖、リキシャなどによる運輸といった活動に対する融資が行われている。(元)患者への社会経済的な支援として、他には職業訓練や教育などの支援も行われているが、小規模事業のための事業資金融資の利用者が最も多くなっている(図7-2)。

　WithingtonらはSERの実践が再入院率の減少、潰瘍再発の減少といった潜在的利益がみられ、社会経済的な意味における無形の利益(intangible benefits)をもたらすと述べている[9]。一方、ハンセン病(元)患者の社会経済的なニーズを無視することは多くの患者にとって根本的な重要問題を看過することにつながり、長期的にみた場合、(元)患者たちの身体障害を悪化させることにつながると指摘している[9]。

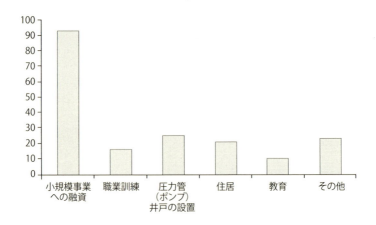

図7-2　バングラデシュにおける社会経済的支援の類型 (n = 188)
出典) Withington S. G., Joha S., Baird D., et al. Assessing socio-economic factors in relation to stigmatization, impairment status, and selection for socio-economic rehabilitation: a 1-year cohort of new leprosy cases in north Bangladesh. Lepr Rev 2003; 74: 120-132.

Devadas による SER の議論

　Devadas（Devadas 2006）は、Withington らの問題提起と同様に、従来のハンセン病対策における社会経済的な自立支援の優先順位の低さについて批判している[10]。Devadas によれば、ハンセン病（元）患者に対する自立支援の目的は、可能な限りその社会生活を回復させることにあり、また自立支援は患者を経済的な自立に導くことを目的とした生産活動の回復であるとしている[10]。

　しかし、ハンセン病（元）患者の自立支援はより多大な労力が必要となる。その理由は、ハンセン病患者の場合、他の障害者と異なり、社会的な受容が異なるという問題が存在しているためである。たとえば、身体障害や視覚障害、聴覚障害を持つ人の場合、一般の地域社会において家族と一緒に生活していても偏見を持たれることはない。しかし、Devadas はハンセン病患者の場合は病気に伴うスティグマが存在することから、一般の地域社会における自立支援を行う際には（元）患者が地域の人々に受け入れられるように適した状況をつくり出すことが必要であると述べている[10]。

先行研究における SER 概念の志向性

　Nicholls、Withington ら、Devadas の先行研究に共通しているのは、従来のハンセン病対策において社会経済的問題が軽視されていることへの批判、そして一般地域社会への統合（integration）を念頭に置いた自立支援の実践という志向性である。これらの先行研究では、ハンセン病（元）患者の社会経済的な状況の改善を図りながら、一般の地域社会においてハンセン病（元）患者が通常の生活を営めるように働きかけるという方向性が示されており、その実践の方向性は CBR の概念に基づいていることがわかる。

第7節　ハンセン病（元）患者への自立支援に関する先行研究

これまでみてきたように、現在行われているハンセン病（元）患者への自立支援として、IBR（施設に根ざしたリハビリテーション）をベースとするものと、CBR（地域に根ざしたリハビリテーション）をベースにした二つの方向性がある。IBRとCBRは目指す方向性が異なるが、ともに身体障害者の自立支援として展開されてきたという共通の背景を持つ。

先に紹介したNichollsのSERはCBRをベースとしながらも、就労によるスティグマの克服と経済的な自立の達成という点が強調されており、また支援の対象をハンセン病（元）患者に特化しているという特徴を持つ。

IBRとCBR（SER含む）を比較した場合、障害者の生活の中心はどこに置かれるべきかという視点が異なり、IBRは施設内での生活、CBRは一般の地域社会での生活を想定している。CBRをベースとして登場したSERにおいても、IBRは「患者を施設に依存させるシステム」とされ、IBRは変化のない「時代遅れ」の活動として批判される[3]。

ミャンマーのハンセン病対策におけるリハビリテーション

ここでは、ミャンマーで行われているIBRの一例を取り上げ、そうした批判がはたしてどの程度の妥当性を持つのかという点について検証すると同時に、IBRの評価されるべき点について明らかにする。

ミャンマーでは2003年にWHO削減目標値を達成しているが（Lwin et al. 2005）[11]、引き続き、①障害発生の予防（prevention of disability: POD）、②障害悪化の予防（prevention of worsening disability: POWD）、③リハビリテーション、の3つのハンセン病対策が重点的に行われている（石田ら 2007）[12]。

この中で（元）患者の自立支援として位置付けられているのがリハビリテーションである。ミャンマーで行われた先行研究によると、経済的に困窮しているG2患者の場合、社会的および経済的な支援を必要としているとの結果が示されている[12]。たとえば一家の稼ぎ手が病気になった場合、

その家族はたちまち経済的な問題に直面し、患者の家族は生計維持のために働きに出る必要性に迫られる。このように、患者は罹患という身体的な問題ばかりでなく、社会経済的な重荷を背負うこととなる[12]。

　石田らによればミャンマーにおけるハンセン病患者およびその家族、とりわけハンセン病村に住む患者にとって社会的リハビリテーションへのニーズは高い状態にある[12]。こうした患者およびその家族の実情に鑑み、ミャンマーにおいて（元）患者に対するリハビリテーションは社会経済的な問題を緩和するために導入されている。

ミャンマーにおける職業訓練のニーズアセスメント

　石田ら（石田ら 2007）の研究ではミャンマーのハンセン病村在住の若者たちを対象とした職業訓練のニーズアセスメントが行われている[12]。インタビューはフォーカスグループディスカッションにて行われ、男性22名、女性29名からの意見が集められている。グループは性別、年齢（25歳以上／以下）、既婚／未婚によって分けられている。

職業訓練に対するニーズ

　現在の雇用の状況をみると、住民の大部分は近くの森で木炭用の木を伐採して生計の手段としており、その多数が木炭の製造販売に従事している。また首都の近くまで移動できる男性の場合、レストランや喫茶店などの店員として働いている。いずれのケースも収入・雇用面において不安定な要素が多く、また得られる収入も十分でない。そのため、石田らの研究におけるフォーカスグループインタビューの参加者すべてが所得創出活動の必要性について同意している。また、所得創出のための職業訓練は、若者の能力開発ばかりでなく、経済的な安定保障（financial security）も構築するものであると認識されているという[12]。

　具体的な職業として挙げられたのは、女性の場合は縫製、家畜の繁殖、美容関係などで、男性の場合は養豚や魚の養殖、機械修理といった仕事に

関心が寄せられている[12]。

スティグマの感覚

　石田らの研究対象となった村では、野菜などを栽培して村の外部で販売しているが、外部の人たちは患者たちが作った野菜を好んで買いたがらないという問題に直面していた。そのため、インタビューでは、農業をやりたくない、という意見も出されている[12]。またハンセン病村で蒸留酒を造って販売したことがあったが、村の名前を冠した酒のラベルをみた村外の人がハンセン病村をイメージし、購入をためらったという意見も寄せられている。このように、農作物や特産品を外部に売り込もうとしても、ハンセン病に対するスティグマによって思うように商品が売れないため、石田らの研究においてはハンセン病村の中に工場をつくってほしいという意見が寄せられている[12]。

> 「私たちが働ける工場が村の中にほしい。もし村の中に工場があったら外に働きに出なくていいし、マヤンチャウン（Mayanchaung）から来たと言われて嫌な思いをすることもないから」（独身女性、18歳）[12]

> 「村の人たちが働ける工場がほしい。何の自己投資をする必要もない、ただの工場の従業員になりたい。私たちのようにお金がない人間たちにとっては、自己投資のためにお金を持ち出す必要がない方がいい」（既婚女性、46歳）[12]

　こうした意見は、もしハンセン病村の中に工場が誘致されれば、外に働きに出て差別される心配もなく、安定した収入も得られるという意識と結びついている。特に石田らの研究では女性たちの自己肯定感が低く、外部に働きに出た場合、自分たちがどのように受け止められるかということを気にしていたという[12]。また女性グループの場合、裁縫や洋服の仕立てなど自宅でできる仕事を希望する人たちがおり、その理由として自宅でできる仕事があれば、差別される心配はない、という意見が報告

されている[12]。

　また自己肯定感について石田らは、たとえば女性で美容業や理容業に関心があったとしても、ハンセン病村の外部でそれらの仕事に就いたり、開業するということについては消極的であると報告している[12]。その理由として、彼女たちは自分がハンセン病患者の子どもであるということで自己肯定感が低く、自信を持つことができないという問題が存在していると指摘する。

　さらに（元）患者たちの自己肯定感の低さは販路開拓にも影響を及ぼし、生産物をつくっても思うように売ることができないという問題に直面する。そのため、結果として村の中での就業を望むというニーズにつながっていると石田らの研究では指摘されている[12]。

　石田らの研究では、あえて外部での販路拡大に踏み込まず、村と外部との間に仲介者を立てることによって生産物販売のルートを確立させることを提案している。その理由として、（元）患者たちは村外部の小売業者や顧客に直接商品を販売することを怖れており、販路開拓に消極的になっているという状況が挙げられている[12]。

職業訓練のニーズアセスメント

　石田らのミャンマーにおける先行研究では、ハンセン病村の（元）患者たちは職業訓練に対して高い関心を示していることが明らかとされている。一方、ミャンマーのハンセン病村の住民たちは、商品の生産を行いながら販路の開拓まで試みているものの、外部社会の態度にスティグマを感じている様子も明らかとなっている。

　CBRの観点からすれば、ハンセン病村外部の地域社会に対してスティグマを軽減する働きかけを行い、一般地域社会の内部において雇用や職業訓練の場所をもうけることが望ましい。しかし、一般社会に残存するハンセン病へのスティグマの解消には時間がかかり、長期的な見通しに立った活動が要求される。また、スティグマによって傷つき、自己肯定感の低下した（元）患者が、一般社会において職業訓練を受けるということも現実

的ではない。

　Nicholls は IBR に対して「患者を施設に従属させるもの」という批判を加えているが、(元)患者たちがスティグマに怯えることなく、心落ち着ける場所で手に職をつけたいというニーズは尊重されるべきである。石田らは就業を通じた社会的役割の獲得と自己肯定感の回復という点からも、自立を図るための職業訓練および就業の機会が必要であると述べている[12]。IBR の活動はそうしたニーズを満たすものであり、石田らの研究はそうしたニーズが存在することを証明したが、同時に IBR の活動を再評価する試みが必要となるだろう。

第8節　ベトナムにおける自立支援の事例

病院 B における自立支援プログラムの概要

　ベトナム南部のハンセン病専門治療施設（病院 B）ではハンセン病村（B 村）が附設されており、そこに在住する（元）患者を対象とした自立支援プログラムが提供されている。

　自立支援プログラムはハンセン病村内部で小規模事業への従事を希望する（元）患者を対象とし、(元)患者は自分が従事したい事業を農業、養鶏、養豚、肉牛肥育、樹木栽培の中から選択することができる。

　事業開始時に発生する原材料購入などの経費に対しては、病院が設立したファンドから事業資金が無担保・無利子で融資される。そのファンドに対しては海外の NGO 団体（Australia Vietnam Volunteers Resource Group: AVVRG、オーストラリア退役軍人会復興支援グループ）が財政的な支援を行っている。また農業などで土地が必要となる場合、病院から無償で貸与される。

　このプログラムは 1990 年代にドイツの NGO の支援によって始められたが、2000 年代に入ってからは前述の AVVRG が資金提供を行っている。AVVRG はファンドへの資金提供を行うのみで、プログラムの運営については病院 B に委ねられている。

融資の方法はマイクロクレジット方式によって行われ、農業と養鶏に関してはグループ単位で事業を行うが、養豚と肉牛肥育については個人単位での事業となる（表7-3）。

表7-3　事業種別と事業方式の違い

種　別	事業方式
農　業 養　鶏	グループ単位で事業を行う
養　豚 肉牛肥育	個人単位で事業を行う

事業開始にあたっては病院所属のソーシャルワーカーがスーパーバイザーとして必要な助言を与える他、事業開始後も継続的な支援を行っている。以下、プログラムの中に設けられている業種について述べていく。

自立支援プログラム例1：農業

農業は小規模から始められることから従事者も多く、自立支援プログラムの最初のステップとして適している。農業就業希望者に対する支援としては、病院より1世帯あたり500〜1000m^{2}の耕作用の土地が貸与される他、種・苗等購入の補助がなされている。

しかし、野菜や果物の場合販売価格が低く、自立可能な収入を確保することは難しい。そこで近年注目されているのは耐塩性ユーカリ（Eucalyptus camaldulensis）の栽培である（図7-3、図7-4）。

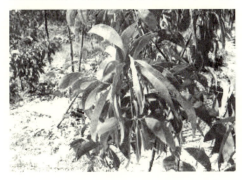

図7-3　ユーカリの苗
（筆者撮影による）

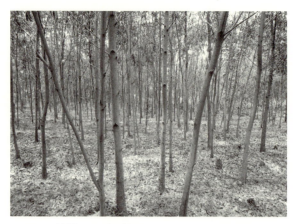

図 7-4　植樹から 3 年が経過したユーカリ（筆者撮影による）

　ユーカリは成長が早く、植樹から 3 〜 4 年で伐採可能となるが、病院 B では木を十分に成長させるため 5 年後を目途に伐採している。5 年で伐採したユーカリの場合、1,500 万ドン（約 750 ドル）で販売できる。
　ユーカリは水に強いという特性を持ち、建築用資材、家具製造、造船などの幅広い需要がある。市場での安定した需要が見込めるというメリットの他に、苗が安価であること（苗は一本約 2,000 ドン、日本円で約 10 円）、また栽培が容易であるという特性を持つ。ユーカリの植樹自体は軽易な作業であるため、病院 B においては主に障害程度の重い（元）患者が主に従事している。
　しかし、初めてユーカリ栽培を手がける場合、最初の 5 年間は収入が得られないため、その間は別の事業を行う必要がある。そのため病院 B では、副事業としてユーカリ栽培を手がける（元）患者のケースが増えている。

自立支援プログラム例 2：養鶏

　養鶏の従事希望者に対し、病院は一人あたり 150 万ドン（約 75 ドル）を融資し、それを元手にプログラム参加者は 30 羽の鶏を購入する。6 ヵ月後になると販売可能な大きさに成長し、鶏は 1 羽平均 7 万ドン（約 3.5 ドル）

で売ることができる。しかし、誕生から6ヵ月経過したばかりの成鳥の場合、固体によっては十分に成長していないこともあり、1羽あたりの単価は最も低い。

養鶏の場合、返済は融資を受けてから6ヵ月後から開始され、売り上げ分の70%を（元）患者が受け取り、30%を病院のファンドに返還するという仕組みになっている。養鶏は飼育の手間があまりかからず、身体障害の発生した（元）患者の場合でも作業負担が少ないことから人気があったが、病院のソーシャルワーカーによると、鳥インフルエンザの流行で鶏の健康管理が難しくなったことや、鶏がよく脱走するなどの理由で従事者は横ばい傾向にあるとのことである。

養鶏は元手があまりかからず、100万ドン（約50ドル）程度の投資で始められることから、プログラムとは関係なく自己資金で養鶏を行っているケースもある。

自立支援プログラム例3：養豚

病院Bにおける養豚事業は、前述のように1990年代半ばにドイツのNGO団体の支援を受けて始められた。当初はマイクロクレジット方式が採用され、（元）患者のグループ単位で融資と返済が行われていた。しかし、グループ単位の事業には共同責任が発生することから、参加者の間からその心理的負担感が敬遠され、徐々にグループを離れるケースが増えていったという。グループを離れていった（元）患者たちは「自由に養豚ができる」ことを希望し、病院側に対して個人単位の融資を認めてくれるように働きかけを行った。その結果、病院側も（元）患者側の主張を認め、そのためグループ単位の養豚は廃止されることとなり、それに伴いローンファンドの提供主体も別団体に変更された[*3]。

養豚の場合、まず希望者に対してファンドから1,000万ドン（約500ドル）が貸与される。その中から300万ドン（約150ドル）で種豚を購入し、残りの700万ドン（約350ドル）で飼料を購入する。その他、毎月エサ代として100万ドン（約50ドル）が貸与される。

[*3] 現在のローンファンドはオーストラリアのAVVRGによって提供されている。

返済は融資を受けた日から一年後に始まり、以後、6ヵ月ごとに250万ドン（約125ドル）を返済する決まりで、2年後をめどに完済することが目標として定められている。

　豚の妊娠周期は約114日（約4ヵ月弱）で、豚は1年間に2.5回出産する。親豚が一回出産したら約1ヵ月の期間をおいてから再び妊娠させる。子豚の体重は1kg前後で、2ヵ月後には体重が約20kg程度までに成長する。その段階で市場に出荷すると一頭あたり90万ドンから100万ドン（約50ドル）で販売可能となるが、もう少し成長を待ち、販売価格が高くなってから市場に出す。親豚が一回につき6匹出産すると利益が出るが、それ以下だと利益が出ない。

養豚における成功例

　養豚プログラム参加者の中からは成功例も現れている。養豚に従事する（元）患者のHさん（63歳）は左足を膝上から切断し義足を使用しているが、現在30頭の豚を飼育し、平均して年間1,500万ドン（約750ドル）ほどの売り上げを得ている（図7-5）。また、その売り上げを元にローンを返済し、得た利益を元にユーカリ栽培など他の事業へ規模を拡大している。Hさんは新規に養豚を手がける参加者に対して豚の健康管理などのアドバイスなども行っており、こうした成功のロールモデルともなっている。

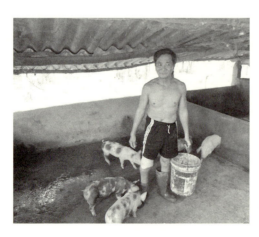

図7-5　養豚における成功例1
出典）掲載同意のもと筆者撮影

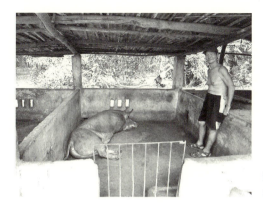

図7-6　養豚における成功例2
出典）掲載同意のもと筆者撮影

またPさん（72歳）は右足を切断し、義足を使用しているが、現在約60頭の豚を飼育し、年間売り上げは3,000万ドン（約1,500ドル）に達した（図7-6）。その他タケノコ栽培なども手がけているもののあまり利益が出ず、米代くらいにしかならないとのことである。

養豚におけるリスク

2010年よりベトナムでは豚の感染症が流行し、繁殖農家に被害が出ている[4]。この感染症は豚青耳病（正式名称：豚繁殖・呼吸障害症候群）と呼ばれ、発咳呼吸困難などの肺炎症状を示し、妊娠後期での感染では胎子に経胎盤感染を起こしやすいとされている。2010年3月以降には北部のハイズーン（Hải Dương）省やハイフォン（Hải Phòng）省などで豚青耳病が流行、グェン・タン・ズン首相（当時）は各省庁及び地方に感染の拡大阻止と早期制圧を指示する公電を送信し、感染を確認した際には規定に沿って公表することなどを各地方に指示している[5]。こうした病気の流行により、病院Bでも死産など多くの被害が報告されている。

自立支援プログラム例4：肉牛肥育

肉牛肥育の場合、まず種牛購入のための費用1,200万ドン（約600ドル）

---

[4] 独立行政法人農畜産業振興機構ホームページ http://www.alic.go.jp/chosa-c/joho01_000226.html
[5] Vietnam Times, 2010年4月22日より。

が病院側からプログラム参加者に貸与される。その後、購入した種牛に仔牛を産ませ、市場で販売する。仔牛を販売して得た利益の70%を（元）患者が受け取り、残りの30%を病院のファンドに返還する。牛は5年間ほど仔牛を生ませるが、産めなくなったら牛そのものを売却し、その金額を病院のファンドに返却するというシステムになっている。

養豚の場合は飼料代が経費として発生するのに対し、牛は草を食べるため、豚と比較して飼料代がかからず利益率が高いという。しかし、雨が降らない乾季に入ると草を食べ尽くしてしまい、別途藁を購入しなければならない場合もある。

病院Bのソーシャルワーカーによると、肉牛肥育は当初プログラム参加者に肥育を経験させることを目的として導入されたとのことである[*6]。プログラム開始直後の時期、牛の成育が思わしくない場合には融資額を全額回収できないケースもあったが、近年は飼育ノウハウが蓄積されたこともあり、プログラム参加者が事業を軌道に乗せているケースがほとんどとのことである。

第9節　自立支援プログラム参加者によるニーズアセスメント調査

目　的

病院Bの自立支援プログラムに参加している（元）患者たちがプログラムについてどう受け止め、どのようにその内容を評価しているのか、そしてプログラムに参加してから生活がどのように変わったかという点についてプログラム利用者の立場から明らかにするためインタビュー調査を行った。

[*6] 2010年8月聞き取りによる。

方 法

　病院Bの管理者に調査研究の趣旨を説明し、調査研究についての同意を得た後に、病院Bの患者自治会および病院常駐のシスターに調査協力の依頼を行った。患者自治会およびシスターからは調査に協力してくれるプログラム参加者に呼びかけてもらい、任意に集まってもらった参加者を調査対象とした。グループは男性、女性、若者グループの3つに分け、人数は10名以下になるよう調整した。男性・女性グループは既に自立支援プログラムに参加している者、若者グループには、現在自立支援プログラムに参加している者、これからプログラムへの参加を考えている者、が含まれている。

　男性グループと女性グループに対しては、現在利用しているプログラムについての質問を用意し、フォーカスグループインタビュー形式によって自由に意見を述べてもらった。質問項目は以下の通りである（表7-4）。

表7-4　自立支援プログラム参加者に対する質問項目

	質問項目
1	自立支援プログラムを利用しようと思ったきっかけは何ですか？
2	事業が軌道に乗るまで大変だったことは何ですか？
3	自立支援プログラムのメリットは何だと思いますか？
4	自立支援プログラムを利用して自分の生活が変わったと思うことは何ですか？
5	他に手がけてみたい事業や仕事はありますか？
6	自立支援プログラムへの要望や改善点について教えてください。

　若者グループに対しては現在病院Bの自立支援プログラムに参加している者と参加していない者が含まれているが、自立支援プログラム以外にも自分が思い描いている職業像や将来利用したいと考えている職業訓練などについてフォーカスグループインタビュー形式によって自由に語ってもらった。なお、質問項目は以下の通りである（表7-5）。

表7-5　若者グループへの質問項目

	質問項目
1	これからどんなことを勉強してみたいですか？
2	将来どんな仕事をしてみたいですか？
3	どんな職業能力開発プログラムがあったら参加してみたいですか？
4	病院の自立支援プログラムに参加してみたいと思いますか？
5	自立支援プログラムのメリットは何だと思いますか？
6	病院の自立支援プログラムに対する要望があったら教えてください。

調査実施時期

本章におけるインタビューは2013年8月に実施した。

第10節　結　　果

対象者の人数と平均年齢

男性グループ9名、女性グループ8名、若者グループ8名（男性1名、女性7名）の25名からデータが得られた。それぞれのグループの平均年齢と標準偏差は男性グループが59.4歳（標準偏差±11.770）、女性グループが61.5歳（標準偏差±13.575）、若者グループが32.9歳（標準偏差±6.578）である。

自立支援プログラムに参加しようと思ったきっかけ

自立支援プログラムに参加するきっかけとして挙げられたのは、男女ともに主に経済的理由が中心となっている。「生活のお金に困っていたことと、子どものためにお金が必要になったから」（女性、養豚・養鶏、41歳）、「子どもが学校に通うようになってお金が必要になった」（男性、肉牛肥育、61歳）といった意見にみられるように、経済的な困窮状態に加えて子どもの教育費などの支出がプログラムに参加する要因となっている。また「プログラムの存在は病院のシスターから教えてもらい、参加を勧められた。理由は経済的な問題」（女性、養鶏、72歳）、「病院のシスターから勧められ

て」(男性、養豚、54歳)というように、病院Bに常駐するカトリックのシスターから参加を勧められたケースもある。それ以外には、「もともと自分のお金で養鶏をやっていたが、お金を借りてもっと鶏を増やしたいと思ったから」(女性、養鶏、53歳)、「自己資金で養鶏をやっていたが、養豚もやってみたいと思った」(女性、養豚・養鶏、41歳)といったように、既に自己資金で養鶏を手掛けており、事業の規模を拡大したかったということが理由で参加したケースもあった。

事業を行ううえでの困難

事業を行ううえでの困難についての意見を集約すると、プログラム参加者は買い手からの値引きの要求、個体の病気の流行、エサ代の捻出という問題に直面していることが明らかとなった。

値引きの要求とは、鶏や豚、肉牛などがある程度の大きさに成長し、市場で販売する際、買い手から「ハンセン病の患者が育てているから」という理由によって販売金額を値下げするように圧力をかけられることをいう。下記はプログラム参加者からの意見である。

買い手の方は「あんたたちはハンセン病の患者だろう？　ここで売れなかったら、もっと遠いところまで出かけていって売るしかないよ」と言ってくるから、値段を下げざるを得ない（一同うなずく）。買い手の方はみんなここ（病院B）で育てている豚だと知っている。苦労して育てても値段を下げなくてはならないから、利益が出なくなってしまう。(男性、養豚、54歳)

一番困ったのは、相手から「あんたたちはこういう病気（ハンセン病）だから安くしろ」って言われること。鶏がちゃんと健康に育っているかっていうことも気になるんだけれど、ちゃんとした値段で売れるかどうかいつも心配している。買いたたかれてしまうと、利益が出ないからね。(男性、養鶏、62歳)

最初はなかなか鶏が売れなくて困った。売ろうと思っても買い手から値引きを要求されてしまう。この病院の中には（ハンセン病の）患者たちがいて、そ

ういう人たちが育てているんだろう、だからもっと値引きしてくれ、と言われてしまう。(女性、養鶏、72歳)

売る時になると相手から値段を買いたたかれてしまう。利益が出ず、お金が足りなくなってとても心配した。(女性、養鶏・養鴨、62歳)

また鳥インフルエンザや豚青耳病といった病気の流行によって、参加者の手がけた鶏や豚が成育途中で死んでしまうという問題に見舞われている。

病院からお金を借りて養鶏を始めたけれど、鳥インフルエンザでみんな死んでしまった。それでも病院から借りた資金を返済しなくてはならないから、外の仕事に行っている。(男性、養鶏・工場労働、39歳)

下記のケースは、鳥インフルエンザ流行を理由として値引きを要求された事例である。

一番困ったのは、鳥インフルエンザの流行だね。買い手は「鳥インフルエンザが流行っているらしいね。今売らないともっと売れなくなるよ」といって値引きを迫ってくる。それ以外にも「まだ鶏の大きさが足りないからもう少し安くしてほしい」などと言われる。鶏が大きくなるのを待っていたら、今度はインフルエンザが流行して鶏が全部死んでしまった。(男性、養鶏・建設労働、46歳)

また個体の成育にかかるエサ代などの経費が予想より多いという意見が出されており、そうした出費が事業運営に困難な状況をもたらしていることが明らかとなった。

今困っているのは、牛が思うように売れないこと。乾季になると草が生えなくなってくるから、藁を買わなくてはならない。だけど、藁を買うお金がな

いんだ。元手のお金はあるけれど、藁を買ってしまったらそのお金が足りなくなってしまう。(男性、肉牛肥育、58歳)

病院からお金を借りて養鶏を始めたんだけれど、エサを買うお金が足りなくなった。エサ代を稼ぐために草むしりの仕事に出たりして、やっとエサ代を工面した。苦労して鶏を育てても、売るときになると値段を下げろと言われてしまう。でも、そうやってでも売って行かないと、今度は売る場所がなくなってしまう。(男性、養鶏、74歳)

自分は養豚をやっているけれど、エサの値段の問題があって時期によってエサの値段が変わってくる。次に困っているのは売値の問題だね。大きくなった豚を売ろうとすると買いたたかれてしまう。最初はこっちの売値を聞いてくるんだけど、あれこれ理由をつけられて値段を下げられてしまう。販売金額が一定しないし、エサの値段も変動するから、いくらの利益になるかという見通しが立ちにくい。(男性、養豚、54歳)

やることがなかったので養鶏を始めた。実際に始めてみると鶏のエサ代が思った以上に高いので困っている。(女性、養鶏、53歳)

エサ代が高くて、エサを購入するお金を工面するのにとても苦労した。(女性、養鶏・養鴨、62歳)

プログラムにおいては鶏や豚などのエサ代に対する補助も出ているものの、現在の補助金では足りず、プログラム参加者はエサ代の捻出に苦労している状況が明らかとなっている。また、近年のベトナムは物価の上昇がエサ購入における大きな負担となっている現状がうかがえる。

数年前まではある程度利益が出ていたけれど、最近は豚を育てていてもなかなか売れないし、利益も出なくなった。ここ数年間で物価がとても上がったし、豚の病気が流行した影響もある。(女性、養豚、49歳)

以上の点から、プログラム参加者が事業を開始し、その事業を維持していく上で、このような困難性に直面していることが明らかとなった。

自立支援プログラムのメリットについて
自立支援プログラムに対して参加者の多くが評価するメリットは「金利がつかない」という点である。

一番のメリットは金利を取られないこと。他で借りると金利が高いからお金を借りることができない。（女性、養鶏、72歳）

また銀行などの金融機関は、担保を持たないハンセン病の（元）患者に対して融資を行わず、（元）患者が小規模な事業を始めたいと考えていても必要な資金が集められないという現状がある。しかし、担保を持たない（元）患者に対しても融資をしてくれる点がプログラムのメリットとして評価されている。

何か事業を始めようとしてお金を借りたいと思っても、誰も貸してくれないし、もともと自分たちは手元に資本がない。銀行でお金を借りることができても金利が付くから利子を支払わなくてはならない。このプログラムからお金を借りても金利は取られない。そこがいいところ。（男性、62歳、養鶏）

（このプログラムは）貧しい人たちに対する支援としてはとてもよいと思う。自分も含めて、ハンセン病の患者はみな経済的に困っているけれど、銀行は信用がないとお金を貸してくれない。（女性、養豚、61歳）

ハンセン病の患者は経済的に困っている人が多い。このプログラムはそういう人たちの収入を増やせるいい機会だと思う。自分はこのプログラムを利用して肉牛肥育をやってきたが、5年目で利益を出せるようになった。（男性、肉牛肥育、68歳）

（プログラムのよいところは）自分たち（ハンセン病（元）患者）のような貧しい人間にもお金を貸してくれること。国から一人あたり76万ドン支給されているけれど、暮らしていくのには十分でないし、みんなお金がない。(女性、養鶏、72歳)

患者さんのために行われているプログラムだが、とてもいいプログラムだと自分自身でも感じている。(男性、養鶏・建設労働、46歳)

プログラムのメリットとしては、無利子、無担保で融資が受けられ小規模事業が始められること、そしてプログラムへの参加が所得創出の機会、経済状況の改善として受け止められていることがわかる。

自立支援プログラムに参加して自分の生活が変わった点

最も多かったのが、プログラムに参加してから収入が増え、経済的に安定したとの意見である。特に男性参加者9名のうち8名が「経済的に安定した」と回答している。

収入が増えて、経済的に安定した。(男性、肉牛肥育、68歳)

以前より収入が増えたこと。(男性、養鶏、73歳)

患者の人たちを助けるこのプログラムはとてもよいと思う。自分の生活も収入が増えて安定したし、以前より豊かになった。自分ばかりでなく、他の患者さんたちももっと利用すればいいと思う。(男性、肉牛肥育、61歳)

女性参加者も、男性参加者同様に経済状況が改善されたという意見が出された。その一方、事業を始めてからの苦労や心配事などについても多く語られているのが男性グループと異なる点である。

前に較べれば現金収入を得られるようになったから、少しは生活がよくなっ

たと思う。しかし、養鶏を始めてみると、みていたのとは違って結構大変な仕事だった。労力も使うし、鳥インフルエンザが流行ったこともあって鶏の健康管理も大変。最近はそれに加えて、物価が上がってエサ代を捻出するのに大変苦労している。売る時に値引きを要求されてしまうから高い値段で売れないし、最近はあまり利益が出なくて、いろいろ不安に感じている（女性、養鶏、72歳）

生活は前と較べればよくなったと思うけれど、養鶏の仕事は決して楽ではなくて、いろいろ大変だと思う。特にエサ代が高騰しているのと、値引きを要求されて利益が少なくなっているのが悩み。（女性、養鶏、53歳）

時々損を出してしまって、落ち込んだり、もう辞めたいと思うことがある。生き物を相手にする仕事は心配事が絶えないし、性格的にこういう仕事は自分に合っていないのではないかと思う時がある。でも旦那さんがいつも励ましてくれているので、続けている。（女性、養豚、49歳）

さまざまな不安や困難はあるものの、フォーカスグループインタビューの場面ではプログラムに参加することによって精神的な安定感や活力が得られたとの意見の他、健康状態が改善されたという意見も出されている。

たくさんの患者がこのプログラムを利用して自分の生活を改善できるようになった。自分の場合は、このプログラムに参加するようになってから精神的にも元気が出てくるようになった。（男性、養鶏、74歳）

このプログラムでお金を借りて、事業を始めることができれば、少しずつ生活を変えることができるし、実際、自分の生活も良くなってきたと思う。（男性、62歳、養鶏）

仕事を始める前はやることがなくって退屈したり、落ち込んだりすることもあった。養鶏やアヒルを飼い始めてから同じ養鶏をやっている仲間といろい

ろ相談したり、仲間と出かけたりして生活が楽しくなったと感じている。もちろん仕事の大変さはあるし、時々損を出したりしているけれども、今辞めてしまったらもっと落ち込んでしまうと思うから、この仕事を続けたいと思っている。(女性、養鶏・養鴨、62歳)

事業をやっていくうちにだんだん楽しくなってきた。もう少しお金を借りることができるのなら、鶏やアヒルの数を増やしたいし、もっと仕事を増やして忙しくなりたい。(女性、養鶏・養鴨、82歳)

わずかばかりだけれど自分でお金を稼げるようになったことと、それに仕事を始めてから健康状態がよくなったこと。(女性、養鶏、72歳)

収入が増えて、生活が楽になった。動物相手の仕事は大変だけれど、やりがいもある。(女性、養豚・養鶏、41歳)

このように生活が改善されたという成功例の一方で、失敗例も報告されている。

自分はプログラムを利用したけれど、養鶏が失敗してしまい、結果的に借金となったので落ち込んでしまった。でもこのプログラムのメリットもよくわかっているので、もしまた借りることができたらまたやってみたいと思っている。(男性、養鶏・建設労働、46歳)

仕事を始めてから少しは生活がよい方に変わったと思っていた。でもここ数年間は豚の病気が流行って、飼っていた豚も病気にかかってしまった。死んでしまった豚もいたし、利益も出なかった。最後に残ったのは一頭だけ。エサ代も高くなっているし、最近は心配や不安の方が大きい。(女性、養豚、61歳)

先の事例の男性(養鶏・建設労働、46歳)の場合、養鶏事業の失敗で融資

された資金を返済することができなくなったため、病院の外部で建設労働の作業に従事しながら資金の返済に充てている。また後の事例の女性（養豚、61歳）の場合は事業失敗例には含まれないものの、病気の流行やエサ代の高騰などの要因によって事業経営のリスクが高まっている状態にあることがわかる。

　他に手がけてみたいこと
　男性グループ9名のうち6名は、特にその他の事業に手を広げず現状維持を望んでいるとの結果となった。その理由としては、他の技術を持っていない、健康上の問題、年齢の問題が挙げられている。

今は養豚だけで十分。（男性、養豚、54歳）

自分は他に技術も何も持ってないから、今の仕事（肉牛肥育）だけで十分だと思っている。（男性、肉牛肥育、68歳）

歳もとっているし、健康上の問題もあるから、他のことをやる能力が今の自分にはないと思っている。（男性、肉牛肥育、61歳）

健康の問題もあって、今は他のことに手を広げられない。他のことをやる自信がないし、自分にはそんなに能力がないと思っている。（男性、肉牛肥育、58歳）

病気（ハンセン病）もしたし、自分の健康状態を考えると養鶏しかできないね。鶏の世話だけだったら、あまり身体には大きな負担がかからないから。（男性、養鶏、74歳）

もう年とったから、養鶏だけで十分だと思っている。（男性、養鶏、73歳）

　その一方、男性グループでは自分の技術を生かした仕事をしたいと希望

する意見も出された。

> 自分が考えているのは、溶接の仕事をやってみたいということだね。自分は溶接の技術を持っているから、昔シスターたちに勧められて病院内で小さな溶接工場を開いて、仕事をしていたんだ。他の人たちに溶接技術を教えたりもしていた。でも利益が出なくなって2000年に工場を閉めてしまった。もし機会があれば自分の家でまた小さな溶接工場を始めたい。自分の家で仕事ができるし、仕事が入ってきたら収入も増える。それに他の人たちに自分の技術を教えることもできるからね。（男性、養鶏、62歳）

その他、肉牛の肥育を手がけてみたいと考えているが、養鶏で失敗してしまった経験から消極的になっているとの意見も出された。

> まだやれるかどうか自信はないんだけど、牛の肥育をやってみたい。今は工場に出て木材加工の仕事をしているんだけど、養鶏で失敗してしまったので、まだちょっと事業に手を出すのは怖いという感じがしている。（男性、養鶏・工場労働、39歳）

女性グループの場合、現状維持を望んでいるのは、参加者8名中4名となっており、その理由としては男性グループと同様に健康上の理由、年齢の問題などが挙げられている。

> もう歳だし、健康の問題もあるから養鶏以外はできない。（女性、養鶏、72歳）

> 目があんまり見えなくなってきているのと、健康上の問題もあるので、もう他の仕事はできないと思っている。もう歳だから。（女性、養鶏・養鴨、82歳）

それ以外には、縫製の仕事や料理の勉強をしてみたいという意見が出された他、自己資金で独自に養鶏を始めているという意見も出された。

昔、洋服直しや修理の勉強をしたことがあるから、もしできたら縫製の仕事をやってみたい。（女性、養鶏、53歳）

料理の勉強をしてみたい。（女性、養豚・養鶏、41歳）

昔はいろんな仕事をしていた。小さなカフェを開いたり、物売りの仕事をしたこともあったけれど、あんまり儲からなかった。やりたいことはあっても、この場所（B村）にいたらやりたいことをやれる自由もないから養豚だけをやっている。去年から自分のお金で鶏を購入して養鶏を始めている。（女性、養豚・養鶏、61歳）

プログラムへの要望・改善点

　プログラムへの要望・改善点として男性・女性グループ共通して多く出された意見は「返済開始時期の繰り延べ」と「融資金額の増額」、そして「エサ代の補助」である。

借りたお金の返済は6ヵ月後から始まるけれど、まだ鶏は十分に成長していないから安い値段でしか売れない。鶏を育てている間はエサ代もかかるから、なかなか利益が出なくて今も困っている。（女性、養鶏、72歳）

このプログラムはいい試みだと思っている。だけど、改善してほしいと思うところもある。できれば返済開始の時期を延ばしてほしい。6ヵ月後から返済開始だと鶏がまだ小さいうちに売らなければならないから、利益が出ない。規模を広げたいと思っても利益が出なければ規模を広げることもできない。規模を広げようと思えば結局外からお金を借りるしかない。養豚でも養鶏でもみんな返済開始を5年後くらいに設定してほしい。そうすれば余裕を持って事業ができるし、利益を上げることもできる。（男性、養鶏、62歳）

誰もが不満に思っていることだと思うけれど、返済開始の時期をもう少し延ばしてほしい。最初の数年間は豚が売れるかずっと心配だった。種豚を購入

するのに200万ドン（約100ドル）から300万ドン（約150ドル）かかるのに、最初に産まれた子豚を売る時には120万ドン（約60ドル）にしかならなくて、利益が出なかった。プログラムの良さもわかっているし、金利なしの分割払いで返済できるところもよいと思っている。しかし、返済開始の時期が6か月や1年というのは早すぎる。豚でも鶏でも大きく育つには時間がかかる。豚を飼っていても、生まれた子豚は一年間だけでは十分な大きさに成長していないから、なかなか高く売れない。1年半から2年近くになって十分な値段で売れるまで成長する。鶏でも生まれてから6か月では高く売れない。養鶏だったら返済は1年後、養豚だったら2年後くらいからの返済開始にしてほしい。実際に養豚や養鶏を始めた人は誰も感じていると思うけれど、利益を増やすために数を増やしたいと考えている。だけど、今の返済開始時期の設定だと数も増やせないし、利益も上げられない。（女性、養豚、61歳）

だいたい他の人たちと同じだけれど、もう少し返済開始の時期を遅らせてほしいと思っている。規模を広げることができたら利益も増やすことができるし、飼育環境も改善することができる。でも6か月後から返済開始が始まることを考えると、規模を増やすことは難しい。（男性、養鶏、74歳）

鶏の数を増やして規模を広げたいと考えているけれど、6ヵ月後からの返済だと鶏がまだ小さいうちから売りに出さなくてはならない。返済開始時の時間を延ばしてほしいね。（男性、養鶏、73歳）

前述の通り、融資を受けた日から数えて養鶏の場合が6ヵ月後、養豚が1年後、肉牛肥育が1年半後から資金の返済が始まる。しかしこの返済開始の設定だと、事業資金返済のために鶏や豚がまだ十分に成長しない段階で売りに出す必要がある。そのため販売価格も安くなり、個体の数を増やそうにも事業資金を返済するだけで精一杯となってしまう。また、病気の流行などのリスクも存在する。返済開始時期がもう少し繰り延べされれば、個体の数を増やすことができ、収入増加が見込める他、病気流行のリスクにも対応可能となる。

それ以外の希望として出されたのは、融資額の変更（増額）である。融資額の増額については個体の数を増やし、規模を拡大したいというプログラム参加者のニーズを反映している。

もう少し事業を大きくしたいと思っているが、融資の額が決まっているので難しい。もう少したくさんの額を借りることができたらもっといいと思う（男性、肉牛肥育、68歳）

今養鶏をやっている場所は広さが足りない。お金をもう少し貸りることができたら飼育環境を整備したいね。（男性、養鶏、73歳）

今は鶏とアヒルを何十羽と増やすことできたが、もう少し大きな額のお金を借りることができたら今の倍くらいに増やしたい。（女性、養鶏・養鴨、82歳）

また、融資金額については下記のような意見も出されており、資金を借りたものの返済できるかどうかという不安が自立支援プログラム参加者の中に存在していることが明らかとなっている。そのため、現在の融資額よりもっと少ない額への変更、または自分で融資を受ける金額を自由に変更したいという要望が出された。

借りられる金額を変更できるともっとよい。返せるかどうか不安に思っている人たちはたくさんいるから、貸付を少ない額にするなど対応してくれるといいと思っている。（女性、養豚、61歳）

現行の自立支援プログラムにおいてはエサ代も補助されているが、その額は十分ではない様子がプログラム参加者からの意見からうかがえる。

最初に借りたお金は種豚の購入でほとんどなくなってしまった。豚が出産して子豚が産まれるとエサ代がかかる。子豚の数にもよるが、300万ドン（約150ドル）から500万ドン（約250ドル）くらいのお金が必要になった。プロ

グラムからはエサ代の補助が少ないのでやむを得ず外からお金を借りたが、金利の分も支払わなければならないので返済の負担が大きくなってしまった。エサ代の補助をプログラムから支援してもらえると助かる。(男性、養豚、54歳)

(他の参加者から発言を促されて)ベトナムの気候だと6か月は雨が降って、残りの6か月は雨が少ない。雨季には牛が食べる草が生えるけれど、乾季には草が生えてこないので、エサとなる藁を別に購入しなければならない。でも藁を買うお金が手元にない。プログラムからエサ代を補助してほしいと思っている。(男性、肉牛肥育、61歳)

その他の意見として、現行のプログラムにおける農業、養鶏、養豚、肉牛肥育以外に、個人的な技術を生かして他の人々の支援を行いたいという意見も出された。

自分は溶接の技術を持っているので、もしプログラムから補助のお金が出たら小さな溶接工場を開いて事業をやりたい。教える場所もあったら自分の技術を他の人に教えたい。そうした場所を開くのに補助が下りると嬉しい。他の人たちに貢献したいという気持ちを持っている。(男性、養鶏、62歳)

この回答を寄せた男性は以前ハンセン病村の自宅で小さな溶接工場を開いていたが、採算が取れずに工場を閉めてしまった。技術があり、他の人々に技術を教えることで自分の経験を生かしたいと考えている。

以上のように、自立支援プログラムの参加者からはさまざまな意見が出され、その中にはプログラムの抱える問題点を指摘する意見もあったが、プログラムの利用によって肯定的な変化がもたらされるということも明らかとなった。(元)患者の支援において自立支援プログラムをどう位置付けるかという課題については、第8章で述べることとしたい。

[参考文献]

1) 石田裕, 疋田和生「ミャンマーにおける「JICA ハンセン病対策・基礎保健サービス改善プロジェクト」」日本ハンセン病学会雑誌　2005; 74 (3): 185-190.
2) Chen S., Chu T., Wang Q. Qualitative assessment of social, economic and medical needs for ex-leprosy patients living in leprosy villages in Shandong Province, The People's Republic of China. Lepr Rev 2005; 76: 335-347.
3) Nicholls P. G. Guidelines for social and economic rehabilitation. Lepr Rev 2000; 71: 422-465.
4) 中西由紀子「地域に根ざしたリハビリテーション（CBR）の現状と展望」『開発問題と福祉問題の相互接近──障害を中心に』調査研究報告書, アジア経済研究所, 2006; 139-164.
5) 中西由紀子, 久野研二『障害者の社会開発』明石書店, 1997.
6) World Health Organization. WHO Expert Committee on Disability Prevention and Rehabilitation. In: WHO Technical Report Series. Geneva, WHO, 1981; 7-37.
7) ILO WHO & UNESCO. Community Based Rehabilitation (CBR): A Strategy for Rehabilitation, Equalization of Opportunities, Poverty Reduction and Social Inclusion of People with Disabilities Joint Position Paper. Geneva, 2004.
8) (ESCAP) Economic and Social Commission for Asia and the Pacific. Community-based Disability Prevention and Rehabilitation: Guidelines for Planning and Management. Bangkok, 1988.
9) Withington S. G., Joha S., Baird D., et al. Assessing socio-economic factors in relation to stigmatization, impairment status, and selection for socio-economic rehabilitation: a 1-year cohort of new leprosy cases in north Bangladesh. Lepr Rev 2003; 74: 120-132.
10) Devadas TJ. Socio economic rehabilitation leprosy: Current status and future need. Health Administrator 2006; 18: 92-96.
11) Lwin K., Myint T., Gyi M. M., et al. Leprosy control in Myanmar 1952-2003-a success story. Lepr Rev 2005; 76: 77-86.
12) 石田裕, San SHWE, LeLe WIN, 他「ミャンマーのハンセン病コロニーにおける若者に対する職業訓練のニーズアセスメント」日本ハンセン病学会雑誌　2007; 76 (3): 197-206.

第8章　ハンセン病（元）患者にとって社会復帰とは何か

第1節　本章の目的

　本章では、これまで行ってきた分析の結果から、①身体障害および後遺症の発生、ハンセン病へのスティグマ、社会経済的な困窮といった問題が（元）患者にどのような状況をもたらし、②ベトナムにおけるハンセン病対策が（元）患者の置かれた状況および処遇をどの程度に改善し得たかについての評価を行う。

　身体障害および後遺症の発生状況がもたらす問題については第3章（「ハンセン病（元）患者の実態調査」）の結果から振り返り、ハンセン病へのスティグマを起因とする偏見や差別の問題については第4章（「ハンセン病（元）患者のライフヒストリー」）および第5章（「ハンセン病（元）患者を親に持つ子どもたちの被差別経験と葛藤」）、そして、（元）患者処遇の状況については第6章の調査結果から考察を行うこととする。

　第7章で行った調査（「ハンセン病（元）患者に対する自立支援」）からは、今後の社会復帰支援および自立支援についての課題を明らかにする。これらの点を総合的に振り返ることにより、本書の最終的な作業として今後のベトナムにおけるハンセン病対策における課題を提示することとしたい。

第2節　身体障害および後遺症の問題

MDT導入以前のグループの問題

　第3章で行った実態調査の結果からみられるベトナムのハンセン病（元）患者の基本的属性とは、全体的に学歴の程度が低く、きょうだい数の多い大家族の出身者が多いという事実である。

　学歴別でみた場合、「学歴なし」および「小学校中退」のグループは中高年齢層の（元）患者に多くみられたが、小学校中退グループでは文字の読み書きや簡単な計算などを学習した後に中退している。その背景として、世帯内での子どもの数の多さに加え、小学校まで子どもを卒業させることができない親の資力の問題が反映されている。こうした点から考えると、ベトナムにおけるハンセン病（元）患者はベトナム国内においても社会経済的に困窮した世帯の出身であることがわかる。

　発症初期に発見されMDT（Multidrug Therapy, 多剤併用療法）を受けた（元）患者の場合、可視的な身体障害の発生も少なく程度も軽い。しかし、高度変形手や欠損などの重度身体障害の発生は中高年齢層の（元）患者に多くみられ、とりわけMDTが導入される以前に罹患・発病し、ダプソン（DDS, 抗ハンセン病薬）の単独治療を受けていたグループに集中していた。

　MDT登場以前の（元）患者にみられる代表的なパターンが、治療の長期化である。MDTが導入される以前ベトナムではダプソン（DDS）の単独治療が主流であり、DDS治療を受けたものの数年後に再発したり、後遺症の悪化などによって複数回の入退院を経験している（元）患者のほとんどはMDT導入以前に発症しているグループである。治療の長期化によって職業生活が不安定となり、生活の場所が自宅からハンセン病村に移るというパターンがよくみられることから、これらMDT導入以前のグループはハンセン病によって最もその人生が侵害された人々であると言える。

　それ以外に、発症しているにもかかわらず発見が遅れたなどの要因で重度の身体障害の発生につながったケースがみられるが、これらはジャライ

族やチャム族といった少数民族出身の(元)患者に多くみられる。ハンセン病の啓発キャンペーンなどを行っても、母語が異なるためベトナム語が十分に理解できないため発見の遅れにつながっており、こうした患者の発見は現在行われているベトナムのハンセン病対策における重要課題となっている。

G2 グループにおける少数民族出身者

WHO の報告によると、G2（Grade 2, WHO による障害程度分類）の身体障害が発生している新規患者の割合は 1983 年においても最も高かったが（40.8％）、1984 年から減少が始まり、1993 年には 17.9％まで減少したと報告されている（WHO 2008）[1]。しかし同報告によれば 1994 年から再び増加傾向に転じ、1996 年には 31.59％にまで達している[1]。

G2 患者の多くは発症初期の診断と治療が遅れたため、既に身体障害が発生している状態で発見されている。この原因について WHO は、①新規患者発見活動によってカバーされていない空白地帯があったこと、②地域コミュニティ内のスティグマによって患者が隠されていた可能性がある、との点を指摘している[1]。

本研究で実施した調査においても、ハンセン病専門治療施設の出張診断によって発見された時点で身体障害が発生している患者が多数みられたが、その大部分は山岳地帯に住むジャライ族やモン族などの少数民族であった。その中には 60 歳代の G2 患者が新たに発見されたケースも含まれていた。この患者の場合、息子が「ハンセン病の患者は強制的に別の場所に連れて行かれる」と信じ込んでいたのと、村の中でのハンセン病患者への偏見を感じ自宅の離れに母（患者）をかくまっていたため発見が遅れたというケースであった。

ジャライ族、モン族など少数民族の患者は固有の文化体系と言語を持つため、特に中高年齢層の（元）患者の場合、ベトナム語による意思疎通がおおむね困難である。少数民族でも 10-30 歳代の若い世代はベトナム語を理解する患者が多いものの、50 歳代以降の世代の場合はベトナム語によ

る意思疎通が非常に困難であった。本研究の調査で接した少数民族の（元）患者の言語能力を整理すると、①会話も読み書きもまったくできない、②簡単な会話はできるが読み書きはできない、③ベトナム語が一部理解できる、④簡単な会話も読み書きもできる、と類別された。

　言語の違いは、アウトリーチ活動においても支障をもたらす。そのため、ベトナム中部にあるハンセン病専門治療施設では新規患者の発見に際し、スティグマが強く残っているエリアでは「ハンセン病」という言葉を掲げず、「住民健康診断」と称してスクリーニングを実施している。出張診断を担当するハンセン病専門治療施設のスタッフによると、活動開始当初は案内パンフレットをベトナム語で作成したため、少数民族の住民が十分に内容を理解できず参加者がほとんどみられなかったとのことである。また現地の病院に少数民族の言語に通じている病院スタッフが少ないという問題もあり、健診受診者がベトナム語によるコミュニケーションに不自由する場合は、ベトナム語の話せる少数民族の患者に通訳を依頼し、治療などの説明を行っている[*1]。そのため少数民族住民の健康ニーズをどのように拾い上げ、ハンセン病の早期発見につなげるかという課題が引き続き残されている。

身体障害・後遺症とスティグマの問題

　第3章の調査結果から、身体障害や後遺症の発生により（元）患者は長期間に渡る治療を余儀なくされるとともに、ハンセン病に付随するスティグマの感覚にも苦しむことが明らかとなった。Tsutsumiら（Tsutsumi et al. 2007）のバングラデシュにおける研究によれば、ハンセン病の患者は公共の場所に行くことをためらったり、他者との接触を避ける傾向がみられると報告されている[2]。このように、自己の存在が忌むべきもの、恥ずかしきものであるという自己認識は自己スティグマ化（Self-stigmatization）と呼ばれる[2]。

　ハンセン病専門治療施設で行った実態調査では、後遺症治療のためバス

[*1] 2008年8月病院Aでの聞き取りによる。

を乗り継ぎ、600km 移動してきたという（元）患者がいた他、遠隔地から十数時間かけて後遺症治療のために移動してきた（元）患者が数名みられた。わざわざ遠隔地にある専門治療施設まで治療を受けに来た理由を尋ねると、①以前その施設で治療を受けたことがある、②近隣の医療機関で治療を受けることに精神的な抵抗感がある、③専門治療施設内にあるハンセン病村に住みたいので病院に認定患者として申請したい、という回答であった。

ベトナムにおいてもハンセン病および後遺症の治療は既に一般の保健医療システムに統合されており、（元）患者はハンセン病専門治療施設以外の一般医療施設でも治療を受けることができる。しかし、②の回答でみられるように、自宅に戻ったケースでも一般医療機関での受診に対して精神的な困難を抱えるという状況が存在する。

ハンセン病対策の一般医療への統合とハンセン病に対するスティグマの解消は同時に取り組まれるべき課題である。しかし、一般地域社会における偏見解消の取り組みが不十分な場合、（元）患者が自宅に戻っても自己スティグマ化が強化され、地域社会との接点を持てなくなる可能性が予想される。

ハンセン病村で単身生活を続けている（元）患者の一人は、自分の子ども家族に会うため毎年の旧正月に里帰りをしていたが、孫が近所の友だちから「どうして君のおじいちゃんは手足がないの？」と聞かれたことにショックを受け、里帰りをやめたというエピソードを語ってくれた（渡辺 2010）[3]。同様の事例はバングラデシュにおける先行研究でも確認されており、ハンセン病から回復しているにもかかわらず、地域社会の中で自分の家族や親戚が偏見の目でみられることを怖れ、自分の家族や親戚に会うことを望まないという事例が報告されている（Tsutsumi et al. 2007）[2]。

とりわけ重度の身体障害や容貌の変化が発生している場合、周囲の視線を気にする、外出を控えるといった自己スティグマ化による反応がみられることから、自宅での生活を再開する際には家族の協力ばかりでなく、地域社会全体への働きかけが必要となる。しかし、今日のベトナムのハンセン病対策において、重度の身体障害が発生した（元）患者に対する地域社

会への復帰支援は積極的に行われておらず、治療を終えて自宅へ戻れるのは身体障害の発生していない新規患者が中心となっている。そうした患者の場合、自らハンセン病の既往を他者に明かすことがない限り、地域社会から偏見の目を向けられることもなく、治療以前の日常生活を再開している。

　一方、これまでみてきたとおり、重度の身体障害が発生している（元）患者の場合、専門治療施設やハンセン病村などでの滞在が長期化しており、罹患以前の生活状況の回復は困難となっている。また、当事者たちもかつて受けた差別や偏見などから一般社会での生活を望まない、あるいは経済的な理由により一般社会で生活できない、実の家族や親族に迷惑がかかるなどの理由によって一緒に生活することを望まない、という声が聞かれ、引き続きハンセン病村などでの生活を希望している。一般社会への復帰支援以外に、こうした希望を持つ（元）患者をどのように支援するかという課題が残されている。

第3節　（元）患者のライフヒストリーにみられる特徴

患者を支援する側に回った人々

　（元）患者のライフヒストリーをみると、かつてハンセン病患者であったという経験を持ち、回復後は患者への支援を行う側に回った人々の存在が確認された。その内訳をみるとハンセン病村の運営管理に携わっているケースが3名、看護師となりハンセン病患者のケアに従事しているケースが1名である。

　ハンセン病村の運営管理に携わっているケースの場合、（元）患者からの支持や推薦を受けて代表や事務局長に就任しており、必ずしも本人の自発的な意志によってそうしたポジションに就いているわけではなかった。しかし、ハンセン病の治療履歴を持つという個人的な背景は（元）患者の相談支援や医療上の支援を行う上で有効であると考えられる。なぜなら相

談を行う側にとって同じ治療履歴を持つという共通性は、自分の心情を率直に吐露することのできる相談者となり得るためである。

ピアカウンセリングでは共通の体験や個人的背景を持つ者がサポートするというシステムとなっている。どんな形であれ、回復者が支援する側に回るということはハンセン病患者のエンパワーメントにつながるばかりでなく、支援を受ける側にとってもハンセン病のスティグマという心理的な障壁を気にしなくてもよいというメリットがある。こうしたピアカウンセリングのシステムはハンセン病治療機関などでの積極的な活用が検討されるべきである。

また、ハンセン病専門治療機関で働いている看護師は親が(元)患者というケースが多くみられ、そのほとんどがハンセン病村で親と同居していた。「(元)患者だった親を助けたい」という個人的な動機によって看護師となったケースが大部分であり、そうした個人的な動機が「他のハンセン病患者を助けたい」という利他的な動機を形成していると考えられる。

Tedeschi & Calhoun は心的外傷後成長(Posttraumatic growth: PTG)という概念を提唱しているが(Tedeschi & Calhoun 1996)[4]、PTG とは心的な外傷となった出来事を乗り越えることによって精神的な成長を図っていく過程であると説明されている(Jin Yuchang et al. 2013)[5]。開(開 2006)によれば、PTG は PTSD を発生させるような心的外傷に限定しておらず、ストレスを伴うイベントであるとされる[6]。開の研究では、PTG の一例として他者との関係性における変容をあげており、ストレスとなった自己のイベントをきっかけとして、他者への肯定的な関係性を示す例が紹介されている[6]。

病院 B において(元)患者の日常生活支援を行っているシスター集団の場合、その支援行為は利他的かつ宗教的な信仰に基づくものであり、支援を行うきっかけとして PTG が存在しているということではない。その一方で、(元)患者を親に持つ看護師の場合、職業選択において利他的な動機が存在するのは、家族が(元)患者であるという自らの経験がベースとなっていることが考えられる。

ライフヒストリーにみられる（元）患者同士の結婚

　ライフヒストリーの事例では、ハンセン病の罹患を家族が怖れ、治療中に離婚へと至ったケースが多くみられたほか、そうした（元）患者同士が再婚という形で家族を再構築したり、ハンセン病の治療を受けた病院などで同じ患者と知り合い、結婚するというパターンが多くみられた。

　また、家族から自分に対して感染の不安が向けられる場合があり、（元）患者たちは離婚や別居など家族関係の解消を余儀なくされていた。

　しかし、（元）患者同士の結婚や再婚においては自分の病気を隠す必要もなく、同じ既往経験を持つという共通点から偏見や不安を向けられることもない。（元）患者同士の結婚や再婚にはこうした事情が背景として存在し、社会関係や家族との関係から切り離された（元）患者が、配偶者として同じ（元）患者を選択するのはある意味必然的な帰結とも考えられる。

　そうした（元）患者が生活の場所として選択したのがハンセン病村である。夫婦で物乞いをしていた（元）患者の事例にみられるように、差別や偏見の厳しかった時代にあって（元）患者の夫婦が一般社会で生活するということは非常に困難が多かったことが考えられる。

　ハンセン病村は一般社会と距離が置かれることで、ハンセン病に対する偏見や差別とは無縁の場所として機能した。そのため機能障害などの発生によって職業生活を維持することが困難な者や、ハンセン病に対する偏見を怖れる者は家族単位でハンセン病村へと移動し、生活の場所と定めた。

　過去のベトナムにおいて（元）患者同士の結婚を禁ずる規制は存在せず、また子どもを持つことに対する制限もなかったため、ハンセン病村では子どもたちが誕生していった。かれらの親はハンセン病村に生活の場所を定めることにより、社会的な偏見から身を守ることを余儀なくされた。第5章でみたように、ハンセン病村で育った子どもたちは（元）患者という親の属性と、ハンセン病村出身であるという自身の属性により周囲から偏見を持たれ、村外の対人関係において葛藤を抱くという現状が明らかになった。そして子どもたちは外部社会とのつながり深めていく過程において、再び社会的な偏見と向き合わざるを得ないという状況に置かれている。

子どもたちにとっての被差別経験と必要な支援

　ハンセン病（元）患者を親に持つ子どもたちにとって、ハンセン病村という場所は自分が生まれ育った場所であり、家族や友人たちと共に過ごすことのできる親密さにあふれた空間である。しかし、なぜ自分の親や祖父母がハンセン病村に住み続けなければならないのかという事情を理解していくにつれて、ベトナム社会においてハンセン病患者に対する偏見や差別が存在し、それらが社会から完全に消えたわけではないという事実を知っていく。

　子どもたちにとって被差別経験とは「外部社会」という「もう一つの現実」との間に生じる出来事である。そして、子どもたちは被差別経験を通じて自分たちの住む場所が外部から隔絶された特殊な空間としてみられている事実を自らの経験を通して知ることとなる。

　ベトナム国内のハンセン病村の立地をみると、いくつかの特徴がある。1点目は、外壁によって囲まれ、出入り口にはゲートチェックが設けられるなど、他の一般地域とハンセン病村との間に物理的な区別が設けられているパターンである。これは都市部近郊に設立されたハンセン病村に多くみられる。2点目は、他の一般地域から地理的に離れ、交通が不便な場所に設置されるパターンであり、中部山岳地帯付近に多くみられる。3点目はハンセン病専門治療施設内にハンセン病村が付設されているケースであるが、これはベトナム国内に2ヵ所しか存在しない。いずれにせよ、ハンセン病村は外部の地域住民に対し「隔離された」場所としてのイメージをもたらすことが想像される。

　ハンセン病村の子どもたちは、自分たちがハンセン病に罹患したためにハンセン病村へ収容されたのではない。子どもたちにとって生まれた時からハンセン病村が生活の場所であり、それゆえ子どもたちは「社会復帰する」という視点を持たない。そして子どもたちは成長するにつれ、ハンセン病村という特殊な空間からどのように一般社会とつながるか、という課題に直面することとなる。

　現在、ハンセン病村に住む子どもたちは、社会的なサポートが不在のま

ま進学や就労などを通じて外部社会との関わりを深めつつある。第5章でみた通り、ハンセン病（元）患者の子どもであるという事実がそのまま被差別経験につながるということではない。しかし、子どもたちは自分の出自をどこまで明らかにした上で対外的な人間関係を構築するかという問題を背負っており、またその行為自体に葛藤を抱えているということが本研究の調査より明らかとなった。

ハンセン病村に住む子どもたちに対しては国内外のNGOによる支援（学習支援や給食の提供など）が行われてきたが、いずれも単発的なもので長期的な計画に基づいた支援は行われてこなかった。子どもたちの抱える精神的な葛藤には自らの出自の開示から外部社会での被差別経験まで含まれることから、専門家によるメンタル面でのサポートが不可欠である。

また、子どもたちの思い描く将来像は医療関係者からサービス業、技術職などさまざまであった。子どもたちの精神的なサポートの確立とともに、社会経済的自立のための職業訓練や学習支援、受け入れ側である学校や職場といった一般社会への働きかけなど、総合的な自立支援策が必要となる。

第4節　偏見解消に向けた取り組みの必要性

日本ではハンセン病患者に対する隔離法（らい予防法）が存在し、長年にわたってハンセン病患者とその家族を精神的・社会的に苦しめてきた。こうした歴史に焦点を当てた研究において、らい予防法の存在がさまざまな差別を生み出し、社会的な偏見を助長させたとする言説をしばしば目にする（内田 2006）[7]。わが国においてらい予防法の存在がハンセン病および患者に対する偏見を助長し、また正当化したことは否定できない事実である。しかし、もしらい予防法が存在しなかったら日本社会においてハンセン病患者に対する差別や偏見は生じなかったのであろうか。

Bangら（Bang et al. 2008）の指摘する通り、ベトナムではわが国のらい予防法に相当する隔離法は存在しなかったものの、ハンセン病患者に対す

る差別や偏見は存在し、多くの患者がハンセン病村などへ自ら赴いていった[8]。日本における隔離法の存在はハンセン病患者に対する偏見や差別を著しく助長したが、隔離法自体がそうした偏見や差別をつくり出した原因そのものではない。

　ハンセン病に対する偏見や誤解の大部分は、①患者と接触すると感染する、②発病すると身体が変形する、という点に集約される。過去の日本においても隔離を行うための理由として①が用いられた。②の場合、運動神経の麻痺や感覚障害によって四肢の障害や獅子面（facies leonina）と呼ばれるハンセン病患者独特の容貌をもたらす場合がある。ハンセン病に対する正しい知識が普及していなかった社会や時代において、「患者の近くにいると感染する」、そして「顔や身体が変形する」という不安・恐怖感が、患者の隔離や地域社会からの排斥や差別につながっていったと考えられる。これらは治療法が確立されていない時代の誤解・偏見ではあるものの、人類の歴史から考えればハンセン病患者が社会的な偏見の対象となった時代の方がはるかに長い。

　ベトナムで行った調査を通じて感じたことは、有病率が下がり、流行状況が解消されても、ハンセン病（元）患者に対する偏見は完全に払拭されていないということである。どの国においても、ハンセン病の流行状況が解消されて時間が経つと保健医療政策におけるハンセン病対策の優先順位が低下するため、ハンセン病に対する関心や患者の状況について社会的関心が共有される機会も減少する。たとえばインフルエンザなど大規模感染症の場合、予防方法から治療手段に至るまで国民の関心は高いが、ハンセン病は手洗いやうがいなどによって予防可能な疾病ではなく、また誰しもがかかる病気でもない。学校教育などの場でハンセン病についての知識を学び、ハンセン病患者がどのような処遇を受けてきたのかという歴史について学ぶ機会がなければ、ハンセン病に対する偏見は解消されることはないだろう。

　ベトナム政府は過去のハンセン病対策において社会的偏見の解消に向けたキャンペーンを幾度か実施しているが（Handicap International 2004）[9]、WHOの削減目標値が達成され、流行状況が解消されたことにより、偏見

解消のための社会的な取り組みは不完全なまま終息している。こうした状況の打開のためには、ハンセン病および（元）患者に対する偏見が存在するという事実を踏まえ、偏見解消に向けたさらなる取り組みが必要である。

第5節　ハンセン病（元）患者の処遇は改善されたのか

（元）患者の QOL の状況

　国家を挙げたハンセン病対策の取り組みにより、ベトナムにおけるハンセン病の流行状況は解消されたものの、その結果（元）患者の生活状況はどの程度改善されたのであろうか。この点について本研究で行った（元）患者の QOL 調査の結果からみてみたい。

若年患者群の QOL

　日常役割機能（身体）の面では、患者群の場合、とりわけ 10-29 歳、30-39 歳の層において一般群より大幅なスコアの低下がみられた。この年齢層はまだ若く、本来であれば仕事や家庭生活などに従事している年代であるが、入院生活によってそうした活動から切り離された状況にあることが考えられる。

　全体的健康感の場合、スコアの平均値では患者群と一般群との間に有意差はなかったものの、多重比較を行った結果では 10-29 歳の層で有意差がみられた。この年齢層の患者群は、現在および今後の健康状態が良好でなく、健康が徐々に悪くなっていくという不安感を抱えている状態にある。身体機能が低下したと考えられる 60-69 歳の患者群と 10-29 歳代の層を比較してみてもスコア結果はほとんど変わらず、10-29 歳の患者群は活動的な時期に入院治療を受けることで QOL が損なわれた状態に置かれている様子がうかがえる。また日常役割機能（身体）、身体の痛み、全体的健

康、活力、社会生活機能、日常役割機能（精神）の項目においても患者群の 10-29 歳代のスコアは著しく低くなっている。

　日常生活機能（精神）の質問項目である「仕事やふだんの活動時間を減らした」、「仕事やふだんの活動が思ったほどできなかった」、「仕事やふだんの活動が集中してできなかった」のスコアを一般群との比較してみると特に 10-29 歳代のスコアが低く、入院治療によって家族との関係や職業生活から遠のき、孤立感や無力感を深めている様子がうかがえる。

　とりわけ、10-29 歳は社会的・対人的な関係を深めていく時期にあり、罹患および病院での入院生活が若年患者群の喪失感を強めていると考えられる。

高齢患者群の QOL

　70 歳代以降になると患者群・一般群ともに身体機能が低下する傾向がみられた。これは患者群・一般群を問わず、加齢による身体機能の低下が避けられないという事実を反映している。日本のハンセン病療養所の入所者を対象とした Kataoka ら（Kataoka et al. 2008）の研究では、75 歳以上の高齢患者群の場合、加齢によって身体障害が重度化するという結果が報告されているが[10]、ベトナムのハンセン病（元）患者も同様に加齢によって身体的な自立が低下し、身体障害や後遺症などの要因が身体機能のスコアを引き下げていることが考えられる。

　その一方で、ベトナムの高齢患者群の場合、対人的な関わりの程度を示す社会生活機能のスコアは一般群と比較しても低いとは言えなかった。高齢患者群の場合、普段は病院内のハンセン病村で生活を送り、何らかの治療の必要性が生じた場合は病棟に行き、治療が終了すればハンセン病村へ戻るという生活を何十年に渡って繰り返しているパターンが多くみられた。病院内のハンセン病村はこうした（元）患者のコミュニティとなっており、社会生活の維持という観点からすれば人間関係上の変化が少ない環境にある。そのため高齢患者群の場合は社会生活機能のスコアが大きく低下していなかったと考えられる。

ハンセン病（元）患者の心の健康

　患者群と一般群とのQOL比較において唯一有意差がみられなかったのは「心の健康」である。Tsutsumiらのバングラデシュの研究（Tsutsumi et al. 2007）では、一般群と比較において患者群の精神的状況は低いという結果が紹介されているが[2]、本研究の対象であるベトナムの場合、10-29歳および40-49歳の比較では患者群の方が一般群より低いスコアを示しているものの有意差はみられず、30-39歳、50-59歳、60-69歳では患者群と一般群との差はほとんどみられない。逆に、有意差はみられないものの70-79歳、80歳以上の比較では患者群の方が一般群より良好なスコア結果を示していた。スコア全体を比較した場合でも10-69歳までは一般群が患者群を上回っているが、70歳以上になるとスコアが逆転すること、社会生活機能や活力などの下位尺度でも60歳以上のグループで比較すると患者群が一般群を上回っていた。

　その他の傾向として、若年患者群では心の健康の落ち込みが目立ち、高齢患者群になるとスコアの上昇がみられた。前述の通り、ベトナムの若年患者群の場合、入院により社会的孤立感を深めてしまう傾向が強く、入院治療開始時からQOLの全般的な低下傾向がみられた。この結果から若年患者群のQOLはハンセン病の罹患と発症、そして入院治療による影響を受けやすいということが考えられる。

　人生における20代から40代は社会生活や家族生活の形成期・発展期にあたり、入院治療の発生は失業や離婚といった人生上のリスクを発生させうる。そうした不安の解消のために、Tsutsumiらはがん患者や統合失調症患者を対象とした先行研究における心理的な介入の有効性を踏まえ、ハンセン病患者へのメンタル面での介入やサポートの必要性を強調している[2]。またTsutsumiらは、ハンセン病患者のQOL改善のために患者のメンタルヘルスの向上の必要性を説いているが[2]、ハンセン病患者のメンタルヘルスを支える条件として療養所の精神保健ワーカーやソーシャルワーカーなどの専門職、カウンセリングスキルを持った医師の協力などの他、既存の自助グループからの協力やソーシャルサポートが必要である

と述べている[2]。こうした働きかけは、ベトナムを問わず若年ハンセン病患者群のQOL低下を防ぐ上で有効であると考えられる。

　ベトナムのハンセン病専門治療機関において重度のメンタル上の問題が発生している場合、患者は精神障害棟での入院治療となるが、入院後にメンタル上の問題が発生した患者の場合、一般病棟で治療を続けるケースがみられる。精神的な不安を抱える患者に対しては、可能な限りのメンタルサポートが必要である。

　また入院治療の開始をきっかけとして家族関係が疎遠とならないよう、家族関係面におけるサポートが求められる。ベトナムでは新規患者の場合、病棟で付き添い家族の姿がみられることは珍しくない。しかし罹患をきっかけとした離婚もいまだにみられることから、病気についての正しい情報提供を行い、家族との関係を維持するための働きかけが重要となる。

高齢患者群のニーズとQOL

　前述の通り、高齢になるに従い患者群・一般群ともにQOLの程度に差はみられなくなる。しかし、高齢一般群の場合、健康状態や身体的自立程度の差が大きく、とりわけ農村部では疾病などの影響により身体機能が低下し、病院への通院も困難な状況に置かれている高齢者もしばしばみられた。一般群でも夫婦のいずれか、あるいは夫婦ともに慢性的な疾患を抱えるケースもみられたが、家事援助や送迎を担う子どもがいない、あるいは子どもと同居していない高齢一般群の場合、社会生活機能の低下が避けられない状況にあった。

　一方、ハンセン病専門治療施設やハンセン病村に滞在している高齢患者群の場合、ハンセン病による後遺症以外の一般的な医療ニーズが発生した場合でも医師や看護師がすぐ対応できる状況にあり、金銭的な自己負担も発生しない。ハンセン病専門治療施設やハンセン病村は若年患者群にとっては孤立感を抱きやすい環境であることは否めないが、医療面に限れば高齢患者群にとって心配の少ない環境であると言える。

　Tsutsumiらの研究によればバングラデシュのハンセン病患者は無料で医

療サービスを受けられることから環境領域面での QOL スコアが高くなっているという結果が紹介されている[2]。Kataoka らの研究でも療養所から適切なケアが提供されることによって元患者の主観的健康度が良好になるとの結果が示されているが[10]、医療サービスへのアクセス性や適切なケアの提供と患者群の QOL は関連性があると考えられる。また生活面からみた場合、ハンセン病村の定住者に対してはベトナム政府が無料で医療と住居を提供しており、社会経済的には十分とは言えないものの最低限の生活が保障されている。

　また、患者群と一般群との比較で唯一「心の健康」にだけ有意差がみられなかったという結果は、患者群の多くに何らかの身体障害が発生し、社会的に距離を置かれた状況にありながらも、生活と医療が保障された環境にあるのに対し、農村部の一般群は自由な環境にありながらも生活と医療面において不安感を抱え、心の健康に影響を与えているという可能性が推測される。ハンセン病専門治療施設やハンセン病村に在住する（元）患者の場合、医療と生活の場が保障されているという状況は、特に高齢の（元）患者にとっては穏やかに過ごせる環境であると言えるだろう。

自立支援プログラムの有無と（元）患者の QOL

　患者群の QOL スコアを病院間（病院 A および B）の年齢層別多重比較によって分析すると、30-49 歳の年齢層において日常役割機能（身体）身体の痛み、社会生活機能、日常役割機能（精神）の下位尺度において有意差がみられ、病院 B のスコアが有意に高いという結果であった。しかし、平均年齢を比較すると病院 A 患者群は 59 歳、病院 B 患者群は 65.5 歳と病院 B の方が高齢者層の割合が高くなっており、本来であれば平均年齢の若い病院 A の方がこれらの項目においてもスコアが高くなるはずである。

　この結果について病院 A の管理責任者とディスカッションを行ったところ、こうした違いが発生した理由として、①病院の立地条件、②自立支援プログラムの有無、が関係しているのではないかという指摘がなされた。

病院 A、病院 B はともに病院内にハンセン病村が併設されたハンセン病専門治療施設であり、（元）患者に対して治療と生活の場を提供するという共通点を持っている。しかし、その立地条件には大きな違いがみられる。病院 A から市街中心部へ行く場合、一番近い国道に出るまで傾斜の厳しい山道に沿って 3km 以上移動しなくてはならない。そのため自力で移動できる患者はおらず、外出が必要な際には病院のスタッフなどにバイクや車で移送してもらう必要がある。一方、病院 B は平坦な郊外に位置していることから、自分で移動できる患者は外出したり、バイクタクシーなどを利用して遊びに出かけたりすることも可能である。家族も面会に訪れやすく、患者にとっては家族との精神的なつながりを保ちやすい。

　志賀の行ったタイの研究でも病院や療養所外へのアクセスがある程度確保されている場合は日常生活上の欲求が充足されるという結果が示されており（志賀 2002）[11]、若年患者層にとって社会生活上の交流が維持しやすい環境であれば QOL はある程度保持されると考えられる。この点から考えると、病院 A の場合は病院外へのアクセスの不自由さが患者の精神的な孤立感につながっている可能性が考えられる。

　自立支援プログラムの有無であるが、病院 B では（元）患者向けに対して自立支援プログラムが用意され、プログラム参加者も多かったのに対し、病院 A にはそうしたプログラムは準備途上であった[*2]。志賀が行ったタイの研究では、調査対象者の半数以上が何らかの仕事に従事しており、それらの仕事から満足感や社会貢献の感覚を抱いているとの結果が報告されている[11]。また石田ら（Ishida et al. 2007）はミャンマーのハンセン病コロニー在住の若者を対象として、職業訓練プログラムへのニーズアセスメント調査を行っているが、ハンセン病コロニーの若者たちは手に職をつけ、収入を得たいとのニーズが高いとの結果が紹介されている[12]。

　本来であれば社会的生産活動に従事しているはずの 30 代から 40 代の（元）患者にとって、入院治療や身体障害・後遺症の発生による社会的役割の喪失は孤立感を深め、社会から隔絶されているという感覚につながりやすく、また就業の制限によって社会経済的な困窮の原因が形成される。

[*2] 本調査実施以降（2014 〜）には病院 A でも自立支援プログラムが実施されている。

第7章でみたように、病院Bの自立支援プログラムは（元）患者に対する雇用創出と社会経済状況の改善を目的として行われていた。病院Bが提供している自立支援プログラムにはさまざまな課題が残されているものの、プログラム参加者へのフォーカスグループインタビューでは「収入が増え生活が楽になった」、「自分に自信がつくようになった」、「生活が楽しくなった」などの肯定的な意見が多く寄せられた。病院Bの自立支援プログラムでは、鳥インフルエンザなどの流行により事業が失敗に終わったケースがみられた一方、（元）患者が自立支援プログラムによって始めた事業が軌道に乗り、生産規模の拡大や、他事業への着手などの成功例もみられた。それら以外の試みとして、霊芝の栽培など商品価値の高い生産物の販売も試みられている。

　NichollsはSER（Social Economic Rehabilitation, 社会経済的リハビリテーション）の目的を「ハンセン病患者の社会経済的状況の回復ばかりでなく、患者の「自己尊厳を回復する手段」と位置付けているが（Nicholls 2000)[13]、病院Bで行われている自立支援プログラムは参加者に対して社会的役割を与え、生産活動における創造性発揮の機会を提供していると言えるだろう。本研究のフォーカスグループインタビューによって明らかとなった課題を解決し、プログラムの内容や運営方法を見直すことによって、ハンセン病（元）患者のQOL向上が期待できる。このように自立支援プログラムへの参加は生計に必要な技術の習得などの他に、社会的な役割を得ることによる自己肯定感の改善および（元）患者のQOL向上に寄与すると考えられる。

中間集団の存在とQOL

　本研究の調査対象となった病院Aと病院Bは共にフランスのカトリックによって設立され、ハンセン病の治療に特化しているという共通点を持つが、（元）患者に対する日常的な処遇の方法には相違点もみられる。

　病院A院長のグェン・ティン・タン医師（インタビュー当時）によると、1975年の南北ベトナム統一以前の病院Aの運営はカトリックの影響が強

く、特に患者の処遇の面においてその影響が強く表れていたという[*3]。1975年以前、病院Aではベトナム人のシスターたちが常駐し患者の日常生活上の支援を行っており、特に健康維持の観点から栄養面への配慮が徹底されていた。しかし、ベトナム戦争終結に伴う南北ベトナム統一後、新たに成立した共産党政府からの人事を中心に病院運営機構が刷新され、それまで病院の運営および（元）患者のケアに携わっていたカトリックのシスター集団は排除されることとなった。

　一方、病院Bにおいてもカトリックのシスターたちが患者の生活支援に携わっていたが、ベトナム戦争終結後もシスター集団は特に排除されることがなく、現在に至るまでベトナム人のシスターたちが患者の生活支援を行っている。病院Bのシスターの中には、（元）患者のニーズに対してより専門的な対応をするために看護師や栄養士などの資格を独自に取得している者もいる。病院Bではこうしたカトリックのシスターが30名常駐しており、病院の看護師などとともに食事介助、身体の清拭などのケアから、手紙の代筆、政府から支給される生活支援金の管理、子どもたちへの学習支援などさまざまな支援を行っている。また病院Bのシスターたちは自立支援プログラムの参加者に対して事業のアドバイスも行っているほか、希望者に対しては縫製技術などの指導を行っている。第7章でみたように、自立支援プログラムの参加者は事業資金の融資を受ける際、返済できるかどうか不安感を抱きやすい。シスターたちはプログラムへの参加を決めかねている（元）患者に対し、具体的な返済のアドバイスを行ったり事業計画を一緒に立てるなどして（元）患者の抱く戸惑いや不安の解消に努めている。

　また、病院Aおよび病院Bでは患者自治会が存在し、病院内および併設ハンセン病村における（元）患者の利益を保護する自治組織として活動している。しかし、病院Aにはカトリックのシスターのように日常的に（元）患者を支援するシステムは存在していない（表8-1）。

[*3] 2009年8月10日病院A院長 Nguyen Thanh Tan 医師からの聞き取り。

表8-1 病院A・Bにおける中間集団

	病院A	病院B
病院内の中間集団	患者自治会	患者自治会 カトリックのシスター集団

　カトリックのシスター集団を病院と患者の間に位置する中間集団と考えれば、病院Aの場合は病院と患者を取り結ぶ中間集団が存在せず、病院Bの場合はシスター集団という中間集団が（元）患者の生活上のニーズに対応しているという違いがみられる。

　ハンセン病（元）患者に対する適切な処遇のあり方を考える際、生活の場所と生活支援金を支給すればすべてが完結するということではない。（元）患者の生活においてはさまざまなニーズが発生し、年齢や性別、障害や後遺症などの程度によってもその内容は変わりうる。しかし、医療職を中心に構成された専門治療施設のスタッフだけで多種多様なニーズに対応することは難しい。病院Bではカトリックのシスターが（元）患者の擁護者となり、さまざまなニーズに対応することでその生活全般の便宜を図っている。

　以上の点から、病院間のQOL比較において有意差がみられた背景として、こうした中間集団による（元）患者の生活全般をバックアップするシステムの有無、そして自立支援プログラムの参加の程度が考えられる。

現在のハンセン病（元）患者の処遇に対する考察

　現在、ハンセン病専門治療施設およびハンセン病村に在住する（元）患者に対して最低限の生活は保障されているものの、その処遇のあり方についてはいくつかの改善すべき問題が残されている。

　これまでベトナムで行われてきたハンセン病対策は登録有病率の引き下げに主眼が置かれ、ハンセン病村などで暮らす（元）患者の処遇改善や、地域での受け入れ調整が必要な社会復帰支援については十分な対策が施されてこなかった。しかし、ハンセン病村などで暮らす高齢患者群の場合、

長年にわたって一般社会との関係から閉ざされた生活を余儀なくされているものの、ベトナム政府によって最低限の生活が保たれ、医療サービスが提供されている環境に対し一定の安心感を抱いていることがうかがえる。その一方で、若年患者群の場合、そうした環境が逆に社会的孤立感を深める要因ともなっていることも本研究によって明らかとなった。

　スティグマによって偏見や差別を受けやすいハンセン病（元）患者にとって、一時的に、あるいは恒久的に偏見や差別から逃れられる場所が提供され、最低限の生活が保障されていることは評価されるべきである。しかし、社会復帰が困難となった（元）患者の生活する場所は、ベトナム政府の積極的な努力によってつくられたものではない。本書で述べてきたとおり、ハンセン病（元）患者の生活基盤となっているハンセン病治療施設やハンセン病村は、カトリックなどの宗教関係者の尽力によりつくられたものである。

　ベトナムで行われてきたハンセン病対策は、WHOの示す基本的なハンセン病対策の方針（MDTの導入と新規患者の早期発見と治療）に基づいたものであり、いわば世界共通のフォーマットによって標準化されたものである。その結果、ベトナムにおいてハンセン病の治療を受ける環境は整備されたものの、社会復帰が困難状況に置かれた（元）患者に対してどのような処遇を行うのか、そして（元）患者の社会復帰をどのように実現するのかという方針は今日に至るまで不明確のままであった。

　現在のベトナムにおいて社会復帰が困難となった（元）患者に対する支援を端的に表すと以下の通りとなる。それは、ベトナム戦争以前に宗教関係者によって整備されたインフラ環境（ハンセン病専門治療施設やハンセン病村）をベトナム政府（ベトナム保健省、社会傷病兵省）が管理下に置き、（元）患者に対して社会経済的な支援を行うというものである。しかし、その支援については日本の生活保護制度における最低生活水準のような基準が特に定められていないため、（元）患者の処遇のレベルは「生かさず殺さず」といった水準に留まり、（元）患者の可処分所得は非常に限られたものとなる。たとえば病院Bでは政府から支給される予算だけでは（元）患者が十分な栄養が取れないため、シスターたちが自分たちの給料の一部を捻出

し合って野菜や魚などを購入し、(元)患者の食事に提供していた[*4]。

こうした問題は残されているものの、第6章のQOL調査の結果で明らかとなったように、高齢となった(元)患者にとって無償で住居と医療サービスが提供されるという環境は、生活の質を維持する上で重要な要因となっている。この点をどのように評価するかは難しい問題であるが、ハンセン病専門治療施設やハンセン病村においては最低限の処遇が実現されており、特に高齢の(元)患者のQOL維持に寄与しているということが言えるだろう。

前述の通り、ベトナムにおけるハンセン病対策は公衆衛生上の課題としての有病率引き下げに主眼が置かれており、身体症の発生していない新規患者の場合はスムーズに罹患以前の生活が回復できても、社会復帰が困難となった(元)患者の処遇については明確な方向性が示されてこなかった。またベトナム中部や南部では、再開発の名目のもとにハンセン病村住民の強制移転がなされる事例も発生しており、こうした事例をみてもベトナム政府がハンセン病(元)患者の処遇改善に本腰を入れていないことがうかがえる。

ベトナムにおけるハンセン病対策は流行状況の解消という目標を達成したものの、そこがたどり着くべき最終到達地点ではない。ベトナムのハンセン病対策において必要なのは、(元)患者の現状維持を図るといった消極的な処遇ではなく、より積極的な処遇の向上である。そのためには(元)患者の置かれた社会経済的状況を踏まえ、その困難解消のための行動計画を策定することが必要と考えられる。

第6節　(元)患者のニーズに即した支援のあり方

第7章で示したように、Nichollsが示したSERガイドラインの方向性と、施設内でのリハビリテーション(Institution-based Rehabilitation: IBR)の方向性は大きく異なる。NichollsのSERの概念は(元)患者が施設や病院から離

[*4] 2013年8月8日病院Bにおけるシスターからの聞き取り。

れ一般社会で生活を送るということを前提とした上で家族と地域社会の役割が強調されており（Nicholls 2000）[13]、その点において地域に根ざしたリハビリテーション（Community-based Rehabilitation: CBR）の目指す方向性と一致する。

一方、IBRの場合は必ずしも一般社会での生活を想定しておらず、基本的な考え方としては施設内で生活する（元）患者に対して社会的な役割を与えること、そして（元）患者の社会経済的な状況の改善を目指すものである。石田らの先行研究（Ishida et al. 2007）[12]や本論で取り上げた事例はIBRに分類される。Nichollsによればそうした IBR は「時代遅れ」のアイディアであると批判されるものの[13]、Nichollsの示したSERガイドラインの方向性が必ずしも（元）患者のニーズに一致するとは限らない。たとえば、Chenらの中国・山東省の先行研究（Chen et al. 2005）[14]では一般社会での生活を望まず、ハンセン病村に住み続けていたいという（元）患者の事例が報告されている。

ハンセン病村での生活を望むという希望の背景は、外部との交流が閉ざされた環境で長年生活することによって生じてきたものであると想像がつく。労働能力の喪失による自立への不安、一目でハンセン病とわかる身体障害の発生、疎遠になった家族との関係などの状況に置かれた立場から考えれば、一般社会での生活が困難に満ちたものと想像されるのは当然である。（元）患者の「ハンセン病村で生活したい」という希望の背景には、社会での被差別経験や家族との別離、社会関係からの切断、スティグマの存在など、さまざまな事情が存在すると考えられる。

本書でみてきたベトナムのハンセン病（元）患者たちも、そうした事情や背景によってやむなく消極的な意志決定をせざるを得ない状況にあり、またその意志決定は本人の意志を完全に反映したものではない。たとえば第2章でみた、ダナンのハンセン病村であるホアヴァン村の強制移転問題であるが、VN EXPRESS紙が取材したホアヴァン村在住の女性のインタビューを紹介したい。

「私たちはみな病気から回復して10年以上経っています。ここ（ホアヴ

ァン村）での生活はあまりにも長すぎました。昔の、普通の暮らしに戻りたい。車やバイクのざわめきを聞きながら、街の通りを眺める。それだけでいい。そして、誰もが私たちを遠ざけないでほしい」（ある女性住民）[15]

　この女性は、ハンセン病と診断された後にホアヴァン村に移り住んだ。ハンセン病から回復したものの、実の家族との関係が疎遠となり、ホアヴァン村が生活の場所となった。これは、そのホアヴァン村を含む地域全体がリゾート開発のための経済開発指定地域となり、人民委員会から立ち退きの決定が下された直後のインタビューである。
　人間が一般社会で通常の生活を送ることが自然であると考えれば、社会的な関係が閉ざされた状態での生活を余儀なくされるという状況は改められるべきである。また、ノーマライゼーションの考え方に立てば、そうした状況が是正されないままハンセン病（元）患者が施設で生活し続けるという状況は不自然である。
　しかし、社会的な問題や矛盾の是正には長期的な見通しと時間を要する。ハンセン病に対するスティグマは社会的な努力によって早急に解消されるべき課題ではあるものの、課題解消に向けた漸次的な期間における（元）患者の生活も保障されなければならない。また、その生活は最低限度のものではなく、精神的・社会経済的に人間としての生活に相応しい生活の質が保証されるべきである。
　ハンセン病対策が次のステップに進むためには、明確な方向性と到達点を示したアプローチが必要不可欠である。Nicholls[13]やFinkenflugelら[16]の提唱するSERの概念においては、一般社会におけるハンセン病（元）患者の生活の実現、そして他の身体障害者向けの自立支援とハンセン病（元）患者の社会復帰支の統合が到達点として明確に示されている。それらのコンセプトにおいては、（元）患者ばかりでなく支援者までもが抱く「ハンセン病（元）患者の一般社会での生活は困難である」という先入観、固定概念を突き破ろうとする強い意志に満ちあふれている。NichollsやFinkenflugelらの主張の到達点は一般地域社会におけるハンセン病（元）患

者の生活の実現にあり、その点においてCBRの目指す方向性と一致する。こうしたNichollsやFinkenflugelらが提唱するSER概念をより正確に言い表すと、「CBRに基づいたSER」となるだろう。また両者のSER概念に共通しているのは、IBR（施設に根ざしたリハビリテーション）を否定している点である[13),16)]。

しかし、NichollsやFinkenflugelらの示すSERの概念は2つの点において限界がみられる。1点目は、SERの有用性の範囲である。スティグマを引き起こす要因ともなる可視的な身体障害の有無と一般地域社会におけるSERプログラム参加への動機は相互に関連していると考えられるが、重度身体障害の発生した（元）患者が一般地域社会で生活している事例はほとんど紹介されていない。NichollsがSERの実践例として紹介している事例はいずれも断片的なものであり、その事例からうかがい知ることができるのは、極めて軽度もしくは可視的な身体障害が発生していないケースである。すなわち、NichollsやFinkenflugelらの示すSERの概念は、軽度もしくは可視的身体障害の発生していないケースでは有効であると考えられるものの、重度の身体障害が発生しているケースでは別のアプローチが必要となるという点である。

2点目の問題点は、SERがIBRを否定するという立場を取る限り、一般地域社会での生活を望まず、施設内での生活を希望する（元）患者の社会経済状況の改善は見込めなくなるという点である。第2章で取り上げたダナンのハンセン病村移転問題では、感染症の専門医が移転予定先の住民に対し、（元）患者の移転によりハンセン病が感染することはないと説明しているにもかかわらず、移転予定先の近隣住民はその説明に納得していなかった。こうした事例をみる限り、ハンセン病および患者に対するスティグマは解消されておらず、地域社会との関形成に多大な困難が予想される。こうした状況下にあって、NichollsやFinkenflugelらの示すSERの方法論をベトナムにおける現状に当てはめようとしても、その理念が実現できる可能性は低いと考えられる。

また一般社会での生活を実現するためには、家族の協力が不可欠である。第4章のライフヒストリー分析の結果でみたように、多くの（元）患

者は実の家族との関係が疎遠となり、地域社会での受け皿となる家族からの協力と支援が得られないという状況にあった。また、身体障害者への公的なケアサービスが整備されていないベトナムにおいて、重度の身体障害が発生した（元）患者が一般社会で生活することは多くの困難が予想される。

　Nicholls の唱える SER の概念が最も効果的であるのは、Nicholls が述べるところの「"治療手段の進歩"（= MDT）の恩恵を受けられる（元）患者」の場合、すなわち障害の発生がみられないか、もしくは軽度の（元）患者のケースであると考えられる。SER の実践にあたって Nicholls は（元）患者の意向を尊重するということの重要性を説いており（Nicholls 2000）[13]、ハンセン病村に住み続けていたい、という（元）患者の意向もまた尊重されるべきである。その上で（元）患者の処遇向上を図るということは現実的かつ必要な対応であると考えられる。

IBR に基づいた SER の可能性

　（元）患者の支援においてその意思を尊重する、という基準を中心に据えれば、Nicholls の SER ガイドラインで示されている諸原則と IBR は決して対立するものではない。必要なのは一般社会での生活実現を着地点とする方向性の提示ではなく、（元）患者の意思に基づいた支援であり、身体障害発生の有無や、年齢などを考慮した柔軟なアプローチである。

　一般社会での生活が困難になっているケースや、一般社会での生活を望まないケースを考慮し、もう一つのアプローチ－ハンセン病村などを拠点とした自立支援－が必要と考えられる。本論ではこれを「IBR に基づいた SER」と呼ぶこととしたい（表 8-2）。

表8-2　ハンセン病（元）患者の状況と支援の方向性

本人の意志・生活状況		主な年齢層	生活の中心となっている場所	支援の方向性	必要となる支援の内容
一般社会での生活を	望んでいる	若年層	センタリング	SER 一般社会での生活を想定した社会経済的リハビリテーション	・地域社会への働きかけ ・家族への協力要請 ・他の障害者向けリハビリテーションサービスの利用 ・職業訓練・職業紹介
	望んでいない	若年層〜高齢者層	専門治療施設 ハンセン病村	IBRに基づいたSER ハンセン病村などの施設内での生活を想定した社会経済的リハビリテーション	・施設内での自立支援プログラムの提供 ＋ ・基本的な生活の保障 ・後遺症治療などの医療サービスの提供 ・ケアサービスの提供
（重度の身体障害、高齢、社会経済的事情により）一般社会での生活が困難		高齢者層	専門治療施設 ハンセン病村		

筆者作成による

　たとえば本書で取り上げた病院Bの自立支援プログラムは一般社会での自立を想定したものではなく、（元）患者の社会経済的な状況の改善に主眼が置かれている。しかし、社会経済的な状況の改善のためには一般社会と接点を持つことが不可欠となる。つまり、自立支援プログラムを通じて得られた生産物を一般市場で売り、事業資金返済のために現金収入を得なければならない。「IBRに基づいたSER」とは必ずしも一般社会での社会経済的自立を目的としないものの、その生産物を通じて一般社会との経済的なつながりを得ることを想定している。その意味において、病院Bの実施している自立支援プログラムは「IBRに基づいたSER」の代表例であると言える。

　「IBRに基づいたSER」の目指すべき方向性として、以下の2点を提示したい。1点目は「ハンセン病（元）患者」としての自己ではなく、人生の可能性を切り開く主体としての自己をより明確化させるということである。自立支援プログラムに参加するということは、単なる自家消費を前提とした生産活動ではなく、事業主となり、事業資金返済の責任を負うことを意味する。前述の通り、ベトナムにおいて、社会復帰が困難となったハンセン病（元）患者に対しては生活の場所が無償で提供され、生活支援金が支給されている。しかし、そうした条件のみによって、ハンセン病（元）

患者の名誉や尊厳、自己肯定感が回復されるわけではない。ハンセン病（元）患者が病によって剥奪されてきたのは、自己を生きる主体としての経験、機会である。「IBR に基づいた SER」が、（元）患者の剥奪された生の機会すべてを償えるものではないが、その一端を回復し得ることはできると考えられる。

2 点目は、「IBR に基づいた SER」においては、就労形態のあり方は身体障害のレベルなどに応じて個人の選択が保障される、ということである。身体障害の発生したハンセン病（元）患者と他の身体障害者との違いは、身体障害の発生がスティグマと結びつけられるか否かという点である。

たとえば、交通事故に遭遇し、下肢を切断する状況となったとしても、そうした状況に対しスティグマが発生することは考えにくい。反面、ハンセン病の場合は身体障害の発生がスティグマと結びつけられやすいことが（元）患者の社会復帰を阻む要因となっている。また他者から与えられたスティグマが内在化されることにより、自己を恥ずべき存在として捉える「自己スティグマ化」の問題も指摘され (Tsutsumi et al. 2007)[2]、ハンセン病（元）患者の社会復帰時における心理的な障壁となっている。

自己スティグマ化解消のためにはカウンセリングなどによる精神的サポートをはじめ多面的な支援の構築が必要となる。第 7 章でみたように、自立支援プログラムへの参加によって生じた肯定的な変化（「自分に自信がついた」、「精神的に元気になった」など）から考えられることは、自立支援プログラムの実施がハンセン病（元）患者の自己スティグマ化解消に一定の効果がみられるということである。Nicholls は「ハンセン病の患者たちが尊厳ある生活を取り戻すに十分な社会経済的地位が得られるまで、ハンセン病の治療は終わったとは言えない」とし (Nicholls 2000)、SER の目的を「（ハンセン病（元）患者が）自立した人間としての尊厳を得る機会をつくり出すこと」[13] としているが、「自立した人間としての尊厳を得る機会」は必ずしも一般社会である必要はなく、施設においても（元）患者の自立と尊厳を保つことは十分可能ではないだろうか、というのが本研究の結果から得られた結論である。

社会復帰に対して複雑な思いを抱く（元）患者に対して必要となるのは、

自分がどの場所に住み、何をして過ごすのかという基本的な自由の保障および尊重である。また、SER を「一般社会での生活の実現」と限定するのではなく、ハンセン病村などでの施設内における社会経済的自立を含めた新たな概念（「IBR に基づいた SER」）として捉え直されるべきである。従来のハンセン病（元）患者向けの IBR と、本研究の主張する「IBR に基づいた SER」の違いは、生産物を通じた一般社会との交流創出を目的に含めるか否かという点である。先に述べたように、社会経済状況の改善を図るためには、生産物を一般社会の市場で販売し、利益を上げなくてはならない。しかし、第 7 章でみたように、養鶏や養豚は病気の流行などのリスクとともに一般市場において「ハンセン病患者が育てた鶏（豚）だから」という理由で値下げを強要されるという問題が発生していた。これらの問題に対しては、仲買人を通じた販売システムや、家畜の病気が流行した際の補償システムの導入などによる解決が考えられる。また、返済開始までの期間や融資額を可変的に設定することで、プログラム参加者の抱える心理的な不安感をある程度クリアーできると考えられる。

　ハンセン病村やハンセン病専門治療施設と一般社会を自立支援プログラムによって結びつけるという試みは、一般社会にとってはハンセン病に対する認識を改める機会ともなり得る。また（元）患者側にとっては生産物の流通を通した一般社会との接点や経済的交流を創出するよい機会となることが期待される。

第 7 節　（元）患者が「社会復帰」すべき場所とは
　　　　――日本とベトナムの比較

　これまでみてきたように、ベトナムでは特に MDT 導入以前に罹患したグループに重度の身体障害や後遺症の発生がみられ、社会復帰が困難な状況に置かれているという現状が明らかとなった。本節ではハンセン病（元）患者の社会復帰の可能性について、本研究の結果および日本の事例より考察を行うこととする。

日本における社会復帰の事例

　日本ではらい予防法の廃止（1996年）やハンセン病国賠訴訟における政府の控訴断念といった歴史的な区切りを経て、ようやくハンセン病療養所に入所していた回復者の社会復帰支援が本格化した。

　わが国にらい予防法が存在していた1961年、小林ら（小林・松村 1961）は日本のハンセン病療養所の入所者915名を対象に社会復帰に関する調査を行った結果をまとめ、論文として発表している[17]。この論文では入所者の年齢、所内結婚、家族との結びつき、総合身体障害程度などの諸条件がどのように社会復帰への意志と関係するかという点についての分析が試みられている。調査対象となった栗生楽泉園（群馬県、1932年開設）では、退所を希望する者が150名（16.4%）、退所を希望しない者が765名（83.6%）という割合になっており、年齢層が若いほど社会復帰を希望する割合が高く、逆に年齢層が高くなるほど社会復帰希望者が減少している。

　また園外にいる家族と文通や面会などのやりとりが継続されている場合は社会復帰を希望する割合が高く、社会復帰を希望しないグループの74.3%は「家族の面会なし」と回答している[17]。家族の態度別にみると、復帰希望者の84%が「家族は（復帰を）歓迎している」と答え、復帰を希望しない者の95.6%が「家族は（復帰を）いやがっている」と回答している[17]。

　これらのデータでは、家族との関係が継続して保たれている場合、また家族が受容的態度を示している場合、入所者本人の復帰希望は高くなるが、家族とのやりとりが疎遠となっていたり、家族から受容的な態度が示されない場合、復帰希望者の割合は低下するということが示されている。小林らは入所者の身体障害程度を独自のスケールによって1級から7級まで設定し、1級を最重度、7級を軽度とした（総合障害程度、また7級の上には「健康」という等級が設定されている）。この総合障害程度と社会復帰希望の関係をみると、身体障害程度が軽くなるほど復帰希望者は増加するという結果になっている。

　その44年後の2005年、同じくわが国のハンセン病患者の社会復帰をテーマとした論文が発表されている。指田ら（指田他 2005）はらい予防法廃

止以前にハンセン病療養所から社会復帰した経験を持つ回復者を対象として、社会復帰時の生活をどのように認識していたかについてインタビュー調査を行い、その結果を「ハンセン病回復者の社会復帰時の生活に関する研究―再入所者への面接調査から―」として発表した[18]。

指田らが調査の対象とした13名のうち、2人は昭和10-20年代に、6人は昭和30年代に、5人は昭和40年代以降に初めて社会復帰しており、調査対象者すべてが社会復帰した経験を振り返って「よかった」と答えている[18]。論文では、さまざまな苦労を伴ったものの、社会生活を送ったことによる達成感・充実感が社会復帰の経験を肯定的に捉える要因として分析されている。しかし、インタビュー協力者13名中11人は、社会復帰期間中ハンセン病の既往を周囲に隠して生活しており、ハンセン病の発覚を恐れて医療機関を受診しなかったり、他の病気の受診でもハンセン病の既往が発覚するかも知れないという不安に駆られていた[18]。そのため彼らは社会復帰しても、指に発生した障害を「小児麻痺によるもの」と周囲に説明するなど「彼ら自身がハンセン病をスティグマととらえ、一般の人々に協調するために、それを必死に隠そう」としていた[18]。

指田らは、これらの回復者の社会復帰が実現した要因として、身体障害の程度が軽度であるという点を挙げている[18]。ハンセン病による麻痺や障害があっても、隠そうと思えば隠せる程度のものであったり、他の病気によるものとしても不自然に思われない程度のものであるという点が、社会復帰を後押ししていると指摘している。

小林らの研究では1961年（昭和36年）7月に調査が行われている。一方、指田・永田らの論文における対象者の約半数（6名）は昭和30年代に社会復帰していることから、これらの論文は昭和30年代以降の日本におけるハンセン病回復者の社会復帰の断片的な状況を表していると言えるだろう。

ベトナムと日本の比較

小林らの研究では身体障害程度が軽く、園外の家族との関係が保たれて

いる若い年齢層の場合、社会復帰を望む割合が高いという結果が示されている。指田・永田らの研究では、外見的に「ハンセン病の既往がわからない」軽症者の社会復帰の事例が取り上げられており、他者に対して一貫してハンセン病の既往を隠しながら社会生活を送っている様子が示されている。

2018年現在、小林らの研究発表から半世紀以上が経過しているが、現在もなおハンセン病（元）患者の社会復帰の妨げとなっているのは可視的な身体障害の発生である。現在のベトナムにおいて、早期に発見された新規患者の場合、入院治療により仕事などが一時的に中断してもその期間は短縮され、DDS単独投与の時代のように治療が長期化する恐れはない。また重度の身体障害が発生していなければ、治療終了後もスティグマの感覚に苦しめられることもない。

その一方、重度の身体障害が発生している場合はスティグマや日常生活上の自立の問題が発生し、後遺症が発生している場合は度重なる治療を余儀なくされてしまう。ベトナムのハンセン病（元）患者の場合、こうした状況がハンセン病村などでの生活を長期化させる要因となっていた。また社会復帰の受け皿となる家族との関係も疎遠となり、（元）患者自身も高齢化していくこともあって、（元）患者にとってはハンセン病村などが実質的な終の棲家となっている現状が本研究の結果から明らかとなっている。

指田らの論文において興味深いのは、調査対象者すべてがハンセン病療養所に再入所している点である[18]。指田らの論文では日本国内のハンセン病療養所が調査対象者の選定場所となっており、調査対象者は発症→療養所への入所→社会復帰→療養所への再入所、というライフコースをたどっている。また、調査対象者にとって一般社会での生活は「社会復帰時の生活」と位置付けられており、論文中に示されている社会復帰時の年齢とインタビューが行われた2001年を比較すると、対象者の年齢は2001年時点で60歳以上であると推測される。

一般社会への復帰が実現したにも関わらず、回復者たちが再びハンセン病療養所に入所した背景として、本人または配偶者の高齢化が理由として

挙げられている[18]。わが国では介護保険制度による高齢者向けのサービスが存在しており、生活環境を変える必要が発生しても、ハンセン病療養所以外の選択肢がある。しかし、指田らの論文では、なぜ対象者が再び療養所での選択したのかという点について踏み込んだ考察はなされていない。

指田らの研究では、現在も一般社会で生活している回復者は調査対象者に含まれていないが、社会復帰を経験した回復者が再びハンセン病療養所に入所するという事実は非常に興味深い。なぜなら、隔離の象徴であったハンセン病療養所という場所もまた回復者にとっては選択肢の一つとして考慮され、実際に生活の場所として選択されているためである。

日本とベトナムの状況を相互に比較してみた場合、社会復帰が実現しているのは、一目でハンセン病とわかる身体障害が発生していない回復者であるという共通点がみられる。他者からはほとんど判別のつかない軽度の身体障害であっても、日本・ベトナムともに回復者たちはその既往を明かすことなく社会生活を送っている。

その理由として考えられるのは、ハンセン病による自己スティグマ化の意識である。ハンセン病が治癒可能な時代となっても、特に流行地において長年かけて形成されてきたスティグマの意識を払拭することは難しい。

日本、ベトナムともに、ハンセン病（元）患者は人目に触れない生活を余儀なくされてきた。社会の側から向けられる偏見のまなざしが少なくなっても、（元）患者たちの心理的機制としてハンセン病の既往を明かしたくない、身体障害の発生した自己の身体を他者の視線にさらしたくないという複雑な思いもまた存在する。

ハンセン病（元）患者の社会復帰を考える上で重要となるのは、一般社会での生活の実現を「社会復帰」として定義し、（元）患者への選択肢として差し出すことではない。また、健康な人間であっても疾病や加齢などの要因によってその健康状態は変わり、生活上のニーズやQOLもまた変化する。同様にハンセン病の治療履歴を持つ者であっても、身体障害の有無や最初に治療を受けた時期、年齢層の違いなどからそのニーズは大きく異なってくる。

この点を踏まえ、ハンセン病村などを含むさまざまな場所において（元）患者の状況やニーズの変化に対応できるような生活環境を保障し、（元）患者への自立支援を通じて緩やかに一般社会との融合を図っていくことが今後のベトナムにおけるハンセン病対策にとって重要であると考えられる。

第8節　次世代のハンセン病対策における課題

以上の考察に基づき、今後のベトナムにおけるハンセン病対策における課題を以下示す。

現行のハンセン病対策の継続

ベトナムにおけるハンセン病有病率はWHOの削減目標値を達成し、流行状況は解消された。しかし、中部の高原地帯などを中心に新規患者の発生がみられることから、新規患者の早期発見・治療という現行のハンセン病対策を継続することが必要となる。

社会経済的リハビリテーション（SER）の実施

ハンセン病専門治療施設およびハンセン病村において、（元）患者の社会経済状況改善および自己尊厳の回復の手段として、社会経済的リハビリテーション（SER）のプログラムを積極的に実施する。このSERには一般社会への復帰を目的としたものと、ハンセン病村などでの生活を前提としたもの（IBRに基づいたSER）が含まれ、（元）患者の希望によって選択可能とする。

逆統合による一般社会との融合

　Finkenflugel ら（Finkenflugel et al. 2008）[16]、Iyor（Iyor 2006）[19]、Brandsma ら（Brandsma et al. 2005）[20] は逆統合（Reverse Integration）という概念を提唱している。その内容はハンセン病専門治療施設やハンセン病村などの施設、ハンセン病患者を対象に行われている機能回復訓練や自立支援サービスを一般向けに開放し、一般の地域保健サービスの一つとして位置付けるというものである[16]。また逆統合の概念には、ハンセン病専門治療機関の持つ医療的機能を一般住民に対して開放し、医療を通じて一般地域社会との融合を促進するという概念も含まれている[16]。

　本研究の調査対象となったある専門治療施設ではハンセン病科以外に皮膚科や感染症科が開設され、近年では新たに美容外科外来も開設された。またハンセン病新規患者発見のための出張診断の他、一般市民を対象とした地域での健康診断の実施など地域社会に向けた働きかけも行われている。もう一つのハンセン病専門治療施設では、ハンセン病以外に熱帯病を全般的に扱う治療機関への転換構想が進められている。

　またハンセン病村の場合も、あらゆる人々の往来が可能なオープンなスペースへと転換しながら、近隣の地域コミュニティとの統合を図っていくことが望ましい。しかし、第2章でみたように、ハンセン病村の住民に対する一般地区住民の受入反対運動の発生など、ハンセン病村の逆統合には課題も残されている。ハンセン病村と近隣社会双方の住民感情を尊重した上で、既存のハンセン病村に対しては（元）患者の生活を保障する場所としての環境維持が必要であると考えられる。

ハンセン病（元）患者を親に持つ子どもたちへの支援

　（元）患者の子どもたちは公的なフォローアップが不十分なまま一般社会との関わりを深めており、第5章でみたような葛藤や被差別経験が子どもたちにもたらされる可能性が考えられる。子どもたちへの精神的なサポートとともに、ソーシャルワーカーによる子どもたちの就労先や学校への

フォローアップが必要となる。

　また今後必要となる取り組みとして挙げられるのは、教育機関における差別や偏見の発生防止への取り組みである。ハンセン病村出身の子どもたちの場合、小中高の就学時期に種々の被差別経験が発生していることから、理解のある教師が個別に支援を行うのではなく、支援計画にもとづいた支援および啓発教育を学校全体で行うことが必要となる。

ハンセン病に対する偏見解消の取り組み

　ハンセン病および（元）患者に対する社会的偏見の解消のためには、次世代に対して科学的根拠に基づいた知識を提供していくことが必要となる。とりわけ公教育の場における知識の提供は重要となる。

　ベトナムの国民的詩人であるハン・マック・トゥ（Hàn Mặc Tử 1912-40）がハンセン病患者だったこともあり、ベトナムの中学や高校では国語の教材としてハン・マック・トゥの詩が取り上げられる際、ハンセン病は治癒可能であるとの説明が行われている（渡辺 2012）[21]。またベトナムのいくつかの大学では学生によるハンセン病村訪問ボランティアなども行われており、少数ではあるもののハンセン病患者が置かれてきた状況に対して関心を向ける若者もベトナム社会において少しずつ増えてきた。若い世代から意識を変えていくことにより、社会的偏見が徐々に解消されることが期待される。

第9節　本研究の限界と課題

　ベトナムの国土は大きく北部・中部・南部とに分けられるが、本書の研究結果はベトナム南部と中部から得られたものである。そのため本研究の結果はベトナム全体のハンセン病（元）患者の状況を表したものではなく、ベトナム南部および中部におけるハンセン病（元）患者の状況の一端を示し得たに過ぎない。今後、ベトナム北部におけるハンセン病（元）患者の

状況、そしていまだに多くの新規患者発生がみられるベトナム中部の高原地帯などを研究範囲に含め、今後の考察の対象としたい。

また本研究では、ハンセン病専門治療施設とハンセン病村に在住する(元)患者を主な調査対象対象とした。その多くは社会や家族との関係が途絶えて久しく、ハンセン病村などが生活の場所となっている人々である。その一方、ハンセン病から回復し、一般社会での生活を送っている人々も存在している。本研究ではそうした人々への接近を試みたものの、インタビューに応じてくれる人はごく少数であることから、本研究においては分析対象とすることができなかった。

同じハンセン病の既往があっても、ハンセン病村で暮らす人々と、一般社会で生活する人々とではハンセン病問題に対する捉え方が変わってくると考えられる。本研究ではその双方の視点を採り入れることができず、結果としてベトナムにおけるハンセン病問題の全体像を浮かび上がらせることができなかった。ごく限られた範囲ではあるが、面会のアポイントが取れた、既に社会生活を送っている回復者はみなハンセン病の既往を周囲に隠しながら生活していた。ハンセン病(元)患者の一般社会での生活実現には課題は多く、本研究が明らかにした結果はそうした課題の一部にしか過ぎない。

今後、ハンセン病(元)患者の社会復帰を阻む要因を明らかにしながら、その出自を隠すことなく一般社会での生活が実現できるための方策について引き続き検討を行っていきたいと考えている。

［参考文献］

1) World Health Organization. Weekly Epidemiological Record 83. 217-224. Geneva; 2008.
2) Tsutsumi A., Izutsu T., Islam A. M., et al. The quality of life, mental health, and perceived stigma of leprosy patients in Bangladesh. Soc Sci Med. 2007; 64: 2443-2453.
3) 渡辺弘之『ベトナムにおけるハンセン病対策の現状と課題——重度障害を持つ患者の処遇改善に向けて』国際保健医療　2010; 25 (2): 79-87.
4) Tedeschi R. G., Calhoun L. G. The Posttraumatic Growth Inventory: measuring the positive

legacy of trauma. J Trauma Stress 1996; 9: 455-471.
5) Jin Yuchang, Xu Jiuping, Liu Hai, et al.. Posttraumatic Stress Disorder and Posttraumatic Growth Among Adult Survivors of Wenchuan Earthquake After 1 Year: Prevalence and Correlates. Archives of Psychiatric Nursing 2013; 28: 67-73.
6) 開 浩一『Posttraumatic Growth（外傷後成長）を促すものは何か──変容過程に視点を置いて』長崎ウエスレヤン大学現代社会学部紀要　2006; 4 (1): 75-84.
7) 内田博文『ハンセン病強制隔離政策の検証』学術の動向　2006; 11 (8): 86-90.
8) Bang P.D., Suzuki K., Ishii N., et al. Leprosy situation in Vietnam-reduced burden of stigma. Japanese journal of leprosy 2008; 77: 29-36.
9) HANDICAP INTERNATIONAL VIETNAM. Annual Report. Ho Chi Minh, Vietnam; 2004.
10) Kataoka M., Ihara K., Imai Y., et al. Questionnaire Survey Life Style and Health Conditions Among Leprosarium Patients: One Year After the Abolition of the Leprosy Prevention Law. Bulletin of Allied Medical Sciences of Kobe 1998; 14: 101-109.
11) 志賀文哉『タイ王国南部・ハンセン病患者／元患者の社会保障と QOL に関する研究』社会福祉学　2002; 42 (12): 195-205.
12) Ishida Y., Shwe S., Win L., et al. Needs assessment of income generation training for youths among leprosy families in a leprosy village in Myanmar. Japanese journal of leprosy 2007; 76: 197-206.
13) Nicholls P. G. Guidelines for social and economic rehabilitation. Lepr Rev 2000; 71: 422-465.
14) Chen S., Chu T., Wang Q. Qualitative assessment of social, economic and medical needs for ex-leprosy patients living in leprosy villages in Shandong Province, The People's Republic of China. Lepr Rev 2005; 76: 335-347.
15) VN EXPRESS. "Làng phong" bị tẩy chay khi vào đất liền（ハンセン病村の移転、拒否される）［ウェブページ］VN EXPRESS ホームページ. Available at http://giadinh.vnexpress.net/tin-tuc/to-am/lang-phong-bi-tay-chay-khi-vao-dat-lien-2276957.html. Accessed 10 March 2014.
16) Finkenflugel. H, Rule. S. Integrating community-based rehabilitation and leprosy rehabilitation services into an inclusive development approach. Lepr Rev. 2008; 79: 83-91.
17) 小林茂信，松村 譲『らい患者の社会復帰に影響を与える医学的社会的要因の研究　付 社会復帰予測法試案』レプラ　1961; 30 (3-4): 174-181.
18) 指田百恵，永田智子，村嶋 幸代，他『ハンセン病回復者の社会復帰時の生活に関する研究──再入所者への面接調査から』日本公衆衛生雑誌　2005; 52 (2): 146-157.
19) Iyor F.T. 'REVERSE INTEGRATION' IN LEPROSY: LESSONS FROM MKAR, NIGERIA. Asia Pacific Disability Rehabilitation Journal 2006; 17: 35-41.
20) Brandsma J. W., Schwarz R. J., Anderson A. M., et al. Transformation of a leprosy hospital in Nepal into a rehabilitation centre: the Green Pastures Hospital experience. Lepr Rev 2005; 76: 267-276.

21) 渡辺弘之『ベトナムのハンセン病村の子どもたちの被差別経験と葛藤』グローバル人間学紀要　2012; 4: 101-129.

おわりに

　本研究の大部分は科研費・基盤研究 B「ベトナムのハンセン病（元）患者および家族の状況分析と社会復帰支援に関する研究」（MEXT KAKENHI Grant Number JP20402045, 2008-2011）および基盤研究 C「ベトナムにおける社会復帰が困難なハンセン病（元）患者の QOL と生活支援の研究」（MEXT KAKENHI Grant Number JP 24530705, 2012-2014）の助成を受けて行ったものである。また本書の内容は、2014 年に提出された大阪大学大学院人間科学研究科グローバル人間学専攻の博士論文（「ベトナムに生きるハンセン病（元）患者への社会復帰支援の意味を問い直す」学位記第 27793）を一部加筆修正したものに基づいている。

　ベトナムのハンセン病問題について知るきっかけとなったのは、私のベトナム勤務時代に知り合った漆原比呂志夫妻（JLMM）との邂逅による。1996 年、私が当時借りていたアパートの目の前に住んでいた漆原夫妻から、彼らが支援を行っているというベトナム各地のハンセン病村の話を聞き、ハンセン病問題について関心を抱いたことが本研究のきっかけである。

　研究開始から 11 年、その前段階を含めると 13 年におよぶ調査研究となったが、本書をまとめるにあたり振り返ってみれば、私の人生の中でもこれほど多くの人々に協力を頂いた出来事はない。インタビューした患者さんだけでのべ 500 名以上、子どもたちが 80 名、さらにコーディネーターの方やインタビューに応じて頂いた一般のベトナム人の方なども含めると 700 名近くの方々にお会いしたことになる。

　病院に顔を出すと必ず「元気だった？」と声をかけてくれる患者さん。会う度に成長している子どもたち。「明日、日本に帰るよ」と伝えると、ぽろぽろ涙が頬を伝ってきた少数民族の患者さん。本書をまとめていく過程で、そうした場面のひとつひとつがつぶさに思い出された。そして、散

漫になりがちな自分の意識を患者さんたち一人ひとりと出会った場面に向け直すよう努めた。自分のためではなく、あの人たちのためにこの研究はあるのだと。

　調査の開始においては幾度となく困難にぶつかった。しかし、そうした困難を乗り越えられたのも、私の研究に理解を示し、惜しみなく協力して頂いた方々の存在である。

　特にレー・ヤン・チュック（Dr. Lê Văn Trước）医師、グェン・タィン・タン（Dr. Nguyễn Thanh Tân）医師からは、格別のご配慮とご協力を頂いた。このお二人からの協力がなければこの研究は成り立つことはなかった。チュック医師は40年近くもの間ハンセン病治療の現場に立ってきた、いわばベトナムのハンセン病の生き証人である。チュック医師から教えて頂いたベトナムにおけるハンセン病の歴史の数々は本論のバックグラウンドを構成する上で重要な示唆となった。また、国立クイホア病院（Quy Hoa National Leprosy Dermatology Hospital）のヴー・トゥアン・アン院長（Dr. Vũ Tuấn Anh）からは、今日に至るまで私の研究に惜しみないご協力を頂いており、ここに感謝の意を記したい。

　長年にわたり「ベトナム・ハンセン病患者友好会」のメンバーとしてハンセン病患者の支援を行ってきたグェン・ダック・ミン（Nguyễn Đắc Minh）さんからはさまざまなハンセン病村を案内して頂き、（元）患者との交流を深める手助けをして頂いた。カトリック神父でもあるミンさんは、支援者の集まる教会で私を紹介してくれたり、自宅にお招き頂いたりもした。ミンさんからの「最初は（ハンセン病村に）遊びに行くだけでいい。患者さんたちに会いに行くことが大事だよ」というアドバイスに従い、知人が集めてくれた古着をハンセン病村に届けたりするなどして患者さんとのつながりを得ることに専念した。

　長年私と知己の関係にあったチャウ・ホアン・バオ（Châu Hoàn Bảo）さんからも調査のコーディネーターとして多大なるご協力を頂いた。バオさんは私が以前ベトナムの下層就業層のインタビュー調査を行った際、彼自身がシクロ運転手の経験があったことから多数のインタビュー協力者を紹介して頂いた。誰とでも打ち解けられる親しみやすさを持ったバオさん

は、患者さんたちの緊張を和らげ、より話しやすい雰囲気づくりに協力してくれた。

　ホーチミン保健局ではレー・ティ・ミン・タム（Lê Thị Minh Tâm）さんから対応していただき、お忙しい中であるにもかかわらず、調査に必要な書類と許認可の手続きについて一からレクチャーしてくれた。仕事の傍ら日本語を勉強しているというタムさんから「あなたの研究はとても意義があると思う。がんばってね」とのあたたかい励ましの言葉をいただき、失敗続きで落ち込んでいた気持ちが和まされた。

　私のホーチミン国家総合大学（当時、現ホーチミン国家人文社会科学大学）勤務時代の教え子でもあるヴォー・ティ・マイ・フーン（Võ Thị Mai Hương, Quantec co. Ltd）さんからはテクニカルな翻訳において多大なるご協力を頂いた。

　ヴー・ドアン・リェン・ケー（Vũ Đoàn Liên Khê、ホーチミン国家人文社会科学大学）さんからは調査時の通訳を始め、コーディネーターとして多大なご協力を頂いた。またホーチミン国家人文社会科学大学のホー・ティー・レー・トゥイー（Hồ Thị Lệ Thủy）さんは仕事と子育ての慌ただしい時期にありながら、QOL調査実施のご協力を頂いた。

　大阪大学大学院ICゼミでは渡邊智子さん、小笠原理恵さん、杉本聖子さんから有意義な意見交換の機会を頂いた。またこの研究を博士論文としてまとめる上で大阪大学（当時、現甲南女子大学）の中村安秀先生を始め、諸先生方から貴重なアドバイスを頂いた。

　そして、いつも私の体調に気づかい支えてくれている妻の花、つい余裕を失いがちな私の気持ちを和ませてくれている息子の仁光に深く感謝の意を示したい。

　最後に、本書の刊行にあたり、編集作業においては秋耕社の小林一郎さんからのご丁寧なフォローをいただいたほか、明石書店の深澤孝之さんのご尽力により本書が形となることができた。この場を借りて心より感謝申し上げたい。

2018年10月1日

日越外交関係樹立45周年に寄せて

渡辺弘之

参考資料

[英語文献]

1) Abe M, Ozawa T, Minagawa T, et al. Immunoepidemiological Studies on Subclinical Infection in Leprosy. Geographical distribution of seropositive responders with special reference to their possible source of infection. Jap J Lepr 1990; 59: 162-168.
2) Adhikari B., Kaehler N., Chapman R. S., et al. Factors affecting perceived stigma in leprosy affected persons in western Nepal. PLoS Negl Trop Dis 2014; 8: e2940.
3) An J. G., Ma J. H., Xiao S. X., et al. Quality of life in patients with lepromatous leprosy in China. J Eur Acad Dermatol Venereol 2010; 24: 827-832.
4) Arole S., Premkumar R., Arole R., et al. Social stigma: a comparative qualitative study of integrated and vertical care approaches to leprosy. Lepr Rev 2002; 73: 186-196.
5) Bainson K. A., Van den Borne B. Dimensions and process of stigmatization in leprosy. Lepr Rev 1998; 69: 341-350.
6) Bang P.D., Suzuki K., Ishii N., et al. Leprosy situation in Vietnam-reduced burden of stigma. Japanese journal of leprosy 2008; 77: 29-36.
7) Boonmongkon Pimpawun. "Khi Thut" The Disease of Social Loathing: An Anthropological Study of the Stigma of Leprosy in Rural North East Thailand. In: Social and Economic Research Project Report, UNDP/World Bank/WHO Special Programme for Research and Training in Tropical Disease. 1-45; 1994.
8) Bottene I. M., Reis V. M. Quality of life of patients with paucibacillary leprosy. An Bras Dermatol 2012; 87: 408-411.
9) Brandsma J. W., de Jong N., Tjepkema A. Disability grading in leprosy. Suggested modifications to the WHO disability grading form. Lepr Rev 1986; 57: 361-369.
10) Brandsma J. W., Schwarz R. J., Anderson A. M., et al.Transformation of a leprosy hospital in Nepal into a rehabilitation centre: the Green Pastures Hospital experience. Lepr Rev 2005; 76: 267-276.
11) Brandsma J. W., Van Brakel W. H. WHO disability grading: operational definitions. Lepr Rev 2003; 74: 366-373.
12) Buchanan Robert Earle, American Society for Microbiology. Index Bergeyana; an annotated alphabetic listing of names of the taxa of the bacteria. Baltimore, :Williams & Wilkins Co., 1966 ; xiv, 1472 p.
13) Chaidee Naruemol. Stigmatization over leprosy suffers. In: Asia Culture Forum 2006. 1-10; 2006.
14) Chen S., Chu T., Wang Q. Qualitative assessment of social, economic and medical needs for

ex-leprosy patients living in leprosy villages in Shandong Province, The People's Republic of China. Lepr Rev 2005; 76: 335-347.
15) Cornielje H., Ferrinho P. PHC training in South Africa. Afr Health 1995; 17: 14-15.
16) Cornielje H., Nicholls P. G., Velema J. Making sense of rehabilitation projects: classification by objectives. Lepr Rev 2000; 71: 472-485.
17) Cornielje H., Nicholls P. G., Velema J. P. Avoiding misperceptions: classifying rehabilitation projects using letters rather than numbers. Lepr Rev 2002; 73: 47-51.
18) Cornielje H., Piefer A., Khasnabis C., et al. Inclusion of persons affected by leprosy in CBR. Lepr Rev 2008; 79: 30-35.
19) Cornielje H., Velema J. P., Finkenflugel H. Community based rehabilitation programmes: monitoring and evaluation in order to measure results. Lepr Rev 2008; 79: 36-49.
20) Cornielje H., Velema J. P., Nash J. An update on community based rehabilitation for leprosy practitioners. Lepr Rev 2008; 79: 1-3.
21) Costa M. D., Terra Fde S., Costa R. D., et al. Assessment of quality of life of patients with leprosy reactional states treated in a dermatology reference center. An Bras Dermatol 2012; 87: 26-35.
22) Courtright P., Lewallen S., Lee H. S. Comparison of the old and new W.H.O. leprosy disability grading scheme for ocular disabilities. Int Ophthalmol 1991; 15: 295-298.
23) Devadas TJ. Socio economic rehabilitation leprosy: Current status and future need. Health Administrator 2006; 18: 92-96.
24) Earnshaw V. A., Chaudoir S. R. From conceptualizing to measuring HIV stigma: a review of HIV stigma mechanism measures. AIDS Behav 2009; 13: 1160-1177.
25) Ebenezer G. J., Gnanaraj L., Ebenezer M., et al. Lepromatous orchitis associated with seminoma. Int J Lepr Other Mycobact Dis 1998; 66: 385-386.
26) Economic and Social Commission for Asia and the Pacific (ESCAP). Community-based Disability Prevention and Rehabilitation: Guidelines for Planning and Management. Bnagkok; 1988.
27) Enwereji Ezinna, E., Eke Reginald, A., Enwereji Kelechi, O., et al. Services Available to Children of Leprosy Patients in Leprosy Settlements in Abia and Oyo States of Nigeria 2009.
28) Ferrinho P., Robb D., Cornielje H., et al. Primary health care in support of community development. World Health Forum 1993; 14: 158-162.
29) Ferrinho P. D., Robb D., Mhlongo A., et al. A profile of Alexandra. S Afr Med J 1991; 80: 374-378.
30) Finkenflugel H., Cornielje H., Velema J. The use of classification models in the evaluation of CBR programmes. Disabil Rehabil 2008; 30: 348-354.
31) Finkenflugel. H, Rule. S. Integrating community-based rehabilitation and leprosy rehabilitation services into an inclusive development approach. Lepr Rev. 2008; 79: 83-91.

32) Fukuhara Shunichi, Ware John E, Kosinski Mark, et al. Psychometric and clinical tests of validity of the Japanese SF-36 Health Survey. Journal of Clinical Epidemiology 1998; 51: 1045-1053.
33) Goffman E. Stigma: Notes on the Management of Spoiled Identity. New York : Simon & Schuster, 1963.
34) Hai P.H. How to Improve the Case-finding Activities in the Leprosy Control Programme in Tây Ninh Province, Vietnam?: Identification of Priority Problems for Intervention: Royal tropical institute, 2000.
35) HANDICAP INTERNATIONAL VIETNAM. Annual Report. Ho Chi Minh, Vietnam; 2004.
36) Harris K. Pride and prejudice--identity and stigma in leprosy work. Lepr Rev 2011; 82: 135-146.
37) Heijnders M. L. The dynamics of stigma in leprosy. Int J Lepr Other Mycobact Dis 2004; 72: 437-447.
38) Holmes Francis O., Society of American Bacteriologists. The filterable viruses. Suppl. no. 2, Bergey's manual of determinative bacteriology, ed. 6, 1948, with rev. and enl. index. Baltimore, :Williams & Wilkins Co., 1948.
39) Ishida Y., Biswas A. K., Guglielmelli E., Sr. Detection mode of leprosy and its disability grading in Khulna City, Bangladesh. Nihon Hansenbyo Gakkai Zasshi 1998; 67: 391-400.
40) Ishida Y., Shwe S., Win L., et al. Needs assessment of income generation training for youths among leprosy families in a leprosy village in Myanmar. Japanese journal of leprosy 2007; 76: 197-206.
41) Iyor F.T. 'REVERSE INTEGRATION' IN LEPROSY:LESSONS FROM MKAR, NIGERIA. Asia Pacific Disability Rehabilitation Journal 2006; 17: 35-41.
42) J-G An, J-H Ma, S-X Xiao, et al. Quality of life in patients with lepromatous leprosy in China. Journal of the European Academy of Dermatology and Venereology 2009; 24: 827-832.
43) Joseph G. A., Rao P. S. Impact of leprosy on the quality of life. Bull World Health Organ 1999; 77: 515-517.
44) Kampirapap K., Vorasayan J., Poopook S., et al. Assessment of the quality of leprosy services from the clients' perspective in Thailand. Lepr Rev 2005; 76: 325-334.
45) Kataoka M., Ihara K., Imai Y., et al. Questionnaire Survey Life Style and Health Conditions Among Leprosarium Patients: One Year After the Abolition of the Leprosy Prevention Law. Bulletin of Allied Medical Sciences of Kobe 1998; 14: 101-109.
46) Kumar A., Anbalagan M. Socio-economic experiences of leprosy patients.. Leprosy In India 1983; 2: 314-321.
47) Lesshafft H., Heukelbach J., Barbosa J.C. Perceived social restriction in leprosy-affected inhabitants of a former leprosy colony in Northeast Brazil. Lepr Rev. 2010; 81: 69-78.

48) Lim Lynette, Seubsman Sam-ang, Sleigh Adrian. Thai SF-36 health survey: tests of data quality, scaling assumptions, reliability and validity in healthy men and women. Health and Quality of Life Outcomes 2008; 6: 52.
49) Link Bruce G., Phelan Jo C. Conceptualizing Stigma. Annual Review of Sociology 2001; 27: 363-385.
50) Luka E.E. Understanding the stigma of leprosy South Sudan Medical Journal 2010.
51) Lustosa A. A., Nogueira L. T., Pedrosa J. I., et al. The impact of leprosy on health-related quality of life. Rev Soc Bras Med Trop 2011; 44: 621-626.
52) Mankar M. J., Joshi S. M., Velankar D. H., et al. A Comparative Study of the Quality of Life, Knowledge, Attitude and Belief About Leprosy Disease Among Leprosy Patients and Community Members in Shantivan Leprosy Rehabilitation centre, Nere, Maharashtra, India. J Glob Infect Dis 2011; 3: 378-382.
53) Marin T, Taylor A Gill T. A Population Profile of Quality of Life in South Australia-Population Norms for 2008 using the SF36 Version 2. Adelaide; 2009.
54) Meima A, Akramul Islam MD, Saunderson PR, et al. Factors associated with impairments in new leprosy patients: the AMFES cohort. 1999; 70: 189-203.
55) Nicholls P. G. Guidelines for social and economic rehabilitation. Lepr Rev 2000; 71: 422-465.
56) Nicholls P. G., Bakirtzief Z., Van Brakel W. H., et al. Risk factors for participation restriction in leprosy and development of a screening tool to identify individuals at risk. Lepr Rev 2005; 76: 305-315.
57) Rafferty J. Curing the stigma of leprosy. Lepr Rev 2005; 76: 119-126.
58) Rao V. P., Rao I. R., Palande D. D. Socio-economic rehabilitation programmes of LEPRA India--methodology, results and application of needs-based socio-economic evaluation. Lepr Rev 2000; 71: 466-471.
59) Rensen C., Bandyopadhyay S., Gopal P. K., et al. Measuring leprosy-related stigma-a pilot study to validate a toolkit of instruments. Disabil Rehabil 2011; 33: 711-719.
60) Saylan T, Karadeniz A, Iyier N, et al. A scholarship project for the children of leprosy patients in Turkey. Leprosy review 2000; 71: 212-216.
61) Sermrittirong S., Van Brakel W. H. Stigma in leprosy: concepts, causes and determinants. Lepr Rev 2014; 85: 36-47.
62) Skerman V. B. D. A guide to the identification of the genera of bacteria, with methods and digests of generic characteristics. Baltimore, :Williams & Wilkins, 1959; 217p.
63) Tedeschi R. G., Calhoun L. G. The Posttraumatic Growth Inventory: measuring the positive legacy of trauma. J Trauma Stress 1996; 9: 455-471.
64) Tedeschi R. G., Calhoun L. G. Beyond the concept of recovery: growth and the experience of loss. Death Stud 2008; 32: 27-39.
65) Tedeschi R. G., McNally R. J. Can we facilitate posttraumatic growth in combat veterans?

Am Psychol 2011; 66: 19-24.
66) Thappa D. M. Disability grading systems in leprosy. Indian J Lepr 1993; 65: 244-245.
67) Thappa D. M. Disability grading in leprosy: current status. Indian J Lepr 1994; 66: 299-306.
68) Tsutsumi A., Izutsu T., I. Akramul, et al. Depressive status of leprosy patients in Bangladesh: association with self-perception of stigma. Leprosy review 2004; 75: 57-66.
69) Tsutsumi A., Izutsu T., Islam A. M., et al. The quality of life, mental health, and perceived stigma of leprosy patients in Bangladesh. Soc Sci Med. 2007; 64: 2443-2453.
70) Van Beers SM, Izumi S, Madjid B, et al. An epidemiological study of leprosy infection by serology and polymerase chain reaction. Int J Lepr Other Mycobact Dis. 1994; Mar 62: 1-9.
71) Van Brakel W. H. Measuring leprosy stigma--a preliminary review of the leprosy literature. Int J Lepr Other Mycobact Dis 2003; 71: 190-197.
72) Velema J. P., Cornielje H. Reflect before you act: providing structure to the evaluation of rehabilitation programmes. Disabil Rehabil 2003; 25: 1252-1264.
73) Velema J. P., Finkenflugel H. J., Cornielje H. Gains and losses of structured information collection in the evaluation of 'rehabilitation in the community' programmes: ten lessons learnt during actual evaluations. Disabil Rehabil 2008; 30: 396-404.
74) VIETNAM GENERALSTATISTICS OFFICE OF. STATISTICAL YEARBOOK 2010. HANOI: STATISTICAL PUBLISHING HOUSE, 2011.
75) VIETNAM GENERALSTATISTICS OFFICE OF. STATISTICAL YEARBOOK 2011. HANOI: STATISTICAL PUBLISHING HOUSE, 2012.
76) Walsh GP, Storrs EE, Burchfield HP, et al. Leprosy-like disease occurring naturally in armadillos. J Reticuloendothel Soc. 1975; 18: 347-351.
77) Wang C. H. Quality of life and health for persons living with leprosy. Nurs Sci Q 1997; 10: 144-145.
78) Ware JE Jr., CD. Sherbourne. The MOS 36-Item Short-Form Health Survey (SF-36): I. Conceptual Framework and Item Selection. Medical Care 1992; 30.
79) Whitman W., Goodfellow, M., Kämpfer, P., Busse, H.-J., Trujillo, M.E., Ludwig, W., Suzuki, K.-i., Parte, A. (Eds.). Bergey's Manual of Systematic Bacteriology: The Actinobacteria (Bergey's Manual of Systematic Bacteriology): Springer, 2012 (1984).
80) Win Le Le, Shwe San, Maw Win, et al. Why person affected by leprosy did not look after their plantar ulcer? Experience from Pakokku zone, Myanmar. Nihon Hansenbyō Gakkai zasshi= Japanese journal of leprosy: official organ of the Japanese Leprosy Association 2010; 79: 239-245.
81) Withington S. G., Joha S., Baird D., et al. Assessing socio-economic factors in relation to stigmatization, impairment status, and selection for socio-economic rehabilitation: a 1-year cohort of new leprosy cases in north Bangladesh. Lepr Rev 2003; 74: 120-132.

[日本語文献]

1) Denzin Norman K., 関西現象学的社会学研究会『エピファニーの社会学——解釈的相互作用論の核心』マグロウヒル出版, 1992; xvii: 266.
2) JETRO. ベトナム—基礎的経済指標 Web site Available at http://www.jetro.go.jp/world/asia/vn/stat_01/［ウェブページ］. Available at http://www.jetro.go.jp/world/asia/vn/stat_01/. Accessed 2013/01/29.
3) JETRO. 基礎的経済指標—ベトナム–アジア—国・地域別情報［ウェブページ］. Available at http://www.jetro.go.jp/world/asia/vn/stat_01/. Accessed 27, June 2018.
4) VIETJO. ハンセン病元患者の隔離島が高級リゾートに、住民たちの複雑な心境［ウェブページ］. Available at http://www.viet-jo.com/news/special/120831094721-1.html.
5) 世界人口基金. 世界人口白書2013［ウェブページ］. 世界人口基金 ホームページ. Available at http://www.unfpa.or.jp/cmsdesigner/data/entry/publications/publications.00036.00000007.pdf. Accessed 13 March 2013.
6) 中嶋 宏「アジア地域におけるプライマリー・ヘルスケア」日本農村医学会雑誌, 1986; 34 (6): 977-980.
7) 中西 由紀子「地域に根ざしたリハビリテーション（CBR）の現状と展望」『開発問題と福祉問題の相互接近——障害を中心に』調査研究報告書, アジア経済研究所, 2006; 139-164..
8) 中西由紀子, 久野研二『障害者の社会開発』明石書店, 1997.
9) 井芹和幸「中国湖南省ハンセン病快復者村 ワークキャンプ報告」ハンセン病市民学会年報, 2008; 217-223.
10) 佐伯啓介, Budiawan T, 松岡 正典, 他「生活環境中に存在するらい菌の疫学的意義——Polymerase chain reactionを用いたハンセン病濃厚流行地住民の鼻腔表面付着らい菌の検出」日本皮膚科学会雑誌 2000; 110 (2): 153-156.
11) 佐藤 元, Frantz Janet E.「米国におけるハンセン病政策の変遷」日本ハンセン病学会雑誌 2005; 74 (1): 23-41.
12) 公益財団法人笹川記念保健協力財団編「世界のハンセン病2007年度版」笹川記念保健協力財団, 2007.
13) 内田 博文「ハンセン病強制隔離政策の検証」学術の動向 2006; 11 (8): 86-90.
14) 厚生労働省「国際会議の流れから乖離した日本のハンセン病政策」『ハンセン病問題に関する検証会議 最終報告書』2005; 609-654.
15) 吉井美知子『立ち上がるベトナムの市民とNGO——ストリートチルドレンのケア活動から』明石書店, 2009.
16) 大町 麻衣『韓国ハンセン病「定着村」とそこに生きる人々の視点』恵泉アカデミア 2010; 15: 45-64.
17) 天田城介「沖縄におけるハンセン病恢復者の〈老い〉と〈記憶〉（1）——辺境にお

けるアイデンティティの政治学」熊本学園大学社会福祉研究所　社会福祉研究所報 2003; 31: 163-194.
18）妹尾 忍「ハンセン病後遺症者へのソーシャルワーク実践」関西福祉科学大学紀要 2006; 9: 193-203.
19）小林 茂信，松村 譲『らい患者の社会復帰に影響を与える医学的社会的要因の研究　付 社会復帰予測法試案』レプラ　1961; 30 (3-4): 174-181.
20）山本幹夫，久常節子『プライマリー・ヘルス・ケアの定義をめぐって』民族衛生 1981; 47 (3): 107-114.
21）後藤 正道，野上 玲子，畑野 研太郎，他「ハンセン病治療指針（第2版）」日本ハンセン病学会雑誌　2006; 75 (3) 191-226.
22）志賀文哉「タイ王国南部・ハンセン病患者／元患者の社会保障とQOLに関する研究」社会福祉学　2002; 42 (2): 195-205.
23）指田百恵，永田智子，村嶋幸代，他.「ハンセン病回復者の社会復帰時の生活に関する研究——再入所者への面接調査から」日本公衆衛生雑誌　2005; 52 (2): 146-157.
24）新井 美帆「中国のハンセン病に対するNGOの国際協力」日本ハンセン病学会誌 2010; 79 (3): 269-272.
25）杉原たまえ，周藤明子「韓国におけるハンセン病患者・回復者による「定着村」の成立過程」村落社会研究　2002; 8 (2): 12-23.
26）松山光生，川本さやこ「ハンセン病後遺症者に対する偏見に関与する要因」福祉心理学研究　2011; 8 (1): 45-53.
27）松岡 正典「ハンセン病の微生物学—らい菌の動物移植をも含めて—」『現代ハンセン病医学』東海大学出版会，2007; 2-20.
28）松岡正典，張良芬「ハンセン病の分子疫学」日本ハンセン病学会雑誌　2004; 73 (1): 7-14.
29）森修一，鈴木 幸一，スマナ バルア，他「2010年における世界のハンセン病の現況について」日本ハンセン病学会雑誌　2011; 80 (1): 37-46.
30）森修一，鈴木幸一，バルア スマナ，他「ハンセン病による負荷のさらなる軽減のための強化された世界戦略」日本ハンセン病学会雑誌 = Japanese journal of leprosy 2010; 79 (1): 53-73.
31）森山一隆，菊池一郎，石井則久「ハンセン病患者から生まれた子供たち——奄美大島における妊娠・出産・保育・養育のシステムの軌跡」日本ハンセン病学会雑誌 2009; 78 (3): 231-250.
32）渡辺弘之「ベトナム南部におけるハンセン病患者の状況と障害度——ベンサン病院およびハンセン病村調査結果より」ハンセン病市民学会年報　2005; 1: 88-104.
33）渡辺弘之「ベトナムにおけるハンセン病対策の現状と課題——重度障害を持つ患者の処遇改善に向けて」国際保健医療　2010; 25 (2): 79-87.
34）渡辺弘之「ベトナムのハンセン病村の子どもたちの被差別経験と葛藤」グローバル

人間学紀要　2012; 4: 101-129.
35）渡辺弘之「ベトナムにおけるハンセン病患者群のQOL評価」日本ハンセン病学会雑誌 = Japanese journal of leprosy 2013; 82 (3): 83-98.
36）熊谷忠和，二井内 裕子「ハンセン病当事者のライフストーリーにみる健康自尊意識（HE）研究（2）──ストーリーのダイナミクスと健康自尊意識（HE）の形成要因」川崎医療福祉学会誌　2010; 20 (1): 117-131.
37）牧野正彦「生体防御機構」『総説 現代ハンセン病医学』東海大学出版会，2007; 92-104.
38）牧野正直，長尾榮治，尾崎元昭，他編『現代ハンセン病医学』大谷藤郎監修：東海大学出版会，2007.
39）独立行政法人農畜産業振興機構．ベトナムで豚繁殖・呼吸障害症候群の感染が継続［ウェブページ］．2010 ホームページ．Available at http://www.alic.go.jp/chosa-c/joho01_000226.html. Accessed 30, Sep. 2014.
40）白石昌也編著『ベトナムの国家機構』明石書店，2000.
41）石井則久，森 修一，鈴木 幸一「世界のハンセン病の現況」日本ハンセン病学会雑誌　2006; 75 (1): 41-49.
42）石田裕，井上太郎，土屋一郎，他「在宅回復者に発症したハンセン病関連疾患2症例とこれらに関連した医療の課題」日本ハンセン病学会雑誌　2010; 79 (1): 3-10.
43）石田裕，疋田和生「ミャンマーにおける「JICAハンセン病対策・基礎保健サービス改善プロジェクト」」日本ハンセン病学会雑誌　2005; 74 (3): 185-190.
44）福原俊一，鈴鴨よしみ『SF-36v2［TM］日本語版マニュアル──健康関連QOL尺度』東京：健康医療評価研究機構，2011.
45）福原俊一，鈴鴨よしみ，高橋奈津子，他『皮膚疾患のQOL評価──DLQI（Dermatology Life Quality Index）Skindex 29 日本語版マニュアル』健康医療評価研究機構，2004.
46）竹上未紗，福原俊一「誰も教えてくれなかったQOL活用法──測定結果を研究・診療・政策につなげる── SF-36活用編」健康医療評価研究機構，2012.
47）西多昌規，中村ゆかり，青崎登「高齢化の進むハンセン病療養施設におけるうつ病の臨床的特徴について」日本ハンセン病学会雑誌　2007; 76 (1): 3-9.
48）財団法人日弁連法務研究財団．ハンセン病問題に関する検証会議　最終報告書［ウェブページ］．Available at http://www.mhlw.go.jp/topics/bukyoku/kenkou/hansen/kanren/4a.html.
49）遠藤聡「ベトナムの国会と立法過程」『外国の立法』2007; 231: 110-151.
50）鈴木幸一，森修一，石井則久「世界のハンセン病の将来戦略」日本ハンセン病学会雑誌．2006; 75 (1): 23-39.

[ベトナム語文献]

1) Công an TPHCM. Vinpearl đầu tư 5 tỷ USD vào Làng Vân（ヴィンパール社、ランヴァン地区に 500 万ドル投資）［ウェブページ］．Công an TPHCM, ホームページ．Available at http://www.congan.com.vn/?mod=detnews&catid=1101&id=416936. Accessed 10 March 2014.
2) Khang Trần Hậu, Doanh Lê Hữu, Hưng Nguyễn Duy, et al. DISABILITY STATUS OF LEPROSY PATIENTS IN LEPROSY TREATMENT FACILITIES IN VIETNAM. Dermatology Vietnam 2013; 11.
3) Khu Điều Trị Phong Bến Sắn. kỷ niệm 50 năm thành lập Khu Điều Trị Phong Bến Sắn（ベンサン病院創立 50 周年記念誌）．Binh Duong, Vietnam: Khu Điều Trị Phong Bến Sắn, 2009.
4) Lê Kim Phượng. MỘT SỐ LƯU Ý VỀ BỆNH PHONG (HỦI) Web site. Available at http://www.medinet.hochiminhcity.gov.vn/tintuc/news_detail.asp?period_id=1&cat_id=394&news_id=2017［ウェブページ］．Available at http://www.medinet.hochiminhcity.gov.vn/tintuc/news_detail.asp?period_id=1&cat_id=394&news_id=2017. Accessed 28-01-2013.
5) Pháp luật Online. Thành phố Đà Nẵng giao Làng Vân cho Vinpearl（ダナン市、ランヴァン地区をヴィンパール社に明け渡す）［ウェブページ］．Pháp luật Online, ホームページ．Available at http://baophapluat.vn/dau-tu-tai-chinh/thanh-pho-da-nang-giao-lang-van-cho-vinpearl-82962.html. Accessed 10 March 2014.
6) Việt Báo Online. "Làng phong" bị tẩy chay khi vào đất liền（ハンセン病村、受入をボイコットされる）［ウェブページ］．Việt Báo Online ホームページ．Available at http://vietbao.vn/Doi-song-Gia-dinh/Lang-phong-bi-tay-chay-khi-vao-dat-lien/11235715/111/. Accessed 10 March 2014.
7) Vinh C.Q. Điều tra mức độ tàn tật của bệnh nhân phong khu vực Miền Trung-Tây Nguyên（中部タイグエン高原地域におけるハンセン病患者の障害程度についての調査）．In: Đề tài nghiên cứu khoa học cấp bộ. Chuyên ngành da liễu. 39-49: Hospital Quy Hoa National Leprosy Dermatology; 2007.
8) VN EXPRESS. "Làng phong" bị tẩy chay khi vào đất liền（ハンセン病村の移転、拒否される）［ウェブページ］．VN EXPRESS ホームページ．Available at http://giadinh.vnexpress.net/tin-tuc/to-am/lang-phong-bi-tay-chay-khi-vao-dat-lien-2276957.html. Accessed 10 March 2014.
9) VN EXPRESS. Bệnh viện cô nhất Sài Gòn［ウェブページ］．Available at http://doisong.vnexpress.net/tin-tuc/suc-khoe/benh-vien-co-nhat-sai-gon-2404274.html. Accessed 02-Sep. 2014.

[その他文献（フランス語）]

1) Bulletin du Syndicat des Médecins du Viet-Nam. La Lèpre au Viet-Nam. Bulletin duSyndicat des Médecins du Viet-Nam. Saigon, 1960.

附録

附録1　インタビューガイド──ハンセン病（元）患者実態調査

Các Mục Điều Tra

Số：　　　　　　　　　　　　　　　　　Ngày　　Tháng　　Năm

1. Họ và Tên（氏名）：

　　　　　　　　　　　　　　　　　　　　調査場所：BS　TB　BM　PT　QH　その他

2. Giới Tính（性別）：　　　男　　　女

3. Sinh Năm và Tuổi（生年および年齢）：

4. Nơi Sinh（出身地）：

5. Dân Tộc（民族）：　　　キン族　　　中国　　　その他

6. Tôn giáo（宗教）：　　　カトリック　　プロテスタント　　仏教　　その他

7. Nơi Sinh Sống（生活の場所）：1. Nhà Riệng　2. Trại Phong　3. Khu Dưỡng Lão　4. Khu Tàn Tật

8. Thành Phần Gia Đình（家族構成）：

```
10  9  8  7  6  5  4  3  2      10  9  8  7  6  5  4  3  2
 △  △  △  △  △  △  △  △  △       △  △  △  △  △  △  △  △  △
 ○  ○  ○  ○  ○  ○  ○  ○  ○       ○  ○  ○  ○  ○  ○  ○  ○  ○
```

9. Học Vấn（学歴）：　1　2　3　4　5　6　7　8　9　10　11　12　13

10. Thời gian bị bệnh phong, năm bị nhiễm bệnh：罹患してからの年数・感染した年齢

11. Lý do nhập viện：入院したきっかけ

12. Ly Lịch Điều Trị / Bệnh Án：治療歴

回数	期間	場所	回数	期間	場所
1回目	年　か月		6回目	年　か月	
2回目	年　か月		7回目	年　か月	
3回目	年　か月		8回目	年　か月	
4回目	年　か月		9回目	年　か月	
5回目	年　か月		10回目	年　か月	

附録 2　インタビューガイド――ハンセン病村の子どもたちへのインタビュー（被差別経験）

ハンセン病村の子どもたちへのインタビュー

số　　　　　　　　　　　　　　　　ngày　　tháng　2006　場所：TB　BS　PT　BM　QH

1. 氏名（họ và tên）：

2. 性別（giới tính）：　男　　　女

3. 年齢（tuổi）：

4. 出身地（nơi sinh）：

5. 宗教（tôn giáo）：1.仏教（phật giáo）　2.カトリック（công giáo）　3.プロテスタント（tin lành）　4.その他（khác）

6. 学歴（học vấn）：　1　2　3　4　5　6　7　8　9　10　11　12

7. 学んだ学校の場所（nơi đã học）：

8. 婚姻（kết hôn）：
    1. 既婚（có chồng/vợ）
        a. 結婚相手は元患者の子ども（chồng/vợ là con của người bệnh）
        b. 結婚相手は元患者の子どもではない（chồng/vợ không phải là con của người bệnh）
    2. 未婚（độc thân）
    3. 離婚（ly dị）

9. ハンセン病患者は（người bệnh là）　1.父（cha）　2.母（mẹ）　3.両方（cả hai）

10. 職業（nghề nghiệp）：
    1. 会社名（tên công ty）：

    2. 場所（nơi làm việc）：

    3. 業種（loại công việc）：

    4. 職歴とそれぞれの勤務歴（lý lịch làm việc và kinh nghiệm làm việc ở từng nơi）

11. 自分の親について（về cha mẹ của mình）：
    職場の仲間に（có nói với bạn đồng nghiệp về cha mẹ của mình）
    1. 話す（có nói）
    2. 話すが全部言わない（có nói mà không nói hết toàn bộ）
    3. あまり話さない（không nói nhiều）

12. 職場環境（môi trường nơi làm việc）：
    上司の理解（thong cảm của cấp trên）
    1. ある（có） 2. ややある（có ít） 3. あまりない（không có nhiều）

    仲間の理解（thong cảm của đồng nghiệp）
    1. ある（có） 2. ややある（có ít） 3. あまりない（không có nhiều）

13. どこに住んでいるか周りの人に（sống ở đâu, đối với những người xung quanh/ đồng nghiệp）：
    1. 本当のことを話す（nói sự thực）
    2. 本当のことは話さない、ごまかす（không nói sự thực, nói cho qua）

14. 差別を受けたことが（có kinh nghiệm bị phân biệt）：
    1. ある（có）
        → 内容について（về nội dung）
    2. ない（không）

15. 住む場所の希望について（về nguyện vọng nơi sinh sống）：
    住む場所（nơi ở）
    1. 定住希望（nguyện vọng cư trú lưu）
        □ハンセン病村（trại phong）
        理由（lý do）

    2. 転出希望（nguyện vọng chuyển đi）
        □ハンセン病村外部（ngoại trại phong）
        理由（lý do）

附録3　インタビューガイド——ハンセン病（元）患者のQOL調査

ハンセン病（元）患者のQOL

Số：　　　　　　　　　　　　　　　Ngày　　　Tháng　　　Năm

Họ và Tên：　　　　　　　　　　　　　　調査場所：

Giới Tính：　Nam　　Nữ

Sinh Năm và Tuổi

Câu hỏi 1．Tình trạng sức khỏe của Anh/Chị/Cô/Chú như thế nào？

  1．Hoàn toàn tốt
  2．Rất tốt
  3．Tốt
  4．Không tốt lắm
  5．Xấu

Câu hỏi 2．So với năm ngoái thì hiện giờ tình trạng sức khỏe thế nào？

  1．Khỏe hẳn so với năm ngoái
  2．Hơi khỏe hơn so với năm ngoái
  3．Cũng như năm ngoái
  4．Không tốt bằng năm ngoái
  5．Tệ hơn năm ngoái

Câu hỏi 3．Với lý do sức khỏe, Anh/Chị/Cô/Chú có thấy là sẽ khó tham gia các hoạt động sau này không？ Nếu mà khó thì khó ở mức nào？

（1）Hoạt động mạnh．VD: chạy hết sức, mang vật nặng lên, chơi thể thao mạnh

  1．Rất khó
  2．Hơi khó
  3．Hoàn toàn không khó

（2）Hoạt động vừa sức．VD: dọn dẹp nhà cửa, đi bộ 1-2 tiếng

  1．Rất khó
  2．Hơi khó
  3．Hoàn toàn không khó

(3) Mang, vác vật hơi nặng một chút
   1. Rất khó
   2. Hơi khó
   3. Hoàn toàn không khó

(4) Leo lên cầu thang tới lầu mấy
   1. Rất khó
   2. Hơi khó
   3. Hoàn toàn không khó

(5) Leo lên cầu thang tới lầu 1
   1. Rất khó
   2. Hơi khó
   3. Hoàn toàn không khó

(6) Gập người về phía trước, quì gối, ngồi xổm
   1. Rất khó
   2. Hơi khó
   3. Hoàn toàn không khó

(7) Đi bộ trên 1km
   1. Rất khó
   2. Hơi khó
   3. Hoàn toàn không khó

(8) Đi bộ khoảng vài trăm mét
   1. Rất khó
   2. Hơi khó
   3. Hoàn toàn không khó

(9) Đi bộ khoảng 100m
   1. Rất khó
   2. Hơi khó
   3. Hoàn toàn không khó

(10) Tự mình tắm, thay quần áo
   1. Rất khó
   2. Hơi khó
   3. Hoàn toàn không khó

Câu hỏi 4. Trong 1 tháng trước, khi làm việc và sinh hoạt thường ngày (ở nhà v.v) thì có gặp vấn đề nào bên dưới vì lý do sức khỏe không?

(1) Giảm thời gian làm việc và sinh hoạt thường ngày

    1. Luôn luôn
    2. Lúc nào cũng vậy
    3. Thỉnh thoảng
    4. Ít khi
    5. Hoàn toàn không

(2) Không thể làm việc và sinh hoạt thường ngày như đã nghĩ

    1. Luôn luôn
    2. Lúc nào cũng vậy
    3. Thỉnh thoảng
    4. Ít khi
    5. Hoàn toàn không

(3) Tùy theo công việc và nội dung sinh hoạt thường ngày mà có khi không làm được

    1. Luôn luôn
    2. Lúc nào cũng vậy
    3. Thỉnh thoảng
    4. Ít khi
    5. Hoàn toàn không

(4) Khó khăn trong công việc và sinh hoạt thường ngày

    1. Luôn luôn
    2. Lúc nào cũng vậy
    3. Thỉnh thoảng
    4. Ít khi
    5. Hoàn toàn không

Câu hỏi 5. Trong 1 tháng trước, khi làm việc và sinh hoạt thường ngày (ở nhà v.v) thì có gặp vấn đề nào bên dưới vì lý do tâm lý (Vd: vì không thấy khỏe nên cảm thấy lo lắng) không?

(1) Giảm thời gian làm việc và sinh hoạt thường ngày

    1. Luôn luôn
    2. Lúc nào cũng vậy
    3. Thỉnh thoảng
    4. Ít khi
    5. Hoàn toàn không

(2) Không thể làm việc và sinh hoạt thường ngày như đã nghĩ

1. Luôn luôn
2. Lúc nào cũng vậy
3. Thỉnh thoảng
4. Ít khi
5. Hoàn toàn không

(3) không thể tập trung vào công việc và sinh hoạt thường ngày như mọi khi

1. Luôn luôn
2. Lúc nào cũng vậy
3. Thỉnh thoảng
4. Ít khi
5. Hoàn toàn không

Câu hỏi 6. Trong thời gian 1 tháng trước, vì lý do về sức khỏe hay tâm lý mà các giao tiếp với người trong gia đình, bạn bè, hàng xóm, những người khác bị trở ngại như thế nào?

1. Hoàn toàn không bị trở ngại gì
2. Bị trở ngại chút ít
3. Bị trở ngại ít
4. Bị trở ngại nhiều
5. Bị trở ngại rất nhiều

Câu hỏi 7. Trong thời gian 1 tháng trước, Anh/Chị/Cô/Chú cảm thấy cơ thể đau như thế nào?

1. Hoàn toàn không đau
2. Hơi đau đau
3. Hơi đau
4. Cũng đau
5. Đau nhiều
6. Đau không chịu được

Câu hỏi 8. Trong thời gian 1 tháng trước, vì bị đau nên các công việc (gồm cả việc nhà) bị trở ngại như thế nào?

1. Hoàn toàn không bị trở ngại gì
2. Bị trở ngại chút ít
3. Bị trở ngại ít
4. Bị trở ngại nhiều
5. Bị trở ngại rất nhiều

Câu hỏi 9 . Trong thời gian 1 tháng trước, Anh/Chị/Cô/Chú cảm thấy thế nào?
Hãy khoanh tròn vào câu thích hợp nhất

(1) Có rất khỏe không?

1 . Luôn luôn
2 . Lúc nào cũng vậy
3 . Thỉnh thoảng
4 . Ít khi
5 . Hoàn toàn không

(2) Có tỉnh táo không?

1 . Luôn luôn
2 . Lúc nào cũng vậy
3 . Thỉnh thoảng
4 . Ít khi
5 . Hoàn toàn không

(3) Có tình trạng sao cũng được, ủ rũ buồn chán không ?

1 . Luôn luôn
2 . Lúc nào cũng vậy
3 . Thỉnh thoảng
4 . Ít khi
5 . Hoàn toàn không

(4) Có bình thản, cảm giác yên ổn không ?

1 . Luôn luôn
2 . Lúc nào cũng vậy
3 . Thỉnh thoảng
4 . Ít khi
5 . Hoàn toàn không

(5) Có tràn đầy sức khỏe không ?

1 . Luôn luôn
2 . Lúc nào cũng vậy
3 . Thỉnh thoảng
4 . Ít khi
5 . Hoàn toàn không

(6) Ủ rũ, không thấy phấn chấn không ?
   1. Luôn luôn
   2. Lúc nào cũng vậy
   3. Thỉnh thoảng
   4. Ít khi
   5. Hoàn toàn không

(7) Có mệt đừ không ?
   1. Luôn luôn
   2. Lúc nào cũng vậy
   3. Thỉnh thoảng
   4. Ít khi
   5. Hoàn toàn không

(8) Có cảm thấy vui vẻ không ?
   1. Luôn luôn
   2. Lúc nào cũng vậy
   3. Thỉnh thoảng
   4. Ít khi
   5. Hoàn toàn không

(9) Có cảm thấy mệt mỏi không ?
   1. Luôn luôn
   2. Lúc nào cũng vậy
   3. Thỉnh thoảng
   4. Ít khi
   5. Hoàn toàn không

Câu hỏi 10. Trong 1 tháng trước, khi tới thăm bạn bè và người thân thì giao tiếp có bị trở ngại về thời gian vì lý do sức khỏe hay tâm lý không ?
   1. Luôn luôn
   2. Lúc nào cũng vậy
   3. Thỉnh thoảng
   4. Ít khi
   5. Hoàn toàn không

Câu hỏi 11. Trong những mục nêu bên dưới, mỗi mục thích hợp với Anh/Chị/Cô/Chú tới mức nào?

(1) Tôi thấy tôi dễ mắc bệnh hơn những người khác
1. Hoàn toàn như vậy
2. Đại khái cũng giống
3. Không thể nói được
4. Có nhiều chỗ không trúng
5. Hoàn toàn không trúng

(2) Sức khỏe của tôi cũng như những người khác
1. Hoàn toàn như vậy
2. Đại khái cũng giống
3. Không thể nói được
4. Có nhiều chỗ không trúng
5. Hoàn toàn không trúng

(3) Tôi thấy sức khỏe của tôi hình như xấu đi
1. Hoàn toàn như vậy
2. Đại khái cũng giống
3. Không thể nói được
4. Có nhiều chỗ không trúng
5. Hoàn toàn không trúng

(4) Sức khỏe của tôi cực kỳ tốt
1. Hoàn toàn như vậy
2. Đại khái cũng giống
3. Không thể nói được
4. Có nhiều chỗ không trúng
5. Hoàn toàn không trúng

Đến đây là hết Bảng Điều tra.

Cám ơn sự hỗ trợ của Anh/Chị/ Cô Chú

附録4　インタビューガイド──自立支援プログラム参加者へのフォーカスグループ
　　　　インタビュー

Số				
		Ngày　　Tháng 8 Năm 2013		
1	Họ và Tên		Nam	Nữ
	Sinh Năm và Tuổi	đang làm nghề gì ?		
2	Họ và Tên		Nam	Nữ
	Sinh Năm và Tuổi	đang làm nghề gì ?		
3	Họ và Tên		Nam	Nữ
	Sinh Năm và Tuổi	đang làm nghề gì ?		
4	Họ và Tên		Nam	Nữ
	Sinh Năm và Tuổi	đang làm nghề gì ?		
5	Họ và Tên		Nam	Nữ
	Sinh Năm và Tuổi	đang làm nghề gì ?		
6	Họ và Tên		Nam	Nữ
	Sinh Năm và Tuổi	đang làm nghề gì ?		
7	Họ và Tên		Nam	Nữ
	Sinh Năm và Tuổi	đang làm nghề gì ?		
8	Họ và Tên		Nam	Nữ
	Sinh Năm và Tuổi	đang làm nghề gì ?		
9	Họ và Tên		Nam	Nữ
	Sinh Năm và Tuổi	đang làm nghề gì ?		

1. Hiện tại Cô/Chú/Bác đang làm nghề gì ?　現在の就業状況
   - ☐ Làm nông　　　　Farming, fruit growing　農業
   - ☐ Nuôi heo/lợn　　 Pig farming　養豚
   - ☐ Nuôi gà　　　　　Poultry raising　養鶏
   - ☐ Nuôi bò　　　　　Raising beef cattle　牛の繁殖
   - ☐ Khác　　　　　　Others　その他

2. Cơ duyên nào mà Cô/Chú/Bác lại sử dụng Chương Trình Hỗ Trợ Lập Nghiệp của bệnh viện Bến Sắn vậy ?　自立支援プログラムを利用しようと思ったきっかけはなんですか ?

3. Cho đến khi mọi việc theo ý muốn thì Cô/Chú/Bác đã gặp những khó khăn gì ?　軌道に乗るまで大変だったことは何ですか ?

4. Cô/Chú/Bác thấy điểm lợi của Chương Trình Hỗ Trợ Lập Nghiệp là gì ?　自立支援プログラムのメリットは何だと思いますか ?

5. Khi sử dụng Chương Trình Hỗ Trợ Lập Nghiệp thì Cô/Chú/Bác thấy cuộc sống của mình thay đổi như thế nào ?　自立支援プログラムを利用して自分の生活が変わったと思うことは何ですか ?

6. Ngoài ra, có việc nào mà Cô/Chú/Bác muốn làm thử nữa không ?　他に手がけてみたい事業や仕事はありますか ?

7. Cô/Chú/Bác hãy cho biết nguyện vọng và các điểm cần thay đổi đối với Chương Trình Hỗ Trợ Lập Nghiệp.　自立支援プログラムへの要望や改善点について教えてください。

本刊行物は、JSPS 科研費 18HP5180 の助成を受けたものです。
This publication was supported by JSPS KAKENHI Grant Number 18HP5180.
また本研究の内容は MEXT 科研費 JP20402045 および JP24530705 の助成を受けて行ったものです。
This work was supported by MEXT KAKENHI Grant Numbers JP20402045, JP24530705.

・ベトナムのハンセン病（元）患者および家族の状況分析と社会復帰支援に関する研究（基盤研究 B，MEXT KAKENHI Grant Number JP20402045, 2008-2011）

・ベトナムにおける社会復帰が困難なハンセン病（元）患者の QOL と生活支援の研究（基盤研究 C, MEXT KAKENHI Grant Number JP24530705, 2012-2014）

本研究の成果は著者自らの見解等に基づくものであり、所属研究機関、資金配分機関及び国の見解等を反映するものではありません。
Any opinions, findings, and conclusions or recommendations expressed in this material are those of the author and do not necessarily reflect the views of the author' organization, JSPS or MEXT.

［著者紹介］

渡辺弘之（わたなべ・ひろゆき）
新潟県立看護大学看護学部准教授
1967年福島県郡山市生まれ。
大阪大学大学院人間科学研究科グローバル人間学専攻博士課程修了（人間科学博士）。
1995-97年、ホーチミン国家人文社会科学大学東洋学部（現・日本学部）等に勤務の傍ら、ベトナムのポリオ施設や孤児施設、ハンセン病施設のボランティアに参加。1997年にベトナムから帰国後、新潟県立看護短期大学教員（現・新潟県立看護大学）となる。
ベトナムのハンセン病をテーマとし研究を続ける傍ら、ハンセン病に関心を持つ大学生や一般市民向けのスタディツアーを実施。「〝居場所のない人〟のための社会学」の構築を研究の視座としている。
HP：http://exwkvn.web.fc2.com/
連絡先：jaimo4456@gmail.com

ベトナムに生きるハンセン病の人々と自立への支援
―― (元)患者の社会復帰支援の意味を問い直す

2018年10月20日　初版第1刷発行

著　者　　渡　辺　弘　之
発行者　　大　江　道　雅
発行所　　株式会社　明石書店
〒101-0021 東京都千代田区外神田6-9-5
電　話　03（5818）1171
FAX　03（5818）1174
振　替　00100-7-24505
http://www.akashi.co.jp

組　版　　有限会社秋耕社
装　丁　　明石書店デザイン室
印　刷　　株式会社文化カラー印刷
製　本　　本間製本株式会社

（定価はカバーに表示してあります）　　ISBN 978-4-7503-4748-6

JCOPY 〈(社)出版者著作権管理機構 委託出版物〉
本書の無断複写は著作権法上での例外を除き禁じられています。複写される場合は、そのつど事前に、(社)出版者著作権管理機構（電話 03-3513-6969、FAX 03-3513-6979、e-mail : info@jcopy.or.jp）の承諾を得てください。

ベトナムとバリアフリー
当事者の声でつくるアジア的インクルーシブ社会
上野俊行著 ◎4600円

教育格差をこえる日本・ベトナム共同授業研究
「教え込み」教育から「子ども中心主義」の学びへ
村上呂里編著 ◎4800円

ヴェトナム戦争 ソンミ村虐殺の悲劇
4時間で消された村
M・ビルトン、K・シム著
藤本博、岩間龍男監訳
世界人権問題叢書 98 ◎5800円

「ベトナム難民」の「定住化」プロセス
「ベトナム難民」と「重要な他者」とのかかわりに焦点化して
荻野剛史著 ◎3800円

現代ベトナムを知るための60章【第2版】
エリア・スタディーズ 39
今井昭夫、岩井美佐紀編著 ◎2000円

現代ベトナムの国家と社会
人々と国の関係性が生み出す〈ドイモイ〉のダイナミズム
寺本実編著
岩井美佐紀、竹内郁雄、中野亜里著 ◎3800円

ベトナム女性史 フランス植民地時代からベトナム戦争まで
アジア現代女性史 8
レ・ティ・ニャム・トゥエット著
藤目ゆき監修 片山須美子訳 ◎3800円

立ち上がるベトナムの市民とNGO
ストリートチルドレンのケア活動から
吉井美知子著 ◎4000円

ベトナムの歴史 ベトナム中学校歴史教科書
世界の教科書シリーズ 21
ファン・ゴク・リエン監修
今井昭夫監訳 ◎5800円

ベトナムの教育改革
「子ども中心主義」の教育は実現したのか
田中義隆著 ◎4000円

ベトナムにおける初等教育の普遍化政策
祖国との絆とベトナム政府の政策転換
潮木守一編著 ◎5600円

アメリカのベトナム人
古屋博子著 ◎6000円

日本・ベトナム比較言語教育史
沖縄から多言語社会をのぞむ
村上呂里著 ◎9000円

日本の癩〈らい〉対策の誤りと「名誉回復」
今改めてハンセン病対策を考える
成田稔著
世界人権問題叢書 100 ◎3200円

ハンセン病検証会議の記録 検証文化の定着を求めて
内田博文著 [オンデマンド版]
世界人権問題叢書 62 ◎7000円

世界のハンセン病現代史 私を閉じ込めないで
トニー・グールド著
菅田絢子監訳
世界人権問題叢書 68 ◎6800円

〈価格は本体価格です〉